U0297260

中医骨伤科学
核心知识点全攻略

主编　王庆甫

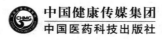

中国健康传媒集团
中国医药科技出版社

内容提要

本书以现行五年制中医药类统编教材《中医骨伤科学》为蓝本，通过各类图表形式的运用，将所学教材内容进行归纳整理，使其条理清晰、简明扼要、知识点突出，并附有习题及答案，方便掌握。本书适合中医药院校学生和中医爱好者、自考及自学者学习参考。

图书在版编目（CIP）数据

中医骨伤科学核心知识点全攻略／王庆甫主编 . —北京：中国医药科技出版社，2019. 11

（中医核心知识点一本通系列）

ISBN 978 - 7 - 5214 - 1232 - 1

Ⅰ. ①中… Ⅱ. ①王… Ⅲ. ①中医伤科学 Ⅳ. ①R274

中国版本图书馆 CIP 数据核字（2019）第 133540 号

美术编辑 陈君杞

版式设计 南博文化

出版 **中国健康传媒集团** | 中国医药科技出版社

地址 北京市海淀区文慧园北路甲 22 号

邮编 100082

电话 发行：010 - 62227427 邮购：010 - 62236938

网址 www. cmstp. com

规格 880 × 1230mm $^1/_{32}$

印张 13 $^3/_4$

字数 509 千字

版次 2019 年 11 月第 1 版

印次 2019 年 11 月第 1 次印刷

印刷 三河市百盛印装有限公司

经销 全国各地新华书店

书号 ISBN 978 - 7 - 5214 - 1232 - 1

定价 38. 00 元

获取新书信息、投稿、为图书纠错，请扫码联系我们。

丛书编委会

编委会

出版说明

　　近年来，国家高度重视中医药事业的发展，中医药在人们健康生活中充当了越来越重要的角色，更多的人愿意选择中医中药，从而使更多的人愿意从事中医药行业的工作。为了帮助读者系统、快速了解中医药学科体系，帮助中医药院校学生、自学应考者，以及中医爱好者和初学者学习重点和去伪存真，我社特别策划出版了本套丛书。

　　本书的编写单位主要锁定在相关国家级精品课程的公认的重点中医药院校，主编多为国家级或省级精品课程的学科带头人，参编人员为多年从事教学、有丰富教学经验的资深教授，在本学科有一定的影响力，对各种考试考点非常熟悉的教学一线人员。从而，保证了本丛书内容的权威性和专业性。

　　本套丛书的编写形式以图和表为主，原则为：能用图表说明的一律采用图表形式；可以分条论述的不要成段地罗列论述，使核心知识点一目了然。为方便中医药相关人员准备中医执业医师资格考试、研究生入学考试、中医药院校在校生结业考试、卫生专业资格考试、规培资格考试、继续教育考试，本书中特设置【考点重点点拨】栏目，根据教材本身的特点放于不同位置，书后附有【巩固与练习】，方便读者随学随练，并达到自测的目的。

　　最后，祝愿使用这套书的中医药考生和爱好者，能有收获！

出版者
2019 年 5 月

前言

　　中医骨伤科学是一门防治骨关节及其周围筋肉损伤与疾病的学科。古属"疡医"范畴，又称接骨、正骨、伤科等。中医骨伤科历史悠久，源远流长，是中华各族人民长期与筋骨损伤疾患做斗争的经验总结，具有丰富的学术内容，并取得了卓著的医疗成就，是中医学重要的组成部分，对中华民族的繁衍昌盛和世界医学的发展产生了深远的影响。随着我国社会经济的高速发展，人口平均寿命的延长、生活工作方式的改变、自然灾害和事故的发生等因素，使骨伤科患者急剧增加。与之相适应，全国各中医院的骨伤科随之快速发展，很多骨伤科成为医院的重点科室，对骨伤人才的需求也日益增加。为了适应人才市场的需求，很多中医药院校开设了骨伤专业，培养专门人才。即使中医专业的医学生，中医骨伤科学也是临床必修课之一。

　　中医骨伤科学理论独特，技能突出，与其他中医临床课有明显差异。本人在近 30 年的教学实践中体会到，读者在学习该课程时，由于知识点繁多、知识结构层次纷乱等原因，系统掌握大纲要求的内容有很大困难。特别是在毕业考试、执业医师考试、研究生入学考试等重要测试中，往往不能系统梳理掌握该课程的知识体系，很难取得好成绩。为此，我们编写了此书，以求解决上述教学过程中存在的问题，便于学习和掌握。同时也为中医爱好者、自学者提供重点知识，便于参考学习。书中对教材内容篇幅进行压缩，只有其 1/3 左右，突出考点，剔除非考内容。以图和表格为主，图表形式占图书篇幅的 90% 以上。分条论述的用①、②、③等条说明，有利于读者全面记忆知识点，只要记住几条，就可以避免重点内容的遗漏。设"考点重点点拨"置于每章之首；每单元后加"巩固与练习"，指出一些论述题常考的题眼。

　　本书旨在帮助读者系统掌握中医骨伤科的重点内容，利用图表形式使课程重点考点内容凸显，使教材内容精简，使读者做到执简驭繁，对教材重点和考点内容做到一目了然。

由于我们水平有限，书中肯定存在一些不尽人意之处，甚或谬误，衷心希望广大读者指正。

编　者
2019 年 3 月

目录

第一章　中医骨伤科发展简史 ……………………………………（1）

第二章　损伤分类及病因病机 ……………………………………（5）

　第一节　损伤的分类 ……………………………………………（5）

　第二节　损伤的病因 ……………………………………………（5）

　第三节　损伤的病机 ……………………………………………（6）

第三章　临床诊查 …………………………………………………（10）

第四章　治疗方法 …………………………………………………（21）

　第一节　药物 ……………………………………………………（21）

　第二节　手法 ……………………………………………………（25）

　第三节　固定 ……………………………………………………（29）

　第四节　练功 ……………………………………………………（35）

第五章　创伤急救 …………………………………………………（40）

　第一节　急救技术 ………………………………………………（40）

　第二节　周围血管损伤 …………………………………………（46）

　第三节　周围神经损伤 …………………………………………（50）

　第四节　创伤性休克 ……………………………………………（54）

　第五节　筋膜间隔区综合征 ……………………………………（58）

　第六节　挤压综合征 ……………………………………………（64）

第六章　骨折 ………………………………………………………（69）

　第一节　骨折概论 ………………………………………………（69）

　第二节　上肢骨折 ………………………………………………（80）

锁骨骨折 ………………………………………………… (80)

肱骨外科颈骨折 ………………………………………… (84)

肱骨干骨折 ……………………………………………… (88)

肱骨髁上骨折 …………………………………………… (94)

肱骨外髁骨折 …………………………………………… (98)

肱骨内上髁骨折 ………………………………………… (100)

尺骨鹰嘴骨折 …………………………………………… (104)

桡骨头骨折 ……………………………………………… (106)

尺骨上1/3骨折合并桡骨头脱位（孟氏骨折）…… (109)

桡、尺骨干双骨折 ……………………………………… (113)

桡、尺骨干单骨折 ……………………………………… (117)

桡骨下1/3骨折合并桡尺远侧关节脱位（盖氏骨折）

………………………………………………… (119)

桡骨下端骨折 …………………………………………… (122)

腕舟骨骨折 ……………………………………………… (127)

掌骨骨折 ………………………………………………… (131)

指骨骨折 ………………………………………………… (134)

第三节 下肢骨折 ……………………………………… (138)

股骨颈骨折 ……………………………………………… (138)

股骨转子间骨折 ………………………………………… (145)

股骨干骨折 ……………………………………………… (149)

股骨髁上骨折 …………………………………………… (153)

股骨髁间骨折 …………………………………………… (156)

髌骨骨折 ………………………………………………… (159)

胫骨髁骨折 ……………………………………………… (162)

胫、腓骨干骨折 ………………………………………… (165)

踝部骨折脱位 …………………………………………… (169)

距骨骨折 ………………………………………………… (174)

跟骨骨折 ………………………………………………… (178)

跖骨骨折 ………………………………………………… (181)

趾骨骨折 ··· (184)

第四节　躯干骨折 ······································· (186)

肋骨骨折 ··· (186)

脊柱骨折 ··· (192)

外伤性截瘫 ··· (194)

骨盆骨折 ··· (204)

骨骶损伤 ··· (210)

第七章　脱位 ··· (213)

第一节　脱位概论 ······································· (213)

第二节　颞颌关节脱位 ································· (221)

第三节　上肢脱位 ······································· (224)

肩关节脱位 ··· (224)

肘关节脱位 ··· (231)

小儿桡骨头半脱位 ··································· (236)

月骨脱位 ··· (239)

掌指关节及指间关节脱位 ························· (242)

第四节　下肢脱位 ······································· (246)

髋关节脱位 ··· (246)

膝关节脱位 ··· (253)

髌骨脱位 ··· (257)

距跗关节脱位 ·· (260)

跖趾关节及趾间关节脱位 ························· (263)

第八章　筋伤 ··· (266)

第一节　筋伤概论 ······································· (266)

第二节　颈部筋伤 ······································· (273)

颈部扭挫伤 ··· (273)

落枕 ·· (274)

颈椎病 ··· (276)

第三节　肩部伤筋 …………………………………………………（282）

　　　　肩部扭挫伤 …………………………………………………（282）

　　　　肩关节周围炎 ………………………………………………（283）

　　　　冈上肌腱炎 …………………………………………………（285）

第四节　肘部伤筋 …………………………………………………（289）

　　　　肘部扭挫伤 …………………………………………………（289）

　　　　肱骨外上髁炎 ………………………………………………（290）

第五节　腕部筋伤 …………………………………………………（294）

　　　　腕部扭挫伤 …………………………………………………（295）

　　　　桡侧腕伸肌腱周围炎 ………………………………………（297）

　　　　腕三角软骨损伤 ……………………………………………（298）

　　　　腱鞘囊肿 …………………………………………………（300）

　　　　桡骨茎突狭窄性腱鞘炎 ……………………………………（301）

　　　　腕管综合征 …………………………………………………（302）

第六节　手指筋伤 …………………………………………………（309）

　　　　指间关节扭挫伤 ……………………………………………（309）

　　　　指伸肌腱、指屈肌腱断裂 …………………………………（310）

　　　　指屈肌腱腱鞘炎 ……………………………………………（312）

第七节　髋部筋伤 …………………………………………………（315）

　　　　髋部扭挫伤 …………………………………………………（315）

　　　　髋关节暂时性滑膜炎 ………………………………………（317）

第八节　膝部筋伤 …………………………………………………（321）

　　　　膝关节侧副韧带损伤 ………………………………………（321）

　　　　膝关节半月板损伤 …………………………………………（324）

　　　　膝关节交叉韧带损伤 ………………………………………（328）

　　　　膝关节创伤性滑膜炎 ………………………………………（331）

　　　　髌骨软化症 …………………………………………………（334）

第九节　踝部筋伤 …………………………………………………（336）

　　　　踝关节扭挫伤 ………………………………………………（336）

　　　　跟腱损伤 …………………………………………………（339）

跟痛症 ……………………………………………… （342）

第十节　腰部筋伤 ……………………………… （344）

腰部扭挫伤 ………………………………… （344）

第三腰椎横突综合征 …………………… （347）

腰椎间盘突出症 ………………………… （349）

腰椎椎管狭窄症 ………………………… （356）

梨状肌综合征 …………………………… （360）

第九章　内伤 ……………………………………… （364）

第一节　内伤概论 ……………………………… （364）

第二节　头部内伤 ……………………………… （371）

脑震荡 …………………………………… （372）

脑损伤 …………………………………… （374）

第三节　胸部内伤 ……………………………… （379）

胸部屏挫伤 ……………………………… （380）

气胸 ……………………………………… （382）

血胸 ……………………………………… （383）

第四节　腹部内伤 ……………………………… （387）

第十章　骨病 ……………………………………… （391）

第一节　化脓性骨髓炎 ………………………… （391）

第二节　化脓性关节炎 ………………………… （395）

第三节　骨与关节结核 ………………………… （399）

第四节　骨骺炎 ………………………………… （406）

股骨头骨骺炎 …………………………… （406）

胫骨结节骨骺炎 ………………………… （408）

第五节　股骨头无菌性坏死 …………………… （410）

第六节　骨性关节炎 …………………………… （413）

第七节　骨质疏松 ……………………………… （416）

第八节　骨肿瘤 ………………………………… （420）

第一章 中医骨伤科发展简史

【考点重点点拨】

熟悉：中医骨伤科的发展简史。

一、发展简史

（1）形成于战国秦汉时代。

（2）至隋唐五代得到进步。

（3）宋辽金元时代得到发展。

（4）明清时期兴盛。

二、历代骨伤科代表著作

（1）葛洪《肘后备急方》：最早记录下颌关节脱臼手法整复。

（2）蔺道人《仙授理伤续断秘方》：我国现存最早的一部骨伤科专著。

（3）吴谦《医宗金鉴·正骨心法要旨》：将正骨手法归纳为：摸、接、端、提、推、拿、按、摩八法。

巩固与练习

一、选择题

（一）A 型题

1. 新石器时代已产生的外科手术器械为（　　）

  A. 曲针　　　　　　　　B. 小针刀　　　　　　　　C. 铍针

  D. 砭镰　　　　　　　　E. 刀

2. 首次记载用竹片夹板固定骨折的是（　　）

  A. 晋葛洪《肘后救卒方》

B. 南齐·龚庆宣《刘涓子鬼遗方》

C. 隋·巢元方《诸病源候论》

D. 《吕氏春秋》

E. 唐·蔺道人《仙授理伤续断秘方》

3. 新石器时代已出现外伤科名医（　　）

A. 神农　　　　　　　B. 黄帝　　　　　　　C. 伏羲

D. 扁鹊　　　　　　　E. 俞跗

4. 首次记载髋关节脱臼分为前后脱臼两类的是（　　）

A. 巢元方《诸病源候论》

B. 蔺道人《仙授理伤续断秘方》

C. 宋慈《洗冤集录》

D. 危亦林《世医得效方》

E. 王肯堂《证治准绳》

（二）B 型题

5. 下列有代表性的专著是：

（1）我国第一部中医病理专著是（　　）

（2）我国现存最早的一部骨伤科专著是（　　）

A. 《五十二病方》　　　　　　B. 《黄帝内经》

C. 《诸病源候论》　　　　　　D. 《仙授理伤续断秘方》

E. 《伤寒论》

6. 下列诊治方法的最早记载是：

（1）创伤后严重并发症"伤痉"（破伤风）的最早记载（　　）

（2）世界上最早记载应用水银（水银膏）治疗外伤感染的是（　　）

A. 《黄帝内经》　　　　　　B. 《五十二病方》

C. 《阴阳脉死候》　　　　　　D. 《周礼·天官》

E. 《肘后救卒方》

7. 我国最早的具有代表性的经典著作是：

（1）我国最早的一部医学典籍是（　　）

（2）我国第一部临床医学巨著是（　　）

A. 《五十二病方》　　　　　B. 《黄帝内经》

C. 《诸病源候论》　　　　　D. 《仙授理伤续断秘方》

E. 《伤寒论》

二、填空题

8. 我国现存最早的一部伤科专书是 _____，它阐述骨折的治疗原则为_____、_____、_____和_____治疗。

9. _____是世界上第一个采用悬吊复位法治疗脊柱骨折的人，_____一书为其所著。

三、名词解释

10. 正骨八法（医宗金鉴）

四、简答题

11. 历代骨伤科代表性著作都有哪些？请举例。

12. 中医骨伤科学的发展简史。

五、论述题

13. 中医骨伤科学历史发展。

参考答案

一、选择题

（一）A 型题

1. D　2. A　3. E　4. B

（二）B 型题

5. （1）C（2）D　6. （1）B（2）B　7. （1）B（2）E

二、填空题

8. 《仙授理伤续断秘方》，正确复位，夹板固定，内外用药，功能锻炼

9. 危亦林，《世医得效方》

三、名词解释

10. 吴谦《医宗金鉴·正骨心法要旨》：将正骨手法归纳为：摸、

接、端、提、推、拿、按、摩八法。

四、简答题

11. 葛洪《肘后备急方》：最早记录下颌关节脱臼手法整复；蔺道人《仙授理伤续断秘方》：我国现存最早的一部骨伤科专著；吴谦《医宗金鉴·正骨心法要旨》：将正骨手法归纳为：摸、接、端、提、推、拿、按、摩八法。

12. ①形成于战国秦汉时代；②至隋唐五代得到进步；③宋辽金元时代得到发展；④明清时期兴盛。

五、论述题

13. 中医骨伤科历史悠久，甲骨文记录了骨折名称和其他损伤，西周、春秋时期的《周礼》记载了"疡医"，即为外伤科医师，当时已能运用多种治疗手段。战国、秦汉时期，《黄帝内经》成书，奠定了中医学理论基础。华佗则进行了死骨剔除术。至此，中医治疗骨折的四大疗法已初步形成。晋朝至隋唐，夹板固定、颞颌关节脱位口内复位法等治疗技术产生，并产生了《外台秘要》、《仙授理伤续断秘方》等与骨伤科有关的经典著作。至宋、辽、金、元时代，《夷坚志》记载同种异体骨移植，《世医得效方》记载多种骨科手术及正骨手法。明清时代，《正体类要》、《证治准绳》、《医宗金鉴》等经典问世，中医骨伤科继续得以发展。新中国成立后，在政府大力支持下，中医骨伤科学得到继承和发展。

第二章　损伤分类及病因病机

【考点重点点拨】

1. 掌握：损伤与皮肉筋骨、气血津液、脏腑经络的关系。
2. 熟悉：损伤的病因及分类。

第一节　损伤的分类

分类方法	内　　容
按部位	①外伤：皮、脉、肉、筋、骨损伤，具体为骨折、脱位、筋伤 ②内伤：气血、脏腑、经络功能紊乱
按损伤性质	①急性损伤：急剧的暴力引起 ②慢性劳损：劳逸失度或体位不正确，导致外力长期累积损伤人体
按损伤后就诊时间	①新伤：2～3周内 ②陈伤：新伤久治不愈，或愈后原位复发
按受伤部位破损情况	①闭合性损伤：外部无创口，不易感染 ②开放性损伤：皮肤或黏膜破损，易感染
其他	上述以外的分类方法

第二节　损伤的病因

一、外因

外力伤害	直接暴力	损伤发生在外力直接作用部位：如创伤、骨折、碾商、脱位等
	间接暴力	损伤发生在远离外力作用的部位：如高处坠落所致脊柱压缩性骨折或关节突脱位

续表

外力伤害	肌肉过度强烈收缩	如跌仆时股四头肌强烈收缩所致髌骨骨折、掷手榴弹时的肱骨干骨折
	持续劳损	"久视伤血、久卧伤气、久坐伤肉、久立伤骨、久行伤筋",如单一姿势长期弯腰负重所致慢性腰肌劳损、长时行军所致跖骨疲劳骨折
外感六淫		风、寒、暑、湿、燥、火,"六淫"太过或不及引起筋骨、关节疾患,导致关节疼痛,活动不利
邪毒感染		感受毒邪,化热脓成,脓毒不泄,蚀筋破骨,引起局部及全身感染,如开放性骨折处理不当所致化脓性骨髓炎

二、内因

年龄、体质、解剖结构、先天因素、病理因素、职业工种、七情内伤。

第三节　损伤的病机

一、损伤与皮肉筋骨的关系

1. 皮肉筋骨的生理功能

"肉为墙":皮肉为人之外壁,内充卫气,人之卫外者全赖卫气。

"筋为刚":连属关节,络缀形体,主司关节活动,约束骨骼。

"骨为干":立身之主干,内藏精髓,与肾气互为影响。

2. 损伤与皮肉筋骨的关系

(1)伤皮肉:破其皮肉,是犹壁之有穴,无异门户洞开,外邪易侵入。

(2)伤筋:筋急则拘挛,筋弛则痿弱不用。筋受伤机会最多,也往往首先受损。

(3)伤骨:常不是单一的,损骨能伤筋,伤筋亦能损骨。损骨及伤筋必然累及气血伤于内,因脉络受损,气滞血瘀,为肿为痛。伤筋损骨还能危及肝肾精气。

二、损伤与气血的关系

$$损伤 \rightarrow 伤气血 \begin{cases} 伤气——①气滞；②气虚；③气闭；④气脱；⑤气逆 \\ 伤血——①血瘀；②血虚；③血脱；④血热 \end{cases}$$

巩固与练习

一、选择题

（一）A 型题

1. 有一患者长时间步行引起第 2 跖骨骨折，问病因是何种外力（　　）

    A. 直接暴力　　　　　B. 间接暴力　　　　　C. 肌肉强烈收缩

    D. 持续劳损　　　　　E. 拼力岔气

2. 损伤内因与下列因素关系十分密切（　　）

    A. 年龄体质解剖结构　B. 直接暴力　　　　　C. 间接暴力

    D. 肌肉收缩力　　　　E. 外感六淫

（二）B 型题

3. 损伤病机与下述机体结构的关系：

（1）在伤科疾患中最为多见的是什么损伤（　　）

（2）损伤病机的核心内容是损伤与什么的关系（　　）

    A. 皮肉筋骨　　　　　B. 气血　　　　　　　C. 津液

    D. 脏腑　　　　　　　E. 经络

4. 下列病症属何病机：

（1）损伤后，肿胀青紫，痛有定处，痛处局限，有明显的压痛点者，属何病机（　　）

（2）损伤后，外无肿形，痛无定处，痛处广泛，体表无明显压痛点者，属何病机（　　）

    A. 气滞　　　　　　　B. 气虚　　　　　　　C. 气逆

    D. 血瘀　　　　　　　E. 血虚

（三）X 型题

5. 以下疾患属于损伤的是（　　）

　　A. 骨肿瘤　　　　　　　B. 骨疽　　　　　　　C. 骨折

　　D. 狂犬病　　　　　　　E. 脱位

6. 伤后日久出现肢体疲乏，肌肉消瘦等病症，应注意与下列哪些脏腑关系（　　）

　　A. 肝　　　　　　　　　B. 胆　　　　　　　　C. 脾

　　D. 胃　　　　　　　　　E. 肾

7. 下列损伤中按受伤时间分类的是（　　）

　　A. 内伤　　　　　　　　B. 慢性损伤　　　　　C. 陈伤

　　D. 闭合伤　　　　　　　E. 新伤

8. 在骨折与腰痛的治疗中，要有整体观点，必须注意与下列哪两脏关系（　　）

　　A. 脾　　　　　　　　　B. 肾　　　　　　　　C. 心

　　D. 肝　　　　　　　　　E. 肺

二、名词解释

9. 筋

三、简答题

10. 损伤与肝肾的关系如何？

四、论述题

11. 论述损伤与皮肉筋骨的关系？

参考答案

一、选择题

（一）A 型题

1. D　2. A

（二）B 型题

3.（1）A（2）B　4.（1）D（2）A

（三）**X 型题**

5. CE　6. CD　7. CE　8. BD

二、名词解释

9. 筋是筋络、筋膜、肌腱、韧带、肌肉、关节囊、关节软骨等组织的总称。

三、简答题

10. 肝主筋。全身筋肉的运动与肝有密切的关系。肝血充盈才能养筋，筋得其所养，才能运动有力而灵活。肝血不足，血不养筋，则出现手足拘挛、肢体麻木、屈伸不力等症状。

肝藏血。凡跌打损伤之证，而有恶血留内时，则不分何经，皆以肝为主，因肝主肝藏血，故败血凝滞体内，从其所属，必归于肝。如跌仆闪挫致伤的疼痛多发生在胁肋少腹处，正是因为肝在胁下，肝经起于大趾，循少腹，布两胁的缘故。

四、论述题

11. 答案参见前文。

第三章　临床诊查

【考点重点点拨】

1. 掌握：肌力分级、特殊症状体征及常见的骨科检查法。
2. 熟悉：四诊辨证的方法。

一、四诊辨证

望诊	望全身	①神色：察看神态色泽变化来判断损伤轻重、病情缓急 ②形态：了解损伤部位和病情轻重
	望局部	①畸形：判断有无畸形，畸形往往标志有骨折或脱位存在 ②肿胀、瘀斑：观察其程度 ③创口：大小、深浅，创缘，有无污染及异物 ④肢体功能：上肢能否上举、下肢能否行走，关节能否屈伸旋转
闻诊		①听骨擦音：骨擦音是骨折的主要体征之一 ②听骨传导音：检查某些不易发现的长骨骨折 ③听入臼声：整复成功时，常能听到"格得"关节入臼声 ④听筋的响声：关节摩擦音；肌腱弹响声与捻发音；关节弹响声 ⑤听啼哭声 ⑥听创伤皮下气肿的捻发音 ⑦闻气味
问诊		①一般情况：病人的一般状况 ②发病情况：主诉—主要症状及发生时间—发病过程—发病情况和变化的损伤情况—损伤的部位和各种症状 ③全身情况：有无全身性病变 ④其他情况：有无需要特别说明的情况
切诊（脉诊）		通过切脉可掌握机体内部气血、虚实、寒热等变化

二、特殊症状体征

$$骨折\begin{cases}①畸形\\②骨擦音及骨擦感\\③异常活动\end{cases}$$

$$脱位\begin{cases}①关节盂空虚\\②弹性固定\end{cases}$$

三、骨与关节检查法

1. 检查次序

望诊→触诊→叩诊→听诊→关节活动→测定肌力→测量→特殊试验（检查）→神经功能→血管检查

2. 测量检查

$$（1）长度\begin{cases}①上肢长度：肩峰→桡骨茎突尖（或中指尖）\\②上臂长度：肩峰→肱骨外上髁\\③前臂长度：肱骨外上髁→桡骨茎突\\\quad\quad\quad\quad\quad 尺骨鹰嘴→尺骨茎突\\④下肢长度：髂前上棘→内踝下缘\\⑤大腿长度：髂前上棘→膝关节内缘\\⑥小腿长度：膝关节内缘→内踝\\\quad\quad\quad\quad\quad 腓骨头→外踝下缘\end{cases}$$

$$（2）周径\begin{cases}①大腿周径：髌上10～15cm处\\②小腿周径：小腿最粗处\end{cases}$$

3. 肌力分级

0级	肌肉无收缩（完全瘫痪）
Ⅰ级	肌肉有轻微收缩，但不能够移动关节（接近完全瘫痪）
Ⅱ级	肌肉收缩可带动关节水平方向移动，但不能抗重力（重度瘫痪）
Ⅲ级	能抗重力移动关节，但不能抵抗阻力（轻度瘫痪）
Ⅳ级	能抗重力，且能抵抗一定强度的阻力（接近正常）
Ⅴ级	能抵抗强大的阻力（正常）

4. 特殊检查

试验名称	临床应用	试验方法	阳性表现
分离试验	用于诊断神经根型颈椎病	一手托住患者颏下部，另一手托住枕部，然后逐渐向上牵引头部	如患者感到颈部和上肢疼痛减轻，即为阳性
颈椎间孔挤压试验	用于诊断神经根型颈椎病	患者坐位，检查者双手手指互相嵌夹相扣，以手掌压于患者头枕部，同时向健侧或患侧屈曲颈椎，也可以前屈后伸	若出现颈部或者上肢放射痛为阳性
臂丛牵拉试验	用于诊断神经根型颈椎病	患者坐位，头微屈，检查者立于患者被检查侧，一手推头部向对侧，另一手握该侧腕部做相对牵引，此时臂丛神经受牵拉	若患肢出现放射痛、麻木、则为阳性
直腿抬高试验	用于诊断坐骨神经痛和腰椎间盘突出症	患者双下肢伸直仰卧，检查者一手扶住患者膝部使其膝关节伸直，另一手握住踝部并徐徐将之抬高，直至患者产生下肢放射痛为止	抬高小于70度即有放射痛，记录下此时下肢与床面的角度，即为直腿抬高角度
直腿抬高加强试验	用于诊断坐骨神经痛和腰椎间盘突出症	检查者将患者下肢抬高到最大限度后，放下约10度左右，在患者不注意时，突然将足背屈	若能引起下肢放射痛即为阳性
骨盆挤压试验	用于诊断骨盆骨折和骶髂关节病变	患者仰卧位，检查者两手分别放于髂骨翼两侧，两手同时向中线挤压	如有骨折则会发生疼痛，称骨盆挤压试验阳性
骨盆分离试验	用于检查骨盆骨折及骶髂关节病变	患者仰卧位，检查者两手分别置于两侧髂前上棘部，两手同时向外推按髂骨翼，使之向两侧分开	局部发生疼痛反应则为阳性
"4"字试验	用于检查骶髂关节病变	患者仰卧，一侧下肢伸直，另侧下肢以"4"字形状放在伸直下肢近膝关节处，并一手按住膝关节，另一手按压对侧髂嵴上，两手同时下压	下压时，骶髂关节出现痛者为阳性
梨状肌紧张试验	梨状肌综合征	患者仰卧位，伸直患肢，作内收内旋动作，若有坐骨神经放射痛，再迅速外展、外旋患肢	若疼痛立刻缓解即为阳性

续表

试验名称	临床应用	试验方法	阳性表现
搭肩试验	用于检查肩关节脱位	试验方法：患者坐位或站立位，肘关节取屈曲位，将手搭于对侧肩部，且将肘部贴近胸壁	阳性表现：如果能搭于对侧肩部，但肘部不能贴近胸壁，或肘部能贴近胸壁，但手不能搭于对侧肩部，均为阳性
疼痛弧试验	用于检查肩峰下的肩袖病变	患肩外展至 60～120 度范围	肩部出现疼痛为阳性。当上举超过 120 度时，疼痛又减轻，且可自动继续上举。因而对 60～120 度这个范围称为"疼痛弧"
抽屉试验	用于检查前、后交叉韧带断裂或松弛	患者仰卧，屈膝 90 度，足平放床上，检查者以一肘压住患者足背作固定，两手环握小腿上段做向前拉及后推的动作	患膝向前或后移动度 > 1cm 则为阳性
浮髌试验	用于检查膝关节积液情况	患腿膝关节伸直，放松股四头肌，检查者一手挤压髌上囊，使关节液积聚于髌骨后方，另一手食指轻压髌骨	如有浮动感觉，即能感到髌骨碰撞股骨髁的碰击声；松压则髌骨又浮起，则为阳性

巩固与练习

一、选择题

（一）A 型题

1. 骨折后出现疼痛的特征是（　　）

   A. 胀痛　　　　　　B. 酸痛　　　　　　C. 异常活动

   D. 放射性疼痛　　　E. 间接压痛

2. 脱位后出现的特征是（　　）

   A. 骨擦音　　　　　B. 疼痛　　　　　　C. 异常活动

   D. 畸形　　　　　　E. 弹性固定

3. 通过膝关节弹响声可以诊断为（　　）

   A. 骨折　　　　　　B. 脱位　　　　　　C. 侧副韧带损伤

   D. 膝关节半月板损伤　E. 肌腱周围炎

4. 摸肤温时，一般用什么部位测试（　　）

　　A. 手指指端　　　　　　B. 手掌　　　　　　　C. 手背

　　D. 掌根　　　　　　　　E. 大鱼际

5. 膝部正常活动正常范围是（　　）

　　A. 屈曲 145°；屈膝 90°时，内旋 40°、外旋 30°

　　B. 屈曲 50°；屈膝 90°时，内旋 30°、外旋 40°

　　C. 屈曲 120°；屈膝 90°时，内旋 20°、外旋 30°

　　D. 屈曲 145°；屈膝 90°时，内旋 10°、外旋 20°

　　E. 屈曲 80°；屈膝 90°时，内旋 30°、外旋 30°

6. 肩部正常活动正常范围是（　　）

　　A. 前屈 145°；后伸 45°；外展 90°；内收 40°；外旋 30°；内旋 80°

　　B. 前屈 90°；后伸 45°；外展 120°；内收 80°；外旋 30°；内旋 80°

　　C. 前屈 90°；后伸 45°；外展 120°；内收 40°；外旋 30°；内旋 80°

　　D. 前屈 45°；后伸 45°；外展 120°；内收 30°；外旋 80°；内旋 80°

　　E. 前屈 90°；后伸 45°；外展 90°；内收 40°；外旋 30°；内旋 80°

7. 用于检查臀中肌麻痹的试验是（　　）

　　A. 托马斯（Thomas）氏征　　　B. 存德林伯（Trendelenburg）

　　C. 单髋后伸试验　　　　　　　D. 艾利斯（Alls）氏征

8. 叶加森（Yergason）氏试验是用于诊断（　　）

　　A. 网球肘　　　　　　　　　　B. 先天性高肩胛症

　　C. 肱二头肌长腱滑脱　　　　　D. 冈上肌腱断裂

9. 麦氏征（Mc Murrag 试验）是用于检查（　　）

　　A. 膝关节半月板是否损伤的特殊试验

　　B. 膝关节十字韧带是否损伤的特殊试验

　　C. 膝关节外侧副韧带是否损伤的特殊试验

D. 膝关节内侧副韧带是否损伤的特殊试验

10. X线检查中，籽骨多见于（　　　）

　　A. 肩部　　　　　　　B. 肘部　　　　　　　C. 膝部

　　D. 腰部　　　　　　　E. 手、足部

11. 后纵韧带骨化症首选的检查方法是（　　　）

　　A. X线平片　　　　　B. MRI　　　　　　　C. 关节镜检查术

　　D. 关节穿刺术　　　　E. CT检查

12. 磁共振图像上，表现非常低的信号强度的是（　　　）

　　A. 脂肪　　　　　　　B. 髓质骨　　　　　　C. 皮质骨

　　D. 肌肉　　　　　　　E. 透明软骨

13. 磁共振是颅脑哪一部位最正确的诊断方法（　　　）

　　A. 颈静脉孔　　　　　B. 枕骨大孔　　　　　C. 破裂孔

　　D. 棘孔　　　　　　　E. 乙状窦

14. 怀疑第1、2颈椎有病变或损伤，进行X线投照检查应采用哪种位置（　　　）

　　A. 正位　　　　　　　B. 侧位　　　　　　　C. 斜位

　　D. 开口位　　　　　　E. 轴位

（二）B型题

15. 下述损伤的特征性畸形为：

（1）肘关节后脱位及肱骨髁上骨折特征畸形是（　　　）

（2）桡骨远端骨折伸直型特征性畸形是（　　　）

　　A. 方肩畸形　　　　　　　　B. 靴状畸形

　　C. 平肩畸形　　　　　　　　D. 下肢外旋短缩畸形

　　E. "餐叉"状畸形

16. A. 用手支撑腰部　　　　　　B. 用手扶持患侧前臂

　　C. 用手扶持患侧上臂　　　　D. 用手托住下颌

　　E. 下肢缩短形

（1）肩关节脱位时患者常见的形态是（　　　）

（2）颞颌关节脱位时患者常见的形态是（　　　）

17. A. 患肢缩短与外旋畸形　　　B. 患肢增粗和缩短

  C. 脊柱侧弯畸形　　　　　　　D. 患肢筋肉萎缩和细弱

  E. 膝关节僵直畸形

（1）股骨颈骨折患者常见形态是（　　　）

（2）陈旧性骨折、脱位患者常见形态是（　　　　）

18. A. 外展　　　　　　B. 内收　　　　　　C. 后伸

  D. 外旋　　　　　　E. 内旋

（1）伤科患者在梳发动作受限时说明肩关节何功能活动障碍（　　　）

（2）伤科患者在手背不能置于背部时说明肩关节何功能活动障碍（　　　）

19. A. 肌腱弹跳声　　　B. 关节弹响声　　　C. 入臼声

  D. 骨擦音　　　　　E. 摩擦声

（1）关节脱位在整复成功时发出的响声是（　　　　）

（2）骨折两断端相互摩擦时发出的响声是（　　　　）

20. A. 肌腱弹跳声　　　B. 关节弹响声　　　C. 入臼声

  D. 骨擦音　　　　　E. 摩擦声

（1）屈指肌腱狭窄性腱鞘炎患者，在作伸屈手指检查时听到的弹响声是（　　　）

（2）膝关节半月板损伤时，作膝关节屈伸旋转时听到的弹响声是（　　　）

21. A. 阴寒血凝　　　　B. 津伤血滞　　　　C. 气血虚弱

  D. 瘀血凝聚　　　　E. 里热实证

（1）伤科患者舌色淡白所主病为（　　　　）

（2）伤科患者舌色青紫所主病为（　　　　）

22. A. 阴寒血凝　　　　B. 津伤血滞　　　　C. 气血虚弱

  D. 瘀血凝聚　　　　E. 里热实证

（1）伤科患者舌色青紫而滑润主病为（　　　）

（2）伤科患者舌色绛紫干燥主病为（　　　）

23. A. 肝脾的变化　　　B. 营卫的变化　　　C. 气血的变化

　　D. 脾胃的变化　　　E. 津液的变化

（1）伤科临诊通过观察舌质，大体上可以反映出何变化（　　　）

（2）伤科临诊通过观察苔色，大体上可以反映出何变化（　　　）

24. 下列疾病可出现的 X 线表现是：

（1）关节软骨瘤病（　　　）

（2）慢性骨髓炎（　　　）

　　A. 骨质疏松　　　　B. 关节内游离体　　　C. 骨性强直

　　D. 死骨形成　　　　E. 骨质增生

25. 髋关节不同位置穿刺时应采取的体位是：

（1）髋关节外侧穿刺（　　　）

（2）髋关节前侧穿刺（　　　）

　　A. 仰卧位　　　　　B. 俯卧位　　　　　C. 侧卧位

　　D. 半俯卧位　　　　E. 坐位

（三）X 型题

26. 内脏损伤的特殊症状有（　　　）

　　A. 紫绀　　　　　　B. 血尿　　　　　　C. 反常呼吸

　　D. 异常活动　　　　E. 中间清醒期

27. 下列体征属损伤后的危急证候是（　　　）

　　A. 神志昏迷　　　　B. 神昏谵语　　　　C. 汗出如油

　　D. 瞳孔缩小　　　　E. 呼吸微弱

28. 伤科局部望诊的内容包括（　　　）

　　A. 畸形　　　　　　B. 肿胀、瘀斑　　　C. 异常活动

　　D. 创口　　　　　　E. 肢体功能

29. 摸肿块的内容包括哪些（　　　）

　　A. 部位　　　　　　B. 大小　　　　　　C. 形态

　　D. 硬度　　　　　　E. 边界

30. 伤科切诊中弦脉主病有（　　　）

　　A. 主诸痛　　　　　B. 主脾胃疾病　　　C. 主心肝胆疾病

　　D. 主肠道疾病　　　E. 主肝胆疾病

31. 肢体损伤后血运障碍的体征是(　　　)

　　A. 伤肢远端冰凉　　　　　　　B. 伤肢远端麻木

　　C. 伤肢远端动脉搏动减弱　　　D. 伤肢远端畸形

　　E. 伤肢远端灼热

32. 下列哪些骨折适用于叩击法(　　　)

　　A. 髌骨骨折　　　　　B. 骨盆骨折　　　　　C. 股骨骨折

　　D. 胫腓骨骨折　　　　E. 脊柱骨骨折

33. 对开放性损伤患者在检查创口时注意(　　　)

　　A. 创口的大小　　　　B. 创口的深浅　　　　C. 创口的色泽

　　D. 创口的污染　　　　E. 创面的整齐

34. 伤科闻诊的主要内容有(　　　)

　　A. 听骨擦音　　　　　B. 听入白声　　　　　C. 听弹响声

　　D. 听啼哭声　　　　　E. 听捻发音

35. X 线平片观察关节腔包含(　　　)

　　A. 关节面软骨　　　　B. 关节间纤维软骨　　C. 关节固有间隙

　　D. 骨皮质　　　　　　E. 韧带

36. 骨质破坏的 X 线表现为(　　　)

　　A. 局限性骨质缺损　　B. 骨质密度减低　　　C. 骨皮质模糊

　　D. 骨小梁模糊　　　　E. 骨结构清晰

37. CT 在骨科的主要应用范围有哪些(　　　)

　　A. 脊柱病变　　　　　B. 骨折　　　　　　　C. 骨肿瘤

　　D. 关节病变　　　　　E. 复合伤

二、填空题

38. 脱位的特有体征最主要的是_____、_____。

39. 肌力测定标准一般可分为_____级。

40. 抽屉试验阳性，一般说明_____有损伤。

三、名词解释

41. 弹性固定

42. 肌张力

43. 中立位 0°法

四、简答题

44. 骨科的局部望诊包括什么内容？

45. 腰椎间盘突出在腰椎 CT 片上有什么表现？

46. 臂丛牵拉试验的操作方法和临床意义？

五、论述题

47. 直腿抬高加强试验的阳性体征临床意义？

 参考答案

一、选择题

（一）A 型题

1. E 2. E 3. D 4. C 5. D 6. E 7. B 8. C 9. A 10. E 11. E 12. C 13. B 14. D

（二）B 型题

15.（1）B（2）E 16.（1）B（2）D 17.（1）A（2）D 18.（1）D（2）E 19.（1）C（2）D 20.（1）A（2）B 21.（1）C（2）D 22.（1）A（2）B 23.（1）C（2）D 24.（1）B（2）D 25.（1）C（2）A

（三）X 型题

26. ABCE 27. ABCDE 28. ABDE 29. ABCDE 30. AE 31. ABC 32. CDE 33. ABCDE 34. ABCDE 35. ABC 36. ABCD 37. ACDE

二、填空题

38. 关节盂空虚、弹性固定

39. 6

40. 膝关节前后交叉韧带

三、名词解释

41. 弹性固定：关节脱位的专有体征，由于关节周围的肌肉痉挛.收缩，使患肢保持在某一位置上，被动活动时 虽然有一定的活动度，但会感到弹性阻力，当外力去除后，脱位的关节骨端又回到原来的位置。

42. 肌张力：在静止状态时肌肉保持一定程度的紧张度。

43. 中立位 0°法：先确定每一关节的中立位为 0°，如肘关节完全伸直时定为 0°，完全屈曲时可成 140°。用这种记录关节活动范围的测量方法称之为中立位 0°法。

四、简答题

44. 答案参见前文。

45. CT 扫描可以显示椎间盘突出的位置，如侧方、中央、中间偏侧或最外侧的小突出。突出临近的硬膜外脂肪消失，硬膜囊受压变形，神经根位移、增粗、变形及突出髓核钙化等。

46. 臂丛牵拉试验用于诊断神经根型颈椎病。患者坐位，头微屈，检查者立于患者被检查侧，一手推头部向对侧，另一手握该侧腕部做相对牵引，此时臂丛神经受牵拉。若患肢出现放射痛、麻木、则为阳性。

五、论述题

47. 答案参见前文。

第四章 治疗方法

第一节 药 物

【考点重点点拨】

1. 掌握：伤科的内治法三期辨证及三期用药的代表方剂。
2. 熟悉：各种治法的治则及代表方剂。

一、内治法

1. 内治法剂型

汤剂、丸剂、散剂、药酒四种，近代改良片剂、颗粒剂等。

2. 骨病内治法
- ①清热解毒法：用于热毒蕴结于筋骨或内攻营血诸证，仙方活命饮等
- ②温阳驱寒法：阳和汤加减
- ③祛痰散结法：温胆汤
- ④祛邪通络法：蠲痹汤

3. 损伤部位辨证治法

4. 损伤三期辨证：

分期	方 法	例 方
初期	下法、消法、清法、开法	①攻下逐瘀法：大成汤 ②行气消瘀法：桃红四物汤 ③清热凉血法：五味消毒饮、小蓟饮子 ④开窍活血法：闭证开窍活血；脱证固脱

续表

分期	方　法	例　方
中期	和法、续法	①和营止痛法：和营止痛汤 ②接骨续筋法：续骨活血汤
后期	补法、舒法	①补气养血法：八珍汤、参附汤；当归补血汤 ②补益肝肾法：壮筋养血汤、生血补髓汤 ③补养脾胃法：补中益气汤 ④舒筋活络法：独活寄生汤、三痹汤

二、外治法

方法	例方
敷贴法	①药膏：三色敷药等；②膏药：狗皮膏等；③药散：丁桂散等
搽擦药	酒剂：活血酒、正骨水
熏洗湿敷药	①热敷熏洗：海桐皮汤等；②湿敷洗涤：野菊花煎水等
热熨药	坎离砂、各种热敷袋

巩固与练习

一、选择题

（一）A 型题

1. 根据损伤的发展过程，损伤初期一般指伤后（　　）

A. 24 小时内　　　B. 1 周内　　　C. 1～2 周内

D. 3 周内　　　E. 3～6 周

2. 清热凉血法是损伤初期治疗中的一种方法，属骨伤内治法中（　　）

A. 和法　　　B. 清法　　　C. 补法

D. 消法　　　E. 下法

3. 在损伤后期治法的补气养血法中，损伤血虚为主者，用（　　）

A. 八珍汤　　　B. 十全大补汤　　　C. 四物汤

D. 四君子汤　　　E. 参附汤

4. 透脓法常用的方剂是（　　）

A. 托里消毒散　　　　B. 神功内托散　　　　C. 透脓散

D. 阳和汤　　　　　　E. 青蒿鳖甲汤

5. 换药膏的时间一般是(　　)

A. 1～2 天　　　　　　B. 2～4 天　　　　　　C. 3～5 天

D. 4～6 天　　　　　　E. 5～7 天

(二) B 型题

6. 下列损伤初期的病证应采取骨伤内治法中的那一法：

(1) 气滞血瘀，需消肿止痛(　　)

(2) 气闭昏厥或瘀血攻心(　　)

A. 开法　　　　　　　B. 和法　　　　　　　C. 补法

D. 温法　　　　　　　E. 消法

7. 头部损伤或跌打重症神志昏迷者：

(1) 复苏期表现眩晕嗜睡，胸闷恶心，方用(　　)

(2) 恢复期表现心神不宁，眩晕头痛，方用(　　)

A. 苏气汤　　　　　　　　B. 复苏汤

C. 镇肝熄风汤合吴茱萸汤　　D. 紫雪丹

E. 苏合香丸

8. 下述损伤患者宜用何种药膏外敷：

(1) 骨折整复后，位置良好，肿痛消退之中期患者(　　)

(2) 伤后感染邪毒，局部红、肿、热、痛者(　　)

A. 消瘀止痛药膏　　　　　B. 接骨续筋药膏

C. 温经通络药膏　　　　　D. 生肌象皮膏

E. 金黄膏

9. 下述伤患宜用何种熏洗湿敷药

(1) 新伤瘀血积聚者(　　)

(2) 陈伤风湿、冷痛瘀血者(　　)

A. 散瘀和伤汤　　　　　B. 金银花煎水

C. 八仙逍遥汤　　　　　D. 野菊花煎水

E. 2%～20% 黄柏溶液

（三）X 型题

10. 属于骨病内治法中的解毒法包括(　　)

    A. 祛邪通络法　　　　B. 清热解毒法　　　　C. 温阳解毒法

    D. 疏泄解毒法　　　　E. 活血解毒法

11. 上肢损伤（骨折、伤筋）常选用的部位引经药物为(　　)

    A. 桑枝　　　　　　　B. 桂枝　　　　　　　C. 羌活

    D. 防风　　　　　　　E. 牛膝　　　　　　　F. 木瓜

12. 下肢损伤（骨折、伤筋）常选用的部位引经药物为(　　)

    A. 木瓜　　　　　　　B. 牛膝　　　　　　　C. 独活

    D. 羌活　　　　　　　E. 千年健　　　　　　F. 青皮

13. 具有清热解毒作用的药膏有(　　)

    A. 散瘀膏　　　　　　B. 三色敷药　　　　　C. 金黄膏

    D. 四黄膏　　　　　　E. 双柏膏　　　　　　F. 活血散

二、简答题

14. 骨折的三期用药原则？

15. 内治法常用剂型都有哪些？

三、论述题

16. 骨病内治法都有哪些？并举例代表方剂。

参考答案

一、选择题

（一）A 型题

1. C　2. B　3. C　4. C　5. B

（二）B 型题

6.（1）E（2）A　7.（1）B（2）C　8.（1）B（2）E　9.（1）A（2）C

（三）X 型题

10. BCDE　11. ABCD　12. ABCE　13. CD

二、简答题

14. 初期以消瘀活血、理气止痛为主；中期以接骨续筋为主；后期以补气养血、强筋壮骨为主。

15. 汤剂、丸剂、散剂、药酒四种，近代改良片剂、颗粒剂等。

三、论述题

16. ①清热解毒法：用于热毒蕴结于筋骨或内攻营血诸证，仙方活命饮等。②温阳驱寒法：阳和汤加减。③祛痰散结法：温胆汤。④祛邪通络法：蠲痹汤。

第二节　手　　法

【考点重点点拨】

1. 掌握：骨伤科正骨手法及注意事项。
2. 熟悉：正骨手法对于不同类型的骨折的选用。

一、正骨手法注意事项

（1）明确诊断。

（2）密切注意全身情况变化。

（3）掌握复位标准：解剖对位、功能对位。

（4）抓住整复时机。

（5）选择适当麻醉。

（6）做好整复前的准备$\begin{cases} 人员准备 \\ 器材准备 \end{cases}$

二、正骨手法操作要领

《医宗金鉴·正骨心法要旨》把"摸、接、端、提、按、摩、推、拿"归纳为正骨八法，临床中将其总结发展为如下手法：拔伸、旋转、屈伸、提按、端挤、摇摆、触碰、分骨、折顶、回旋、蹬顶、杠杆。

巩固与练习

一、选择题

（一）A 型题

1. 下列哪一种情况不是手法的适应证（　　　）

　　A. 儿童闭合性肱骨髁上骨折

　　B. 陈旧性膝关节软组织损伤

　　C. 手术后关节粘连

　　D. 妊娠 3 个月急性腰扭伤

　　E. 青年胫骨骨折

2. 我国现存最早的骨伤科专著是蔺道人著（　　　）

　　A. 《世医得效方》　　　B. 《医宗金鉴》

　　C. 《证治准绳》　　　　D. 《仙授理伤续断秘方》

3. 正骨八法最早源于（　　　）

　　A. 《医宗金鉴》　　　B. 《伤科大成》　　　C. 《圣济总录》

　　D. 《伤科汇纂》　　　E. 《跌损妙方》

4. 下列哪一种手法不属于脱位整复手法（　　　）

　　A. 手摸心会　　　　　B. 拔伸牵引　　　　　C. 屈伸回旋

　　D. 夹挤分骨　　　　　E. 足蹬膝顶

5. 关节脱位最为常用的整复手法是（　　　）

　　A. 旋转屈伸　　　　　B. 提按捺正　　　　　C. 足蹬膝顶

　　D. 拔伸牵引　　　　　E. 夹挤分骨

6. 下列哪一种情况不是手法应用原则之一（　　　）

　　A. 尽早　　　　　　　B. 稳妥　　　　　　　C. 无痛

　　D. 准确　　　　　　　E. 灵巧

（二）B 型题

7. 下列伤患者应采用何种手法：

（1）当骨折间隙有软组织嵌入时常使用（　　　）

（2）两骨并列部位的骨折常采用（　　　）

　　A. 拔伸牵引　　　　　B. 回旋手法　　　　　C. 夹挤分骨

D. 按摩推拿 　　　　E. 提按手法

8. A. 镇痛法 　　　B. 祛痛法 　　　C. 移痛法

D. 消痛法 　　　E. 减痛法

（1）对陈旧性损伤所致局部疼痛，可以反复用强力刺激手法，如此疼痛会逐渐消失，称之为（　　　）

（2）在伤处临近取穴，得气后伤处疼痛会逐渐减轻，称之为（　　　）

（三）X型题

9. 手法具有（　　　）的效能

A. 理伤整复，续筋接骨 　　　B. 宣通散结，剥离粘连

C. 行气活血，消肿止痛 　　　D. 舒筋活络，解除痉挛

10. 骨折重叠移位，可以采用（　　　）

A. 折顶手法 　　　B. 拔伸牵引 　　　C. 提按端挤

D. 摇摆手法 　　　E. 分骨手法

11. 下列哪些手法可用于肩关节脱位的整复（　　　）

A. 端提捺正 　　　B. 拔伸牵引 　　　C. 屈伸回旋

D. 杠杆支撑 　　　E. 足蹬膝顶

12. 脱位又称（　　　）

A. 脱白 　　　B. 掉环 　　　C. 脱骱

D. 脱髎 　　　E. 脱枢

13. 下列那些属于活络关节法（　　　）

A. 屈伸法 　　　B. 踩跷法 　　　C. 拔伸牵引

D. 背伸法 　　　E. 击打法

二、名词解释

14. 㨰法

15. 手摸心会

三、简答题

16. 简述骨折正骨手法的注意事项。

17. 《医宗金鉴·正骨心法要旨》中正骨八法在临床中将其总结发展为哪些手法？

四、论述题

18. 论述拔伸手法的操作和特点分别是什么?

参考答案

一、选择题

（一）A 型题

1. D　2. D　3. A　4. D　5. D　6. C

（二）B 型题

7. (1) B (2) C　8. (1) D (2) C

（三）X 型题

9. ABCD　10. ABC　11. ABCDE　12. ABCD　13. ABCD

二、名词解释

14. 摵法是以小鱼际或手背三、四、五掌指关节着力，通过前臂的旋转和腕关节的屈伸，带动着力部位作来回转动的手法。

15. 手摸心会是施行手法的前提，特别是对骨折、脱位，医者必须在头脑中形成一个患处内部的立体形象。

三、简答题

16. 答案参见前文。

17. 拔伸、旋转、屈伸、提按、端挤、摇摆、触碰、分骨、折顶、回旋、蹬顶、杠杆。

四、论述题

18. 拔伸牵引主要用于克服肌肉拮抗力，矫正患肢短缩移位，恢复肢体长度。按照"欲合先离、离而复合"的原则，开始牵引时，肢体先保持在原来的位置，沿肢体纵轴，由远近骨折段做对抗牵引，然后再按照正骨步骤改变肢体方向，持续牵引。牵引之所以成为正骨重要手法，就在于它能够克服患者肌肉的收缩力。

第三节 固 定

【考点重点点拨】

1. 掌握：夹板、石膏、牵引及内固定的适应证。
2. 熟悉：骨牵引术中操作要点及注意事项。

一、概述

固定 $\begin{cases} \text{外固定：夹板石膏牵引外固定架等} \\ \text{内固定：接骨板、螺丝钉、髓内针、三翼钉、钢丝等} \end{cases}$

二、外固定

（一）夹板固定

（1）固定机制 $\begin{cases} ①扎带、夹板、压垫的外部设备作用力 \\ ②肌肉收缩的内在动力 \\ ③伤肢置于移位倾向相反的位置 \end{cases}$

（2）<u>适应证</u> $\begin{cases} ①四肢闭合性骨折 \\ ②四肢开放性骨折，创面小 \\ ③陈旧性四肢骨折运用手法整复者 \end{cases}$

（3）<u>禁忌证</u> $\begin{cases} ①较严重的开放性骨折 \\ ②难以整复的关节内骨折 \\ ③难以固定的骨折 \\ ④肿胀严重伴有水疱者 \\ ⑤伤肢远端脉搏微弱，末梢血循环较差 \end{cases}$

（4）夹板材与制作要求

固定垫：使用方法 $\begin{cases} ①一垫固定法：压迫骨折部位 \\ ②二垫固定法：有侧方移位的骨折 \\ ③三垫固定法：有成角畸形的骨折 \end{cases}$

（5）固定后注意事项
① 抬高患肢、以利肿胀消退
② 密切观察伤肢的血运情况：固定后 3~4 天注意观察肢端皮肤颜色、温度、感觉及肿胀程度
③ 注意询问骨骼突出处有无灼痛感
④ 调节扎带的松紧度：保持 1cm 的正常移动度
⑤ 定期进行 X 线检查
⑥ 指导患者进行合理的功能锻炼

（二）石膏固定

（1）用法：湿水——挤兑——平铺。

（2）衬垫：棉纸或棉花、纱布。

（3）操作步骤
① 选择最适体位：功能位
② 保护骨隆突部位
③ 制作石膏条或泡石膏绷带
④ 安放托条或环绕包扎石膏绷带
⑤ 平整外观

（4）注意事项
① 石膏定型后应烘干
② 在石膏未干前搬动注意勿使折断或变形
③ 抬高患肢
④ 石膏被血或脓液浸透应及时更换
⑤ 注意冷暖
⑥ 保持石膏清洁
⑦ 松动立即更换
⑧ 指导患者作石膏内的肌肉收缩活动
⑨ 注意畸形矫正

（三）牵引疗法

1. 皮肤牵引

应用广泛，作用力小。

2. 骨牵引

方法	适应证	进针点	进针方向	避开主要解剖结构
尺骨鹰嘴牵引	肱骨髁上骨折和髁间骨折；粉碎性肱骨下端骨折；肱骨干大斜形骨折	尺骨鹰嘴下 2cm，尺骨嵴旁一横指处	自内向外	尺神经
股骨下端牵引	股骨干骨折、转子间骨折、髋关节脱位、骶髂关节脱位、骨盆骨折向上移位	内收肌结节上 2cm	自内向外	股动、静脉
胫骨结节牵引	股骨干骨折、伸直型股骨髁上骨折	胫骨结节向后 1.25cm	自外向内	腓总神经
跟骨牵引	胫腓骨不稳定性骨折、踝部粉碎性骨折、跟骨骨折向上移位、膝关节屈曲挛缩	内踝顶点下 3cm 处，向后画 3cm 的交点	自外向内	局部血管神经
颅骨牵引	①颈椎骨折脱位 ②特别是骨折脱位伴脊髓损伤 ③颈椎外伤性疾病 ④上颈椎畸形、脱位 ⑤超过 3 周的枕颌带牵引	由两侧眉弓外缘作经两侧乳突的冠状线的垂线，交点为进针点	自外向内	脑组织
肋骨牵引	肋骨骨折	在浮动胸壁的中央选择 1~2 根能持力的肋骨，分别在其上、下缘用尖刀刺一小口，用布钳将肋骨钳住	自外向内	肋间血管、神经和胸膜

（四）布托牵引

（1）颌枕带牵引。

（2）骨盆悬吊牵引。

（3）骨盆牵引带牵引。

（五）外固定器固定

种类较多，广泛用于复杂性创伤和骨病矫形。

三、切开复位内固定的适应证

适应证	缺点
①手法复位与外固定未能达到功能复位的标准	①影响血供延缓愈合
②骨折端有神经血管等软组织嵌入，手法复位失败者	②损伤组织引起粘连
③某些血液供应较差的骨折	③易发感染
④有移位的关节内骨折	④技术要求和手术器械要求较严，
⑤撕脱性骨折	价格不菲
⑥血管、神经复合损伤	⑤骨折愈合后多数内固定材料须
⑦开放骨折	手术取出，二次创伤
⑧多发骨折和多段骨折	
⑨畸形愈合和骨不连造成功能障碍者	
⑩骨折伴有关节脱位	
⑪肌腱和韧带完全断裂者	

巩固与练习

一、选择题

（一）A 型题

1. 下列哪种情况不是小夹板固定的适应证（　　）

　　A. 四肢闭合性骨折　　　　　　B. 轻微开放性骨折

　　C. 四肢陈旧性骨折　　　　　　D. 关节内骨折

　　E. 四肢轻微骨折但水肿较严重者

2. 伸直型股骨髁上骨折应该采用骨牵引是（　　）

　　A. 股骨髁上牵引　　B. 胫骨结节牵引　　C. 跟骨牵引

　　D. 骨盆牵引　　　　E. 其他方法

3. 开放性骨折采取清创术的时间限制是（　　）

　　A. 6～8 小时以内　　B. 12 小时以内　　C. 没有的

　　D. 1 小时以内　　　E. 24 小时以内

4. 骨牵引的禁忌证是（　　）

　　A. 牵引处有炎症　　B. 不稳定性骨折　　C. 老年患者

　　D. 儿童患者　　　　E. 有内科疾病　　　F. 手术前准备

（二）B 型题

A. 一垫固定法　　　B. 二垫固定法　　　C. 三垫固定法

D. 四垫固定法　　　E. 梯形垫

5. 用于压迫骨折部位，采用（　　　）

6. 用于纠正骨折侧方移位，采用（　　　）

7. 用于纠正骨折成角畸形，采用（　　　）

（三）X 型题

8. 以下哪些是小夹板的性能（　　　）

A. 可塑性　　　　　B. 弹性　　　　　C. 韧性

D. 可透射线　　　　E. 质地轻便

9. 哪些是皮肤牵引的禁忌证（　　　）

A. 成人股骨干骨折　B. 皮肤有炎症　　C. 胶布过敏

D. 肢体血液循环不良　E. 老年股骨转子间骨折

10. 骨牵引的禁忌证是（　　　）

A. 牵引处有炎症　　B. 严重骨质疏松　C. 老年患者

D. 儿童患者　　　　E. 有内科疾病　　F. 手术前准备

11. 外固定器的适应证有（　　　）

A. 肢体严重开放性骨折　　B. 四肢闭合性骨折

C. 内固定术后骨感染　　　D. 肢体延长

E. 骨折不愈合　　　　　　F. 显微外科手术需要

12. 小夹板固定的力学原理主要包括（　　　）

A. 夹板、压垫和扎带的外部作用力

B. 肌肉收缩的内在动力

C. 将伤肢置于与移位倾向相反的位置

D. 肢体固定的血液循环改变

E. 病人的自我控制力

13. 内植物的材料要求包括（　　　）

A. 良好的组织相容性　　B. 无磁性

C. 机械强度高　　　　　D. 无致畸、致癌、致热源性

E. 光洁度好

14. 切开复位内固定的缺点有（　　）

A. 可能引起神经血管损伤

B. 可能引起骨感染

C. 有时有生命危险

D. 多数需要二次手术取出内固定

E. 可能引起骨折畸形愈合

二、名词解释

15. 夹板固定

16. 骨牵引

三、简答题

17. 试述夹板固定骨折的适应证有哪些？

18. 以股骨下端牵引为例，试述骨牵引的操作过程及注意事项。

四、论述题

19. 胫骨结节牵引的适应证和操作方法是什么？

参考答案

一、选择题

（一）A 型题

1. E　2. B　3. A　4. A

（二）B 型题

5. A　6. B　7. C

（三）X 型题

8. ABCDE　9. ABCD　10. ABF　11. ADE　12. AB　13. ABCDE　14. ABD

二、名词解释

15. 骨折复位后选用不同的材料，根据肢体的形态加以塑形，制成适用于各部位的夹板，并用扎带扎缚，以固定垫配合保持复位后的位置，这种固定方法称为夹板固定。

16. 骨牵引又称为直接牵引，是指利用钢针或牵引钳穿过骨质，使牵引力直接通过骨骼而抵达损伤部位，并起到复位、固定的作用。

三、简答题

答案参见前文。

四、论述题

19. 适应证：股骨干骨折、伸直型股骨髁上骨折等。操作方法：患者仰卧位，将患肢置于牵引架上，常规消毒铺巾，局部浸润麻醉后，在胫骨结节向后 1.25cm 平面稍向远侧部位，由外侧向内侧进针，以免伤及腓总神经，克氏针穿出皮肤后，使两侧克氏针长度相等，酒精纱布覆盖针孔，安装牵引弓、牵引锤后进行牵引。牵引重量为 7 ~ 8kg，维持重量为 3 ~ 5kg。

第四节　练　　功

【考点重点点拨】

1. 掌握：练功疗法的注意事项。
2. 熟悉：练功对于骨伤科的作用。

一、概念

练功又称功能锻炼，古称导引，它是通过自身运动防治疾病、增进健康、促进肢体功能恢复的一种疗法。

二、练功的作用

（1）活血化瘀，消肿定痛。
（2）濡养患肢关节筋络。
（3）促进骨折迅速愈合。
（4）防治筋肉萎缩。
（5）避免关节粘连和骨质疏松。
（6）扶正祛邪。

三、练功的注意事项

（1）内容和运动强度。

（2）动作要领 $\begin{cases} ①上肢：练功的主要目的是恢复手的功能 \\ ②下肢：练功的主要目的是恢复负重和行走功能， \\ \quad 保持各关节的稳定性 \end{cases}$

（3）循序渐进。

（4）随访。

（5）其他注意事项。

巩固与练习

一、选择题

（一）A 型题

1. 上肢练功的主要目的是（　　）

　　A. 保持结构的完整性　B. 促进骨折愈合　　　C. 消除关节粘连

　　D. 恢复手的功能　　　E. 增加肌肉的力量

2. 下肢练功的主要目的是（　　）

　　A. 恢复负重和行走功能

　　B. 促进血液运行

　　C. 保护关节灵活性

　　D. 防止关节功能障碍

　　E. 防止肌肉萎缩

3. 以下哪种练功法不属于肩肘部练功法（　　）

　　A. 手拉滑车　　　　　B. 叉手托上　　　　　C. 手指爬墙

　　D. 肘部伸曲　　　　　E. 五点支撑

4. 以下哪种练功法属于下肢练功法（　　）

　　A. 前屈后伸　　　　　B. 左右侧屈　　　　　C. 内外运旋

　　D. 股肌舒缩　　　　　E. 五点支撑

5. 以下哪个不是练功疗法的作用（　　）

A. 活血化瘀　　　　　B. 促进骨折愈合　　　　C. 防治肌肉萎缩

D. 复位骨折　　　　　E. 扶正祛邪

（二）B 型题

6. 下述练功方法分类如何：

（1）手拉滑车（　　　）

（2）八段锦（　　　）

A. 有器械锻炼　　　　B. 局部无器械锻炼　　　C. 无器械锻炼

D. 局部无器械锻炼　　E. 全身有器械锻炼

7. 下述练功注意事项是什么？

（1）运动强度（　　　）

（2）练功次数（　　　）

A. 强度大、次数多　　B. 超负荷运动　　　　　C. 每日 4～6 次

D. 因人而异　　　　　E. 每日 2～3 次

（三）X 型题

8. 以下属于肩肘部练功法的有（　　　）

A. 手指爬墙　　　　　B. 超肘部伸屈　　　　　C. 手拉滑车

D. 五点支撑　　　　　E. 股肌舒缩

9. 练功注意事项包括（　　　）

A. 练功活动以恢复肢体的固有生理功能为中心

B. 随访

C. 练功时应思想集中，全神贯注，动作缓而慢

D. 练功次数，一般每日 2～3 次

E. 练功活动一定要循序渐进

二、填空题

10. 练功又称功能锻炼，古称＿＿＿＿＿＿。

11. 练功以恢复肢体的固有＿＿＿＿＿＿为中心。

12. 俯卧位，双上肢靠在躯干旁伸直，把头、肩并带动双上肢向后上方抬起。这种练功法叫作＿＿＿＿＿＿。

三、名词解释

13. 练功

14. 器械锻炼

四、简答题

15. 简述练功疗法的作用。

16. 简述五点支撑的动作。

五、论述题

17. 请论述练功注意事项。

参考答案

一、选择题

（一）A 型题

1. D　2. A　3. E　4. D　5. D

（二）B 型题

6.（1）A　（2）C　7.（1）D （2）E

（三）X 型题

8. ABC　9. ABCDE

二、填空题

10. 导引

11. 生理功能

12. 飞燕点水

三、名词解释

13. 练功疗法又称功能锻炼，古称导引，他是通过自身运动防治疾病、增进健康、促进肢体功能恢复的一种疗法。

14. 采用器械进行锻炼，主要是加强伤肢力量，辅助伤肢关节运动功能恢复，弥补徒手不足。

四、简答题

15. 练功疗法对损伤的防治作用可归纳为以下几点：①活血化瘀，消肿止痛；②濡养患肢关节筋络；③促进骨折迅速愈合；④防治筋肉萎缩；⑤避免关节粘连和骨质疏松；⑥扶正祛邪。

16. 仰卧位，双侧屈肘、屈膝，以头、双足、双肘五点作支撑，双掌托腰用力把腰拱起，反复多次。

五、论述题

17. 练功活动以恢复肢体的固有生理功能为中心。正确指导患者练功，是取得良好疗效的一个关键。练功活动一定要循序渐进。练功是在不影响骨折部固定的条件下，为了骨折的迅速愈合而进行的。定期复查不仅可以了解患者情况，还可修订锻炼计划。练功应全神贯注、动作缓而慢；练功次数每日 2～3 次；练功过程中可配合其他治疗方法；顺应气候变化，注意保暖。

第五章　创伤急救

第一节　急救技术

【考点重点点拨】

1. 掌握：急救的原则。
2. 熟悉：现场急救五项技术的方法和注意事项。

急救原则 { 先抢后救，先重后轻
先急后缓，先近后远
连续监护，救治同步

创伤救护步骤 { ①止血、包扎→妥善固定、正确搬运→及时转送
②维护伤员的呼吸道通畅
③及时救治心跳、呼吸骤停及创伤昏迷
④积极防治休克等各种并发症

一、现场急救五项技术

（一）保持呼吸道通畅

（1）解除妨碍呼吸的约束，清除异物，保持呼吸道通畅。

（2）对呼吸阻塞及有窒息危险的伤员，插入口咽通气管或鼻咽通气管，或急行环甲膜切开。

（3）对呼吸骤停者，可直接行口对口或经口咽通气管或鼻咽通气管行口对口人工呼吸。

（4）下颌骨折昏迷伤员，将舌牵出，置于侧卧位。

（二）止血

1. 一般止血法：绷带包扎。

2. 指压止血法：把血管压在邻近的骨骼上。

压迫位置
- ① 头面部出血指压止血法：颞浅动脉指压止血法，面动脉指压止血法，颈总动脉指压止血法
- ② 肩部出血指压止血法：锁骨下窝向后向下触到锁骨下动脉搏动
- ③ 上肢出血指压止血法：肱二头肌内侧压迫肱动脉
- ④ 下肢出血指压止血法：在腹股沟中点偏下可压迫股动脉

3. 加压包扎止血法

用消毒或干净纱布压垫覆盖伤口，再用绷带或三角巾进行加压包扎。

4. 填塞止血法

伤口内填塞纱块或纱布，外用绷带或三角巾加压包扎。

5. 止血带止血法

（1）选择弹性好的橡皮管（条）或气压止血带。

（2）确定缚止血带部位。

（3）在扎止血带部位先用1~2层软敷料或毛巾、衣服等垫好。

（4）尽量使静脉血回流。

（5）肢体外侧打结固定（每隔1小时放松一次）。

6. 屈肢加垫止血法

在腋窝或肘窝、腹股沟和腘窝处加纱布垫或棉垫，上臂内收靠近胸壁或屈肘、屈髋、屈膝，用绷带或三角巾固定其于内收或屈曲位，即可止血。

（三）包扎

包扎可压迫止血，保护创面，减少污染，固定骨折断端的夹板和创面的敷料，减轻疼痛，有利于搬运和转送。包扎分类如下

$$（1）绷带包扎法\begin{cases}①环形包扎法\\②螺旋形包扎法\\③螺旋反折包扎法\\④"8"字环形包扎法\end{cases}$$

（2）三角巾包扎法

（3）多头带包扎法

（4）急救包包扎法

（5）其他包扎法（体腔脏器膨出包扎法等）

（四）固定

1. 临时固定的范围应包括位于骨折处上下两个关节、脱位的关节和严重损伤的肢体。

2. 开放性骨折按救护顺序先止血、包扎，后固定骨折端。

3. 固定使用的器材常为木夹板、绷带、三角巾、棉垫等。

4. 固定四肢时要露出指、趾端以便观察血液循环。

（五）搬运与转送

1. 搬运方式

（1）上肢损伤者应鼓励自己行走。

（2）下肢损伤者固定后再搬运。

（3）一般轻伤员可以搀扶、抱扶和背负。

（4）昏迷或气胸伤员必须采用平卧式搬运。

（5）对疑有脊柱骨折的病人，搬动时尽可能不变动原来的位置和减少不必要的活动。

2. 正确的搬运应由 3 人采用平卧式搬运法，如人员不够时，可采用滚动搬运法。如采用软担架则宜取俯卧位，以保持脊柱平直，禁止弯腰。

3. 运送时多采用帆布担架或简易担架，运送时要力求平稳、舒适、迅速，不倾斜，少震动，上下担架动作要轻柔。

二、创伤的处理

（一）伤口

（1）按伤口部位、大小、深浅、是否与骨端或内脏相通。伤口：创面、创缘、创腔、创底（观察：浅→深，处理：深→浅）。

（2）根据伤口情况判断损伤性质
- 钝器伤：创缘不整齐
- 利器伤：边缘整齐
- 锐器刺伤：创口小而深
- 火器伤：创口周围有褐色的灼伤迹象

（二）清创术

清创术是清除伤口内的异物、坏死组织和细菌，使污染伤口转变成为干净伤口缝合后使之能一期愈合。

（1）准备：麻醉下进行伤口的清洗和消毒。

（2）清创
- ①充分显露创腔
- ②彻底止血
- ③彻底切除坏死组织
- ④充分冲洗和引流

（3）修复伤口：尽量保护和修复重要的神经、血管等组织器官，恢复其正常的解剖关系。

（三）术后处理

1. 适当固定。

2. 适当抬高患肢和更换敷料。

3. 密切观察患肢远端血循环和神经功能。

4. 正确使用抗生素。

5. 术后感染的处理。

巩固与练习

一、选择题

（一）A 型题

1. 创伤救护的步骤是（　　）

　　A. 包扎—搬运—止血—固定　　B. 止血—包扎—固定—搬运

　　C. 搬运—止血—包扎—固定　　D. 固定—搬运—包扎—止血

　　E. 止血—固定—搬运—包扎

2. 成人心脏复苏每分钟挤压次数（　　）

　　A. 20～40 次　　　　　　B. 40～60 次　　　　　　C. 80～100 次

　　D. 100～120 次　　　　E. 60～80 次

3. 止血带止血 1 次时间应为（　　）

　　A. 2 小时　　　　　　　B. 1/2 小时　　　　　　　C. 3 小时

　　D. 1 小时　　　　　　　E. 不限

4. 昏迷伤员担架转送时（　　）

　　A. 取仰卧位，头朝前　　　　　　B. 取俯卧位，头朝前

　　C. 取侧卧位，头朝后　　　　　　D. 取仰卧位，头朝后

　　E. 取俯卧位，头朝后

5. 螺旋反折包扎用于（　　）

　　A. 膝关节　　　　　　　B. 大腿　　　　　　　　　C. 肩关节

　　D. 前臂，小腿　　　　　E. 上臂

（二）B 型题

6. 下列部位动脉出血，紧急情况下最佳处理方法是：

（1）前臂动脉喷血（　　）

（2）肩和腋窝部动脉喷血（　　）

　　A. 绷带加压包扎

　　B. 在上臂下段内侧将肱动脉压于肱骨上

　　C. 在上臂中段上止血带

　　D. 在锁骨上窝将颈动脉压于第 1 肋骨上

　　E. 前臂上止血带

7. 严重创伤心跳呼吸骤停的临床表现为:
(1) 先兆征象(　　)
(2) 临床征象(　　)

　A. 意识朦胧,心跳加快

　B. 呼吸变浅,节律变慢

　C. 意识障碍,紫绀,心跳突然变慢,血压下降

　D. 心跳和动脉搏动消失

　E. 瞳孔缩小,呼吸停止

8. 下列部位伤口用绷带进行包扎应采用的方法:
(1) 膝关节(　　)
(2) 上臂(　　)

　A. 螺旋反折包扎　　B. 环形包扎　　　　C. 螺旋形包扎

　D. "8" 字绷带包扎　E. 以上方法均可

二、名词解释

9. 清创术

三、简答题

10. 试述清创术清创过程中的方法及注意事项。

11. 试述脊柱骨折病人正确的搬运方法。

四、论述题

12. 试论述清创术操作要点及术后注意事项。

参考答案

一、选择题

(一) A 型题

1. B　2. D(最新 2010 美国心肺复苏指南)　3. D　4. E　5. D

(二) B 型题

6. (1) E (2) A　7. (1) B (2) C　8. (1) D (2) A

二、名词解释

答案参见正文。

三、简答题

答案见前文内容。

四、论述题

12. 清创术是清除伤口内的异物、坏死组织和细菌，使污染伤口转变成为干净伤口缝合后使之能一期愈合。

（1）准备：麻醉下进行伤口的清洗和消毒

（2）清创：①充分显露创腔；②彻底止血；③彻底切除坏死组织；④充分冲洗和引流。

（3）修复伤口：尽量保护和修复重要的神经血管等组织器官，恢复其正常的解剖关系。

术后应适当固定、适当抬高患肢和更换敷料、密切观察患肢远端血循环和神经功能、正确使用抗生素并处理术后可能出现的感染。

第二节　周围血管损伤

【考点重点点拨】

1. 掌握：周围血管损伤的紧急处理原则。
2. 熟悉：周围血管损伤的术后处理、血管损伤的类型。

一、概述

（一）病因

（1）直接暴力 $\begin{cases} ①锐性损伤：开放性，多不合并邻近组织器官破坏 \\ ②钝性损伤：闭合性，常伴有邻近组织器官破坏 \end{cases}$

（2）间接暴力：注意胸部降主动脉和腹部肠系膜动脉的疾驰减速伤——易致休克和死亡。

（二）周围血管损伤分类

（1）血管断裂 $\begin{cases} 完全断裂 \\ 部分断裂 \end{cases}$

（2）血管痉挛：痉挛可在 1~2 小时后缓解。

（3）血管内膜损伤。

（4）血管受压。

（5）创伤性动脉瘤和动静脉瘘。

二、诊查要点

1. 临床表现

（1）有明显的外伤史。

（2）出血、血肿、低血压和休克
- ①患肢远端动脉搏动减弱或消失
- ②远端皮肤因缺血或血供不足表现为苍白，皮温下降
- ③毛细血管充盈时间延长
- ④远端肢体疼痛
- ⑤感觉障碍
- ⑥运动障碍
- ⑦远端无活跃性充血

（3）肢体远端血供障碍。

2. 检查

（1）X 线检查。

（2）动脉造影术。

（3）其他（多普勒血流检测仪、彩色多普勒血流图像）。

三、治疗

急救止血	四肢血管损伤大多可用加压包扎法止血，如有明显的动脉出血，可用血管钳夹住出血的动脉
休克和多发性损伤的处理	止血和输血输液，纠正脱水和电解质的紊乱
血管痉挛的处理	用温热盐水湿纱布覆盖创面，及时解除骨折断端与异物的压迫，试用普鲁卡因阻滞交感神经，及早探查动脉
清创与探查术	应在 6~8 小时内尽快清创
手术治疗	血管损伤一般都需要在 4~6 小时内手术治疗，否则易发生血栓蔓延、缺血区域扩大和远端肢体严重缺血或坏死。手术方法有血管结扎术、端端吻合术、端侧吻合术、侧面修补术和移植修补术等

续表

血管损伤的术后处理	①密切观察患者全身情况；②固定；③体位：伤肢与心脏处于同一水平面；④密切注意伤肢血循环；⑤预防感染；⑥注意继发性大出血；⑦抗凝药物的使用：静脉输入低分子右旋糖酐500ml，连续3~5天，降低血液的黏稠度；⑧中医治疗：根据临床表现进行辨证处理。

巩固与练习

一、选择题

（一）A 型题

1. 动脉出血的止血方法是（　　）
   A. 包扎止血法　　　　　　　B. 外撒止血包扎法
   C. 加压包扎法　　　　　　　D. 止血带止血法
   E. 抬高患肢法

（二）B 型题

2. 血管损伤中医辨证治疗：
（1）瘀阻经脉（　　）
（2）湿阻经脉（　　）
   A. 温经散　　　　　　　　　B. 桃红四物汤合圣愈汤加减
   C. 五苓散加减　　　　　　　D. 四妙勇安汤
   E. 当归四逆汤

（三）X 型题

3. 急救止血法有（　　）
   A. 加压包扎法　　　　　　　B. 指压法
   C. 血管结扎法　　　　　　　D. 血管钳止血法
   E. 止血带止血法

4. 血管损伤手术方法有（　　）
   A. 血管结扎术　　　　　　　B. 端端吻合术
   C. 端侧吻合术　　　　　　　D. 侧面修补术
   E. 移植修补术

二、名词解释

5. 指压止血法

6. 血管痉挛

三、简答题

7. 简述血管损伤清创探查术的指征。

8. 如何判断肢体远端血供障碍?

四、论述题

9. 血管损伤的术后处理是什么?

参考答案

一、选择题

(一) A 型题

1. C

(二) B 型题

2. (1) B (2) C

(三) X 型题

3. ABCDE　4. ABCDE

二、名词解释

5. 为止血的暂时应急措施,在出血大血管近心端,找到搏动的血管,用手指或手掌把血管压在临近的骨骼上。

6. 指动脉因外界因素或者自身的因素引起的在一段时间内的异常收缩状态。

三、简答题

7. (1) 肢体远端动脉搏动消失,皮温下降,皮肤苍白或发绀,感觉麻木、肌肉瘫痪、屈曲挛缩、伤口剧痛。

(2) 伤肢进行性水肿,伴有血循环障碍。

(3) 伤口反复出血,骨折已整复,但缺血症状仍未消除者。

8. 参考答案见前文。

四、论述题

参考答案见前文。

第三节　周围神经损伤

【考点重点点拨】

1. 掌握：周围神经损伤的定义及周围神经损伤的诊查要点。
2. 熟悉：周围神经损伤的病因及分类。

一、概述

（一）周围神经损伤的病理过程

（1）周围神经断裂→远端的神经轴索和髓鞘坏死碎裂→（2~8周）被雪旺细胞消化及被吞噬细胞吞噬→退行性变（Waller变性）→近端神经轴索开始以每日1~2mm的速度经雪旺管向远端长入→再生的神经纤维数由少到多，由细到粗，有髓鞘的再生髓鞘，无髓鞘的不再生髓鞘。

（2）神经如未修复，近端再生的神经纤维在断裂处与雪旺细胞及结缔组织形成假性神经瘤。

（二）周围神经损伤原因

（1）开放性损伤 { ①锐器伤　②撕裂伤　③火器伤

（2）闭合性损伤 { ①牵拉伤　②神经挫伤　③挤压伤　④神经断裂

（三）周围神经损伤分类

（1）神经断裂。

（2）轴索断裂。

（3）神经失用症。

（4）神经刺激。

二、诊查要点

1. 外伤史

2. 局部检查

3. 神经损伤的症状体征

（1）畸形 $\begin{cases}①尺神经损伤——爪形指 \\ ②正中神经损伤——"猿手" \\ ③腓总神经损伤——足下垂 \\ ④桡神经损伤——腕下垂\end{cases}$

（2）感觉障碍：痛、温觉和两点分辨力；神经自主支配区的感觉，突出部的震颤感。

（3）运动障碍：用6级法来检查肌力，可了解运动障碍的程度。

（4）腱反射的变化。

（5）自主（植物）神经功能障碍。

（6）神经本身的变化。

4. 电生理检查

（1）肌电图检查。

（2）诱发电位检查。

三、治疗

非手术治疗 $\begin{cases}①妥善保护患肢 \\ ②复位 \\ ③外固定 \\ ④手法治疗和功能锻炼 \\ ⑤药物治疗 \\ ⑥针灸治疗\end{cases}$

一期修复：最好在 6～8 小时内进行，恢复效果好

手术疗法

条件
　①无菌手术中损伤的神经
　②开放性指神经损伤
　③整齐的锐器伤
　④能够确定神经损伤范围，技术胜任

二期手术：时间最好在伤后 1～3 个月内进行，6 个月内也能获得较好效果，之后则越来越差

手术方法：神经松解术、神经吻合术、神经转移与移植术、肌腱转移术、关节融合术

巩固与练习

一、选择题

（一）A 型题

1. 感觉检查中的浅感觉检查包括的内容是（　　　）

　　A. 痛觉；位置觉；温度觉

　　B. 痛觉；温度觉；触觉

　　C. 震动觉；痛觉触觉

　　D. 痛觉；实体觉；触觉

　　E. 位置觉；震动觉；实体觉；触觉

2. 下列反射中不属于深反射的是（　　　）

　　A. 肱二头肌反射　　　　　　　　B. 肱三头肌腱反射

　　C. 腹壁反射　　　　　　　　　　D. 膝反射

　　E. 踝反射

（二）B 型题

3. 下列病例最可能的诊断是

（1）一患者，4 周前因右肱骨下 1/3 骨折，出现右侧前臂伸肌群肌肉萎缩，腕下垂，拇指不能背伸，伸指功能障碍（　　　）

（2）一患者，4 周前因左腓骨头粉碎性骨折，出现左侧踇趾不能背伸，足下垂，不能背伸、内翻，也不能外翻，足背皮肤感觉丧失（　　　）

　　A. 踇长伸肌腱断裂　　　　　　　B. 趾长伸肌腱断裂

C. 腓总神经损伤 　　　　　D. 正中神经损伤

E. 桡神经损伤

4. 下列患者的肌力检查最可能出现肌肉无力的肌肉名称:

（1）患者，18 岁，男性，医者对其右下肢作肌力检查，先将患者置于坐位，膝关节屈曲 90°。再嘱其伸直膝关节，患者不能完成此动作（　　　）

（2）患者，20 岁，女性，医者对其右下肢作肌力检查，先将患者置于左侧卧位，下肢伸直，嘱其外展右下肢。患者不能完成此动作（　　　）

A. 髂腰肌 　　　　B. 臀大肌 　　　　C. 股四头肌

D. 缝匠肌 　　　　E. 臀中肌

（三）X 型题

5. 以下哪些肌肉收缩运动时能使肘关节屈曲（　　　）

A. 肱二头肌 　　　　B. 肱三头肌 　　　　C. 肱肌

D. 掌长肌 　　　　E. 肱桡肌 　　　　F. 肘后肌

6. 以下哪些是用于检查下肢的病理反射征（　　　）

A. 膝反射 　　　　　　　　B. 巴彬斯基（Babinski）征

C. 奥本海姆（Oppen heim）征　　D. 霍夫曼（Hoffmann）征

E. 踝阵挛 　　　　　　　　F. 踝反射

二、简答题

7. 周围神经损伤的症状与体征有哪些?

8. 手术一期修复的条件是什么?

三、论述题

9. 试论周围神经损伤的病理过程。

参考答案

一、选择题

（一）A 型题

1. B　2. C

（二）B 型题

3.（1）E（2）C　4.（1）C（2）E

（三）X 型题

5. ACE　6. BCE

二、简答题

答案参见前文。

三、论述题

答案参见前文。

第四节　创伤性休克

【考点重点点拨】

1. 掌握：创伤性休克的诊断要点及治疗要点。
2. 熟悉：创伤性休克的定义及病因病机。

一、概述

（一）原因

（1）失血。

（2）神经内分泌功能紊乱。

（3）组织破坏。

（4）细菌毒素作用。

（二）休克分类

（1）休克代偿期。

（2）休克失代偿期（代偿衰竭期）。

（3）休克晚期（严重期）。

二、诊查要点

（一）诊断要点

病史		创伤性休克都有明显和较严重的外伤史	
症状体征	意识与表情	兴奋、烦躁、焦虑或激动	
	皮肤	苍白，出现斑状阴影，四肢湿冷，口唇发绀	
	血压	在休克代偿期，血压波动不大，随着休克加重，势必出现血压降低	
	呼吸	休克患者常有呼吸困难和发绀	
	脉搏	虚细而数	
	尿量	若每小时尿量小于 25ml，常提示肾脏血液灌注量不足，有休克存在	
实验室检查	血红蛋白及红细胞压积测定		两项指标升高
	尿常规、比重和酸碱度测定		可反映肾脏功能情况
	电解质测定		可发现钾钠及其他电解质丢失情况
	血小板计数、凝血酶原时间和纤维蛋白原含量测定		如三项全部异常则说明休克可能已进入 DIC 阶段
	血儿茶酚胺和乳酸浓度测定		休克时其浓度均可升高
	血气分析		动脉血氧分压降低至 30mmHg 时，组织进入无氧状态
心电图	常表现为 QRS 波异常，ST 段降低和 T 波倒置		

（三）辨证分型

气脱	神色颓变，面色苍白，口唇发绀，汗出肢冷，胸闷气憋，呼吸微弱，舌质淡，脉虚细或结代无力
血脱	头晕眼花，面色苍白，四肢厥冷，心悸，唇干，舌质淡白，脉细数无力或芤脉
亡阴	烦躁，口渴唇燥，汗少而黏，呼吸气粗，舌质红干，脉虚细数无力
亡阳	四肢厥冷，汗出如珠，呼吸微弱，舌质淡润，脉细欲绝

三、治疗

1. 积极抢救生命：止血、包扎、妥善地固定，采用正确的搬运方法及时地转送。维护伤员的呼吸道通畅，积极补充与恢复血容量。

2. 消除病因。

3. 处理创伤。

4. 补充与恢复血容量（全血、血浆、右旋糖酐、葡萄糖和晶体液）。

5. 血管活性药物的应用（血管扩张剂、血管收缩剂）：目前临床上倾向于以多巴胺为主，联合其他药物进行治疗。

6. 纠正电解质和酸碱度的紊乱（首选碳酸氢钠）。

7. 防治并发症（心、肺、肾、DIC 及感染）。

8. 中医疗法。

9. 其他治疗。

巩固与练习

一、选择题

（一）A 型题

1. 下列哪些因素是创伤造成血流灌注不足引起休克的最常见原因（　　）

 A. 失血　　　　　　B. 组织破坏　　　　　C. 疼痛

 D. 细菌毒素作用　　E. 神经内分泌功能紊乱

2. 一般来说，机体失血通过神经体液调节，可代偿地维持血压在正常范围，但 1 次突然失血量不超过总血量的比值为（　　）

 A. 1/5　　　　　　B. 1/4　　　　　　　C. 1/3

 D. 2/5　　　　　　E. 1/2

（二）B 型题

3. 创伤性休克，针灸治疗方法是（　　）

（1）主穴常选（　　）

（2）配穴常选（　　）

 A. 阳陵穴、委中、百会　　　　B. 列缺、大椎、人中

 C. 内关、太冲、百会　　　　　D. 涌泉、足三里、人中

 E. 神阙、命门、百会

4. 创伤性休克早期，可口服中药者应辨证给予内治：

（1）血脱宜用（　　）

（2）亡阳宜用（　　）

    A. 独参汤　　　　　　B. 当归补血汤　　　　C. 生脉散

    D. 增液汤　　　　　　E. 参附汤

（三）X 型题

5. 可以反映肾功能情况的检查有（　　）

    A. 血常规律性　　　　B. 尿常规　　　　　　C. 尿比重

    D. 尿酸碱度　　　　　E. 电解质测定

6. 若输血输液补充血容量后，休克仍未能改善，应考虑存在因素包括（　　）

    A. 潜在活动性出血　　B. 细菌感染　　　　　C. 心功能不全

    D. 代谢性酸中毒　　　E. 弥漫性毛细血管内凝血

7. 下列化验中哪几项结果异常，说明休克可能进入弥漫性血管内凝血阶段（　　）

    A. 血色素　　　　　　B. 血小板计数　　　　C. 凝血酶原时间

    D. 纤维蛋白原含量　　E. 血细胞比容

二、名词解释

8. 创伤性休克

9. 弥散性血管内凝血

三、简答题

10. 简述血管活性药物在创伤性休克应用时的作用，如何使用及分类。

11. 创伤性休克的治疗原则是什么？

四、论述题

12. 创伤性休克的辨证分型及临床表现。

参考答案

一、选择题

（一）A 型题

1. A　2. B

（二）B 型题

3.（1）D（2）C 4.（1）B（2）E

（三）X 型题

5. BCD 6. ABCDE 7. BCD

二、名词解释

8. 指因为机体遭受到严重创伤，导致出血与体液渗出使有效循环量锐减，激发疼痛与神经、内分泌系统反应，影响心血管功能，引起组织器官血流灌注不足，微循环衰竭，急性氧代谢障碍和内脏损害为特征的全身反应综合征。

9. 弥散性血管内凝血是一种临床病理综合征。由于血液内凝血机制被弥散性激活，促发小血管内广泛纤维蛋白沉着，导致组织和器官损伤；另一方面，由于凝血因子的消耗引起全身性出血倾向。

三、简答题

10. 血管活性药可分为血管扩张药和血管收缩药。目前治疗休克时临床上倾向于以多巴胺为主，联合其他药物进行治疗。

11. 创伤性休克的救治原则是根据病情轻重，抓住主要矛盾，积极抢救生命和消除不利因素的影响，补充血容量与调整机体生理功能，防治创伤及其并发症，纠正体液、电解质和酸碱度的紊乱。

四、论述题

12.（1）气脱：神色频变，面色苍白，口唇发绀，汗出肢冷，胸闷气憋，呼吸微弱，舌质淡，脉虚细或结代无力。（2）血脱：头晕眼花，面色苍白，四肢厥冷，心悸，唇干，舌质淡白，脉细数无力或芤脉。（3）亡阴：烦躁，口渴唇燥，汗少而黏，呼吸气粗，舌质红干，脉虚细数无力。（4）亡阳：四肢厥冷，汗出如珠，呼吸微弱，舌质淡润，脉细欲绝。

第五节　筋膜间隔区综合征

【考点重点点拨】

1. 掌握：筋膜间隔区综合征的诊断要点。

2. 熟悉：筋膜间隔区综合征的治疗方法。

一、概述

$$筋膜间隔区 \begin{cases} 肌间隔 \\ 深筋膜 \\ 骨膜 \end{cases}$$

肢体外部受压→肢体内部组织肿胀、血管受损→筋膜间隔区内组织压升高→血管受压→血循环障碍→肌肉和神经组织血供不足。

二、诊查要点

病　史	伤者有肢体骨折脱位或较严重的软组织损伤史等	
局部症状	疼痛	
	皮温升高	
	肿胀	
	感觉异常	
	肌力变化	
	患肢远端脉搏和毛细血管充盈时间	
全身症状	发热，口渴、心烦，尿黄，脉搏增快，血压下降等	
五"P"症	①（Painless）由疼痛变为无痛；②苍白（Pallor）或发绀；③（Paresthesia）感觉异常；④（Paralysis）肌肉瘫痪；⑤无脉（Pulselessness）	
压力检查	如组织压超过 20～30mmHg 者，即须严密观察其变。当舒张压与组织压的压差为 10～20mmHg 时，必须紧急彻底切开深筋膜，以充分减压	
影像学检查	超声多普勒有重要参考价值	
实验室检查	白细胞总数和分类均升高、血沉加快、电解质紊乱等	

三、治疗

（一）改善血循环

（二）切开减压

（三）防治感染及其他并发症

（四）中医治疗

1. 中医辨证分型论治

证　型	临床表现	治　法	方　药
瘀滞经络	患肢肿胀灼痛，压痛明显，屈伸无力，皮肤麻木，舌质青紫，脉紧涩	活血化瘀，疏经通络	圣愈汤
肝肾亏虚	骨质疏松，关节僵硬，舌质淡，脉沉细	补肝益肾，滋阴清热	虎潜丸（现为壮骨丸）

2. 理筋手法

3. 练功疗法

巩固与练习

一、选择题

（一）A 型题

1. 肢体完全缺血多少时间，则会发生肢体永久性功能障碍（　　　）

    A. 6～12 小时　　　　B. 12～24 小时　　　　C. 24～36 小时

    D. 2 小时　　　　　　E. 30 分钟

2. 正常小腿筋膜间隔区组织压为（　　　）

    A. 2.67kPa　　　　　B. 1.33kPa　　　　　C. 2 kPa

    D. 1.6kPa　　　　　 E. 1.2kPa

3. 筋膜间隔区综合征最早且可能是唯一主诉症状的是（　　　）

    A. 疼痛　　　　　　　B. 麻木感　　　　　　C. 肌力减退

    D. 发热　　　　　　　E. 尿黄

（二）B 型题

4. 筋膜间隔区综合征辨证分型：

（1）患者肢体肿胀掣痛，压痛明显，肢端麻木，屈伸无力，舌质青紫，脉涩（　　）

（2）患者筋腱拘挛，肢体痿废，肌肤不仁，舌质淡，脉细小（　　）

　　A. 肝肾亏虚　　　　　B. 气血亏虚　　　　　C. 瘀阻脉络

　　D. 气滞血瘀　　　　　E. 风湿侵袭

5. 切开减压的切口位置应选择：

（1）手部在（　　）

（2）小腿在（　　）

　　A. 掌侧　　　　　　　B. 背侧　　　　　　　C. 内侧

　　D. 外侧　　　　　　　E. 前外侧或后内侧

6. 筋膜间隔区组织压测定：

（1）正常小腿筋膜间隔区组织压为（　　）

（2）正常前臂筋膜间隔区组织压为（　　）

　　A. 1.6kPa　　　　　　B. 1.2kPa　　　　　　C. 1.4kPa

　　D. 1.8kPa　　　　　　E. 2kPa

7. 指出下列症状各分属的间隔区：

（1）小腿后侧肿胀，有压痛，比目鱼肌及腓肠肌无力，背屈踝关节时引起疼痛（　　）

（2）小腿远端内侧，跟腱与胫骨之间组织紧张，有压痛，屈趾肌及胫后肌无力，伸趾时引起疼痛，胫后神经分布区皮肤感觉丧失（　　）

　　A. 小腿外侧间隔区　　　　　　B. 小腿后侧浅部间隔区

　　C. 小腿前侧间隔区　　　　　　D. 小腿后侧深部间隔区

　　E. 小腿后侧间隔区

8. 切开减压后伤口处理方法：

（1）如切口不大可采用（　　）

（2）创面较大，肉芽新鲜可采用（　　）

A. 一期缝合　　　　　　　B. 二期缝合或待其自行愈合

C. 采用植皮术　　　　　　D. 加压包扎

E. 以上都不可行

（三）X 型题

9. 截肢适应证为(　　　)

    A. 患肢无血运或严重血运障碍

    B. 全身中毒症状严重，甚至危及病人生命者

    C. 伤肢并发特异性感染，如气性坏疽

    D. 患肢肿胀血运差，剧烈疼痛，患者不能忍受

    E. 患肢神经功能障碍者

10. 发生筋膜间隔区综合征的主要病因病机有(　　　)

    A. 神经受损伤

    B. 大血管受阻

    C. 肢体内部组织肿胀

    D. 肢体外部受压

    E. 肌肉肌腱受损

11. 前臂背侧间隔区压力增高，可见(　　　)

    A. 伸拇及伸指肌无力

    B. 屈拇及屈指肌无力

    C. 尺神经及正中神经分布区皮肤感觉麻木

    D. 患部肿胀，组织紧张

    E. 有压痛

二、名词解释

12. 五"P"症

三、简答题

13. 筋膜间隔区综合征发生时实验室及其他检查如何变化？

14. 筋膜间隔区综合征发生时全身症状有哪些？

四、论述题

15. 筋膜间隔区综合征的中医辨证分型及代表方剂。

参考答案

一、选择题

（一）A 型题

1. B   2. C   3. A

（二）B 型题

4.（1）C（2）A   5.（1）B（2）E   6.（1）E（2）B

7.（1）B（2）D   8.（1）B（2）C

（三）X 型题

9. ABC   10. BCD   11. ADE

二、名词解释

12. 五"P"症：①（Painless）由疼痛变为无痛；②苍白（Pallor）或发绀；③（Parestesia）感觉异常；④（Paralysis）肌肉瘫痪；⑤无脉（Pulselessness）。

三、简答题

13. 压力检查：如组织压超过 20～30mmHg 者，即须严密观察其变。当舒张压与组织压的压差为 10～20mmHg 时，必须紧急彻底切开深筋膜，以充分减压；影像学检查：超声多普勒有重要参考价值；实验室检查：白细胞总数和分类均升高、血沉加快、电解质紊乱等。

14. 发热，口渴、心烦，尿黄，脉搏增快，血压下降等。

四、论述题

15.（1）瘀滞经络证：患肢肿胀灼痛，压痛明显，屈伸无力，皮肤麻木，舌质青紫，脉紧涩。治法采用活血化瘀，疏经通络。方剂选用圣愈汤加减。（2）肝肾亏虚：骨质疏松，关节僵硬，舌质淡，脉沉细。治法采用补肝益肾，滋阴清热。方剂选用虎潜丸（现为壮骨丸）加减。

第六节 挤压综合征

【考点重点点拨】

1. 掌握：挤压综合征的诊断要点及治疗方法。
2. 熟悉：挤压综合征的定义及病因病机。

一、概述

（1）病因：房屋倒塌、工程塌方、交通事故等意外伤害（多见）。

（2）病机 $\begin{cases} 肌肉缺血坏死 \\ 肾功能障碍 \end{cases}$

二、诊查要点

外伤史		重大外伤或部分肢体持久受压
症状体征	局部表现	伤处疼痛与肿胀，皮下瘀血，皮肤有压痕，皮肤张力增加，压处及周围皮肤有水疱
	全身表现	伤者出现头晕目眩严重者，心悸、气急甚至发生面色苍白，四肢厥冷，最严重者形成休克
实验室检查		①肌红蛋白血症与肌红蛋白尿 ②高血钾症 ③酸中毒及氮质血症

三、治疗

（一）现场急救处理

（1）尽早地解除重物对伤员的压迫。

（2）伤肢制动。

（3）伤肢用凉水降温或裸露在凉爽的空气中。

（4）不要抬高伤肢。

（5）伤肢有开放性伤口和活动性出血者应包扎止血，避免使用加压包扎法和止血带。

（6）凡受压伤员一律饮用碱性饮料。

（二）伤肢处理

（1）早期切开减压
- ①有明显挤压伤史
- ②伤肢明显肿胀，局部张力高，质硬，有运动和感觉障碍者
- ③尿肌红蛋白试验阳性或肉眼见有茶褐色尿

（2）截肢
- ①伤肢肌肉已坏死，并见尿肌红蛋白试验阳性或早期肾衰的迹象
- ②全身中毒症严重，经切开减张等处理，不见症状缓解，已危及伤员生命
- ③伤肢并发特异性感染，如气性坏疽等

（三）全身治疗

（1）中医治疗：根据其辨证，予以中药治疗。

证　型	临床表现	治　法	方　药
瘀阻下焦	腹中满胀，尿少黄赤，大便不通，舌红有瘀斑，苔黄腻，脉弦紧数	化瘀通窍	桃红四物汤合皂角通关散加琥珀20g
水湿潴留	腹胀满，小便不通，大便秘结，口干渴，苔厚腻，脉弦数或弦滑	化瘀利水	大黄白茅根汤合五苓散加减
气阴两虚	无尿或少尿，气短乏力，面色苍白，舌质红，少苔，脉虚细数	益气养阴	六味地黄丸合补中益气汤
气血不足	饮食二便正常，面色苍白，全身乏力，舌质淡苔薄，脉细缓	益气养血	八珍汤

（2）急性肾功能衰竭的治疗：进行透析疗法。

（3）其他治疗：纠正电解质紊乱；增进营养；正确应用抗生素防治感染等。

巩固与练习

一、选择题

（一）A 型题

1. 对挤压综合征瘀阻下焦证型者，宜用（　　　）

　　A. 桃红四物汤合皂角通关散　　B. 八珍汤

　　C. 五苓散　　　　　　　　　　D. 左归丸

　　E. 复方活血汤

2. 挤压综合征出现肾功能衰竭，一旦确诊后最有效的治疗方法是（　　　）

　　A. 切开减压　　　　　　　　　B. 中药内服

　　C. 针灸疗法　　　　　　　　　D. 透析疗法

（二）B 型题

3. 下列创伤急重症，一旦确诊后最有效的治疗方法是：

（1）筋膜间隔区综合征（　　　）

（2）挤压综合征出现肾功能衰竭（　　　）

　　A. 理筋手法　　　　　B. 切开减压　　　　　C. 中药内服

　　D. 针灸疗法　　　　　E. 透析疗法

4. 肾功能衰竭中药内治原则：

（1）少尿期（　　　）

（2）多尿期（　　　）

　　A. 补益气血，健脾固本　　　B. 祛风除湿、通经活络

　　C. 益气强心、活血止痛　　　D. 填补、调和阴阳，益气固肾

　　E. 攻瘀化浊，益气利尿

（三）X 型题

5. 挤压综合征全身表现的主要特征为（　　　）

　　A. 休克　　　　　　　B. 肢体肿胀　　　　　C. 高血钾症

　　D. 肌红蛋白尿　　　　E. 酸中毒及氮质血症

6. 挤压综合征主要特征表现为（　　　）

　　A. 低血钠症　　　　　B. 高血钾症　　　　　C. 肌红蛋白尿

D. 肉眼血尿   E. 酸中毒及氮质血症

二、名词解释

7. 挤压综合征

8. 急性肾功能衰竭

三、简答题

9. 简述挤压综合征的现场急救处理。

10. 简述截肢的适应证。

四、论述题

11. 何为挤压综合征？它与筋膜间隔综合征有何关联？

一、选择题

（一）A 型题

1. A　2. D

（二）B 型题

3.（1）B（2）E　4.（1）E（2）D

（三）X 型题

5. ACDE　6. BCE

二、名词解释

7. 挤压综合征是指四肢或躯干肌肉丰厚部位，遭受重物长时间挤压，解除压迫后，出现的肢体肿胀、肌红蛋白血症、肌红蛋白尿、高血钾、急性肾功能衰竭和低血容量性休克等症候群。

8. 急性肾衰竭（ARF）是指肾小球滤过率突然或持续下降，引起氮质废物体内潴留，水、电解质和酸碱平衡紊乱，所导致各系统并发症的临床综合征。

三、简答题

9. 答案参考前文。

10.（1）伤肢肌肉已坏死，并见尿肌红蛋白试验阳性或早期肾衰的迹象。（2）全身中毒症状，经减张等处置不能缓解，且有逐渐加重的趋势。（3）伤肢并发特异性感染，如气性坏疽等。

四、论述题

11. 挤压综合征指四肢或躯干肌肉丰厚部位，遭受重物长时间挤压，解除压迫后，出现肢体肿胀，肌红蛋白血症，肌红蛋白尿、高血钾，急性肾功能衰竭和低血容量性休克等症候群。

从发病学角度来讲，筋膜间隔区综合征和挤压综合征同属一个疾病范畴，二者具有相同的病理基础。筋膜间隔区综合征若救治不及时，就可发展成为挤压综合征，即筋膜间隔区综合征是挤压综合征的一个局部类型和过程。

第六章　骨　　折

第一节　骨折概论

【考点重点点拨】

1. 掌握：骨折的概念、并发症、愈合标准及诊断要点。
2. 熟悉：骨折的病因、移位、分类、愈合过程及治疗。

一、概念

骨的完整性或连续性遭到破坏者，称为骨折。

二、病因

$$
外因 \begin{cases} ①直接暴力 \\ ②间接暴力 \\ ③筋肉牵拉 \\ ④疲劳骨折 \end{cases}
\quad
内因 \begin{cases} ①年龄和健康状况 \\ ②骨的解剖位置和结构状况 \\ ③骨骼的病变 \end{cases}
$$

三、骨折的移位

（1）成角移位。

（2）侧方移位。

（3）缩短移位。

（4）分离移位。

（5）旋转移位。

四、骨折的分类

分类依据	内　　容
骨折是否与外界沟通	①闭合骨折；②开放骨折
骨折的损伤程度	①单纯骨折——无神经、血管、脏器、肌腱的损伤 ②复杂骨折——有神经、血管、脏器、肌腱的损伤 ③不完全骨折——骨的连续性部分中断，多无移位 ④完全骨折——骨的连续性完全中断，多有移位
骨折线的形态	①横断骨折；②斜形骨折；③螺旋骨折；④粉碎骨折；⑤青枝骨折；⑥嵌插骨折；⑦裂缝骨折；⑧骨骺分离；⑨压缩骨折
整复后的稳定程度	①稳定骨折；②不稳定骨折
骨折后的就诊时间	①新鲜骨折——2～3周以内 ②陈旧骨折——2～3周以后
骨折前骨质是否正常	①外伤性骨折；②病理性骨折

五、诊断要点

受伤史			①致伤暴力及打击物情况 ②受伤部位及姿势
临床表现	全身情况		可有可无，如休克表现等
	局部情况	一般情况	疼痛、肿胀、活动功能障碍
		骨折特征	畸形、骨擦音、异常活动（又称假关节活动） 三种特征只要有其中一种出现，即可在临床上初步诊断为骨折
检查			X线片表现

六、骨折的并发症

$$
(16 \text{项})
\begin{cases}
\begin{array}{l}
\text{外伤性休克} \\
\text{感染} \\
\text{内脏损伤} \\
\text{重要血管损伤} \\
\text{缺血性肌挛缩} \\
\text{脊髓损伤} \\
\text{周围神经损伤} \\
\text{脂肪栓塞}
\end{array} \Bigg\} \text{早期并发症（8 项）} \\[2em]
\begin{array}{l}
\text{坠积性肺炎} \\
\text{褥疮} \\
\text{尿路感染和结石} \\
\text{损伤性骨化（骨化性肌炎）} \\
\text{创伤性关节炎} \\
\text{关节僵硬} \\
\text{缺血性骨坏死} \\
\text{迟发性畸形}
\end{array} \Bigg\} \text{晚期并发症（8 项）}
\end{cases}
$$

七、骨折的愈合

（一）骨折的愈合过程

1. 血肿机化期

骨折后 6～8 小时起到骨折后 2～3 周左右，以纤维性骨痂的形成为标志。

2. 原始骨痂形成期

骨折后 24 小时起到骨折后 4～8 周左右，以原始骨痂的形成为标志。

3. 骨痂改造塑性期

自原始骨痂完成后直到形成永久性骨痂，具有正常的骨结构，骨髓腔再通，一般需时8~12周。

（二）骨折的愈合标准

（1）临床愈合标准
- ①局部无压痛，无纵向叩击痛
- ②局部无异常活动
- ③X线片显示骨折线模糊，连续性骨痂通过骨折线
- ④功能测定：在解除外固定的情况下，上肢能平举1kg达1分钟，下肢能连续徒手步行3分钟，并不少于30步
- ⑤连续观察2周骨折处不变形

（2）骨性愈合标准
- ①具备临床愈合标准的条件
- ②X线照片显示骨小梁通过骨折线

（三）影响骨折愈合的因素

（1）全身因素
- ①年龄
- ②健康情况

（2）局部因素
- ①断面接触
- ②断端的血供
- ③损伤的程度
- ④感染的影响
- ⑤固定与运动

八、骨折的治疗

治疗骨折原则
- ①动静结合
- ②筋骨并重
- ③内外兼治
- ④医患协作

（一）复位

1. 闭合复位

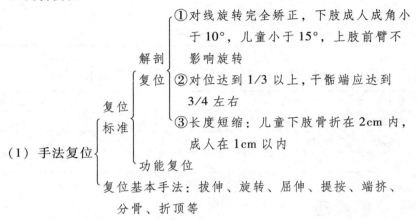

（1）手法复位 ⎰ 复位标准 ⎰ 复位标准 ⎰ 解剖复位 ①对线旋转完全矫正，下肢成人成角小于10°，儿童小于15°，上肢前臂不影响旋转

②对位达到1/3以上，干骺端应达到3/4左右

③长度短缩：儿童下肢骨折在2cm内，成人在1cm以内

功能复位

复位基本手法：拔伸、旋转、屈伸、提按、端挤、分骨、折顶等

（2）持续牵引：皮肤牵引、骨牵引、布带牵引。

2. 切开复位

凡手法复位不满意，均可切开复位。

（二）固定

（1）外固定 ⎰ ①夹板
②石膏绷带
③持续牵引
④外固定架等

（2）内固定 ⎰ ①钢板
②螺钉
③髓内钉
④克氏针等

（三）练功

早期	使患肢肌肉做舒缩活动，骨折部上下关节不活动或轻微活动
中期	继续使患肢肌肉做舒缩活动，并逐步活动骨折部上下关节
后期	加强患肢各关节的活动

（四）药物

初期	活血化瘀，消肿止痛——活血止痛汤，消瘀止痛膏等
中期	接骨续筋——外敷接骨散，接骨丹等
后期	舒筋活络——金不换膏，壮筋养血汤等

（五）骨折畸形愈合、延迟愈合、不愈合的处理原则

骨折愈合类型	处理原则
畸形愈合	①及时矫正；②折骨整复；③手术矫正
迟缓愈合	①抗感染；②植骨术
不愈合	植骨术

巩固与练习

一、选择题

（一）A 型题

1. 不属于骨折外因是（　　　）

    A. 直接暴力　　　　　B. 间接暴力　　　　　C. 肌肉牵拉

    D. 脓肿导致骨骼的病变　　　　　E. 累积性力

2. 临床上最多见的骨折移位方式是（　　　）

    A. 成角移位　　　　　B. 侧方移位　　　　　C. 缩短移位

    D. 混合性移位　　　　　E. 分离移位

3. 18 岁以下青少年的骨折类型多为（　　　）

    A. 横形骨折　　　　　B. 嵌插骨折　　　　　C. 骨骺分离

    D. 压缩骨折　　　　　E. 斜形骨折

4. 下列哪一项是骨折的特有体征（　　　）

    A. 疼痛　　　　　B. 肿胀　　　　　C. 活动功能障碍

    D. 异常活动　　　　　E. 水疱

5. 股骨干骨折、骨盆骨折、多发性骨折都容易出现的并发症是（　　　）

    A. 血管损伤　　　　　B. 神经损伤　　　　　C. 感染

D. 损伤性休克　　　E. 骨不愈合

6. 桡神经损伤可出现的症状是(　　)

A. 爪形手　　　　　　B. 腕下垂　　　　　C. 小指感觉障碍

D. 第 4、5 指屈曲不全　　　　　　　　　E. 拇指不能对掌

7. 下列并发症中，不可能出现于晚期的是(　　)

A. 骨化性肌炎　　　B. 骨缺血性坏死　　　C. 创伤性关节炎

D. 脂肪栓塞　　　E. 关节僵硬

8. 骨折愈合过程中，原始骨痂形成期约需(　　)周

A. 2 ~ 3　　　　　　B. 3 ~ 4　　　　　C. 4 ~ 6

D. 4 ~ 8　　　　　　E. 8 ~ 12

9. 骨折的功能复位标准中，哪项是错误的(　　)

A. 成人骨折成角不超过 10°

B. 儿童骨折成角不超过 15°

C. 成人骨折缩短不超过 2cm

D. 儿童下肢缩短不超过 2cm

E. 骨干横形骨折对位达 1/3

10. 下列方剂中，可使用于骨折损伤初期的是(　　)

A. 活血止痛汤　　　B. 接骨紫金丹　　　C. 壮筋养血汤

D. 续骨活血汤　　　E. 生血补髓汤

（二）B 型题

11. （1）直接暴力致伤的骨折形态多为(　　)

（2）间接暴力致伤的骨折形态多为(　　)

A. 疲劳骨折　　　　　B. 嵌插骨折　　　　C. 粉碎骨折

D. 螺旋形骨折　　　　E. 撕脱骨折

12. （1）开放性骨折是指(　　)

（2）闭合性骨折是指(　　)

A. 骨折断端不与外界交通

B. 骨皮质完整，仅有骨小梁断裂

C. 骨折处与外界相通

D. 骨折同时临近皮肤有伤口

E. 骨骺骨折

13. （1）骨折的功能复位，成角移位成人不宜超过（　　）

（2）骨折的功能复位，成角移位儿童不宜超过（　　）

A. 5°　　　　　　B. 10°　　　　　　C. 15°

D. 20°　　　　　　E. 25°

14. （1）骨折的药物治疗早期宜（　　）

（2）骨折的药物治疗中期宜（　　）

（3）骨折的药物治疗晚期宜（　　）

A. 清热解毒利水消肿

B. 活血化瘀消肿止痛

C. 壮筋骨、养气血、补肝肾

D. 行气止痛补益肝肾

E. 接骨续筋

15. （1）股骨颈骨折易发生（　　）

（2）腕舟骨骨折易发生（　　）

（3）肱骨髁上骨折易发生（　　）

A. 肘内翻畸形　　　　　　B. 肘外翻畸形

C. 迟发尺神经损伤　　　　D. 骨迟缓愈合

E. 骨化性肌炎

（三）X 型题

16. 下列骨折中属于稳定性骨折的是（　　）

A. 斜形骨折　　　　B. 裂缝骨折　　　　C. 青枝骨折

D. 横形骨折　　　　E. 嵌插骨折

17. 骨折的特殊体征包括（　　）

A. 疼痛　　　　　　B. 肿胀　　　　　　C. 畸形

D. 骨擦音　　　　　E. 异常活动

18. 根据骨折线走行方向及形状可以将骨折分为（　　）

A. 裂缝骨折　　　　B. 粉碎性骨折　　　　C. 青枝骨折

D. 扁平骨折　　　　E. 螺旋骨折

19. 造成骨折的外来暴力包括(　　　)

    A. 直接暴力　　　　　B. 间接暴力　　　　　C. 肌肉牵拉力

    D. 积累性劳损　　　　E. 传达暴力

20. 肢体主要动脉干损伤的表现有(　　　)

    A. 感觉麻木　　　　　B. 肤温下降　　　　　C. 肤色苍白

    D. 被动牵拉痛　　　　E. 肢体远端搏动减弱或消失

21. 骨折的晚期并发症有(　　　)

    A. 褥疮　　　　　　　B. 缺血性肌挛缩　　　C. 坠积性肺炎

    D. 骨化性肌　　　　　E. 关节僵硬

22. 骨折愈合是一个连续发展的过程，一般分为(　　　)

    A. 血肿机化期　　　　B. 纤维骨痂期　　　　C. 原始骨痂期

    D. 骨性骨痂期　　　　E. 骨痂改造期

23. 影响骨折愈合的局部因素有(　　　)

    A. 骨折断端接触的大小　　　　B. 骨折段血供情况

    C. 组织损伤的程度　　　　　　D. 骨折局部有无感染

    E. 固定是否确实可靠

24. 骨痂形成的方式有(　　　)

    A. 血肿机化　　　　　　　　　B. 爬行替代

    C. 骨膜内骨化　　　　　　　　D. 软骨内骨化

    E. 组织钙化

25. 骨折的治疗原则是(　　　)

    A. 固定与活动统一　　　　　　B. 骨与软组织并重

    C. 局部与整体兼顾　　　　　　D. 内固定与外固定相结合

    E. 医疗措施与患者主观能动性密切配合

二、填空题

26. 骨折常见的移位方式有 _____、_____、_____、_____、_____。

27. 骨折的一般症状有_____、_____、_____，特殊症状有_____、_____、_____。

三、名词解释

28. 开放性骨折

29. 骨擦音

四、简答题

30. 骨折的并发症有哪些?

31. 骨折临床愈合的标准是什么?

32. 骨折的功能复位及其标准是什么?

五、问答题

33. 导致骨折暴力形式和受伤机制是什么?

34. 影响骨折愈合的因素有哪些?

参考答案

一、选择题

(一) A 型题

1. D　2. D　3. C　4. D　5. D　6. B　7. D　8. D　9. C　10. A

(二) B 型题

11. (1) C (2) D　12. (1) C (2) A　13. (1) B (2) C

14. (1) B (2) E (3) C　15. (1) D (2) D (3) A

(三) X 型题

16. BCDE　17. CDE　18. ABCE　19. ABCD　20. ABCDE　21. ACDE

22. ACE　23. ABCDE　24. CD　25. ABCE

二、填空题

26. 成角移位、侧方移位、缩短移位、分离移位、旋转移位

27. 疼痛、肿胀、功能障碍,畸形、骨擦音、异常活动(假关节活动)

三、名词解释

28. 骨折后造成皮肤或黏膜破裂损伤,骨折处与外界相通者,称为开放性骨折。

29. 骨折时,由于断端相互触碰或摩擦而产生,一般在检查骨折局部时,用手触摸可感觉到。

四、简答题

30. ①外伤性休克。②感染。③内脏损伤。④重要血管损伤。⑤缺血性肌挛缩。⑥脊髓损伤。⑦周围神经损伤。⑧脂肪栓塞。⑨坠积性肺炎。⑩褥疮。⑪尿路感染及结损伤性骨化（骨化性肌炎）。⑫创伤性关节炎。⑬关节僵硬。⑭缺血性骨坏死。⑮迟发性畸形。

31. （1）骨折的临床愈合标准是：①局部无压痛及纵轴叩击痛。②局部无异常活动。③X 线照片显示线消失或模糊，有连续性骨痂通过骨折线。④功能测定：在解除外固定条件下，上肢能平举 1 千克达 1 分钟，下肢连续徒步行走 3 分钟，不少于 30 步。⑤连续观察 2 周，骨折处不变形。则观察的第 1 天即为临床愈合日期。

（2）骨折的骨性愈合标准是：①必须具备临床愈合标准的条件。②X 线照片显示骨小梁通过骨折线。

32. 骨折的功能复位指经复位后两骨折端虽未恢复正常的解剖关系，但在骨折愈合后对肢体功能无明显影响者，称功能复位。①对线旋转完全矫正，下肢成人成角小于 10°，儿童小于 15°，上肢前臂不影响旋转。②对位达到 1/3 以上，干骺端应达到 3/4 左右。③长度短缩：儿童下肢骨折在 2cm 内，成人在 1cm 以内。

五、问答题

33. 导致骨折的暴力形式可分为四种：①直接暴力：指直接作用于骨折部位的暴力。如撞击、车压、机器绞轧、火器伤等造成的骨折。多为横断型或粉碎型，主要特点是多为开放性骨折。骨折伴有严重的软组织损伤，并常伴有神经血管损伤。若发生在前臂或小腿，两骨骨折部位多在同一平面，如为开放性骨折，则因打击物由外向内穿破皮肤，故感染率较高。②间接暴力：骨折多发生于远离外来暴力作用的部位，间接暴力包括传达暴力、扭转暴力、杠杆作用力和垂直压缩力四种。多在骨质较弱处造成斜形骨折或螺旋形骨折，骨折外软组织损伤较轻。若发生在前臂或小腿，则两骨的骨折部位不在同一平面。如为开放性骨折，则多因骨折断端由内向外穿破皮肤，故感染率较低。③肌肉强烈收缩：由于肌肉的强烈收缩和牵拉可发生骨折，如跌倒时股四头肌的强烈收缩导致髌骨骨折等。④积累性劳损力：骨骼长期反复受到震动或变形、外力的积累，可造成慢性损伤的疲劳骨折。多发生于长途跋涉后或行军途中，以第二、三跖骨及腓骨干下为多见。其特点是骨折多无移位，但愈合缓慢。

34. 影响骨折愈合的因素可分为全身和局部两个方面。

（1）全身因素：①年龄：小儿的组织再生和塑形能力强，骨折愈合速度较快，老年人则较慢。②健康情况：身体强壮、气血旺盛、有利于骨折的愈合，气血虚弱或有慢性消耗性疾病，或骨折后有严重并发症者，则骨折愈合迟缓。

（2）局部因素：①断面的接触：断面接触大则愈合较快，反之，则愈合较慢。若有软组织嵌入骨折断端间，或因过度牵引而断端分离，则愈合就更困难。②断端血供：血供良好的松质骨部，骨折愈合较快，血供不良部位的骨折，则愈合缓慢。一骨有数段骨折愈合速度也较慢。③损伤程度：有大块骨缺损较轻，或软组织损伤严重，断端形成巨大血肿时，骨折愈合的速度较慢。如骨膜损伤较轻，则骨折愈合快。④感染的影响：感染而引起局部长期充血，组织坏死，代谢物堆积等，均是不利于骨折愈合的因素。⑤固定和运动因素：固定可以维持骨折端整复后的位置，保证骨折的修复，但固定太过使局部血运不佳、骨代谢减退，骨质疏松，肌肉萎缩，对愈合不利。在固定保证骨折不再移位的条件下，进行练功活动，促进局部血液循环，可促进骨折的愈合。

第二节　上肢骨折

锁 骨 骨 折

【考点重点点拨】

1. 掌握：锁骨骨折的概念、诊断要点、治疗。

2. 熟悉：锁骨的解剖特点、其骨折的并发损伤。

一、概述

（一）概念

（1）病因：锁骨遭受外力破坏，间接外力常见。

（2）易发部位：锁骨中 1/3 部。

（3）易发人群：儿童时期尤为多见。

（二）解剖特点

1. 锁骨位于胸廓的顶部前方皮下，弯曲呈"⌒"形，内侧 2/3 前凸，外侧 1/3 后凸。

2. 内侧端与胸骨柄构成胸锁关节，外侧端与肩峰构成肩锁关节。

3. 锁骨外 1/3 截面呈扁平状，内 1/3 呈三角形，中 1/3 呈类椭圆形，是内、外两端的移行交接部位，骨直径最小，是锁骨的薄弱点，又没有韧带和肌肉的附着加固，因此中 1/3 易于骨折。

4. 锁骨与第一肋骨之间称为肋锁间隙，锁骨下动、静脉以及臂丛神经由此间隙通过。

（三）合并损伤

可能合并损伤臂丛神经、锁骨下动、静脉等。

二、诊断要点

（1）外伤史：肩部或上肢外伤史。

（2）临床表现
- ① 患肩下垂并向前、内倾斜；患儿哭闹，不抬患侧上肢
- ② 患肩肿胀，疼痛，功能障碍
- ③ 局部有异常隆起、压痛、异常活动和骨擦音

（3）X 线检查：可见骨折线及骨折断端移位情况。

三、治疗

（一）非手术治疗

方法	内　　容
复位	①幼儿：多不予复位，有移位的锁骨骨折亦可适当复位 ②移位锁骨骨折：手法复位矫正
固定	①幼儿及无移位：用三角巾悬吊患肢 ②有移位者：用"∞"字绷带固定
功能锻炼	①初期：练习握拳、伸屈肘关节活动 ②中后期：肩部活动
药物治疗	①初期：活血化瘀、消肿止痛；内服活血止痛汤，外用接骨止痛膏 ②中期：接骨续筋；内服新伤续断汤，外用接骨续筋药膏 ③后期：养气血、补肝肾、强筋骨；内服六味地黄丸，外用坚骨壮筋膏

（二）手术治疗

（1）<u>手术适应证</u>
①合并严重神经、血管损伤
②开放锁骨骨折
③锁骨外 1/3 损伤合并肩锁关节损伤移位
④锁骨骨折合并肩胛颈骨折，形成浮动肩
⑤锁骨粉碎骨折闭合复位时，骨块间夹有软组织
　影响骨愈合

（2）手术方法：切开复位内固定术（采用克氏针、钢板螺丝钉固定，术后三角巾悬吊 4～6 周）。

巩固与练习

一、选择题

（一）A 型题

1. 锁骨骨折的好发部位是（　　　）

　　A. 外 1/3 段　　　　　　B. 中外 1/3 交界处　　　C. 中 1/3 段

D. 中内 1/3 交界处　　E. 内 1/3 段

2. 间接暴力所致的成人锁骨骨折的骨折线形态多为（　　）

　　A. 横断形　　　　　　　B. 青枝形　　　　　　　C. 短斜形

　　D. 粉碎形　　　　　　　E. 螺旋形

3. 男性，36 岁。骑自行车摔倒，右肩着地，右肩疼痛，右上肢不能抬举。来院就诊时，左手托右肘，下颌右偏。其诊断首先考虑（　　）

　　A. 锁骨骨折　　　　　　　　　　B. 肩关节脱位

　　C. 肱骨外科颈骨折　　　　　　　D. 肱骨干骨折

　　E. 肩胛骨骨折

（二）B 型题

4.（1）"8"字绷带固定法可用于（　　）

　　（2）双肩固定法可用于（　　）

　　A. 肩关节脱位　　　B. 肱骨外科颈骨折　　　C. 肋骨骨折

　　D. 肱骨干骨折　　　E. 锁骨骨折

（三）X 型题

5. 锁骨骨折的临床表现有（　　）

　　A. 疼痛肿胀　　　　　　　　B. 活动受限

　　C. 上肢外展上举受限　　　　D. 断端隆起畸形

　　E. 明确的外伤史

6. 锁骨骨折后，外表的典型姿势是（　　）

　　A. 头偏向健侧　　　B. 下颌偏向健侧　　　C. 头偏向患侧

　　D. 下颌偏向患侧　　　E. 无规律

7. 典型中 1/3 段锁骨骨折的内侧端移位方向是（　　）

　　A. 向上移位　　　　B. 向下移位　　　　C. 向前移位

　　D. 向后移位　　　　E. 向外移位

8. 参与中 1/3 锁骨骨折外侧段移位的因素有（　　）

　　A. 上肢重力的牵拉　　　　B. 胸锁乳突肌的牵拉

　　C. 三角肌的牵拉　　　　　D. 胸大肌的牵拉

　　E. 肱二头肌的牵拉

9. 临床上锁骨骨折常见的并发症有( )

   A. 感染   B. 休克   C. 关节僵硬

   D. 神经损伤   E. 血管损伤

10. 锁骨骨折整复及固定均要求保持的体位是( )

   A. 肩后伸位   B. 肩前屈位   C. 胸前挺位

   D. 胸后屈位   E. 无体位要求

11. 锁骨骨折中后期肩关节锻炼的重点是( )

   A. 后伸   B. 前屈   C. 内收

   D. 外展   E. 旋转

二、简答题

12. 锁骨中外1/3处骨折的主要移位的机制是什么？

参考答案

一、选择题

（一）A 型题

1. C　　2. C　　3. A

（二）B 型题

4. （1）E （2）E

（三）X 型题

5. ABCDE　6. BC　7. AD　8. AD　9. DE　10. AC　11. DE

二、简答题

12. 锁骨中外1/3骨折产生移位的机制有二：①内侧断端受胸锁乳突肌的牵引向后上方移位。②外侧断端受上肢的重力和胸大肌的牵拉向前下方移位。

肱骨外科颈骨折

【考点重点点拨】

1. 掌握：肱骨外科颈骨折的概念、诊断要点、治疗。

2. 熟悉：肱骨外科颈的解剖特点、其骨折的并发损伤。

一、概述

（一）概念

（1）病因：多因跌倒时手掌或肘部先着地，传达暴力所致。

（2）易发人群：老年人多见。

（3）分型 $\left\{\begin{array}{l}\text{外展型——受外展传达暴力所致}\\ \text{内收型——受内收传达暴力所致}\\ \text{肱骨外科颈骨折合并肩关节脱位——受外展外旋传达}\\ \qquad\text{暴力所致}\end{array}\right.$

（二）解剖特点

（1）肱骨外科颈位于解剖颈下 2~3cm，为大、小结节下缘与肱骨干交界处，又为骨松质与骨密质交界处，故常易发生骨折。

（2）肱骨外科颈内侧有腋神经进入三角肌内，腋窝内有臂丛神经和腋动、静脉通过。

（三）合并损伤

可能合并腋神经、臂丛神经和腋动、静脉损伤等。

二、诊断要点

（1）外伤史：上肢外伤史。

（2）临床表现 $\left\{\begin{array}{l}\text{①患肩肿胀，疼痛，功能障碍}\\ \text{②患肢较健侧略短、瘀斑、压痛、纵轴叩击痛、}\\ \qquad\text{异常活动和骨擦音}\end{array}\right.$

（3）X 线检查：可见骨折线及骨折断端移位情况。

三、治疗

（一）非手术治疗

方法	内　　容	
复位	①无移位的裂缝骨折或嵌插骨折：三角巾悬吊患肢 1~2 周即可 ②有移位的骨折：手法整复配合超肩小夹板固定法	
固定	小夹板超肩关节固定	内收型骨折：大头垫应放在肱骨内上髁的上部
		外展型骨折：大头垫应放在腋窝部
功能锻炼	①初期：可作握拳、腕肘关节屈伸等活动 ②3 周后：练习肩关节各方向活动以促进其功能的恢复	
药物治疗	①初期：宜活血祛瘀、消肿止痛——七厘散、消瘀止痛药膏 ②中后期：宜养气血、补肾壮骨——生血补髓汤、接骨膏	

（二）手术治疗

（1）手术适应证 ⎰ ①合并严重神经、血管损伤
　　　　　　　　⎱ ②开放肱骨外科颈骨折
　　　　　　　　　 ③闭合复位失败或治疗较晚不能手法复位者

（2）手术方法 ⎰ ①切开复位内固定术钢针固定 ⎰ "T" 型钢板固定
　　　　　　　　⎱ 　　　　　　　　　　　　⎱ 缝合固定
　　　　　　　　　　　　　　　　　　　　　　 改良 Ender 针加张力带固定
　　　　　　　　　 ②人工肩关节置换术

🏵 巩 固 与 练 习

一、选择题

（一）A 型题

1. 肱骨外科颈骨折是指发生在肱骨解剖颈下（　　）cm 处的骨折

　　A. 2~3　　　　　　　B. 1~2　　　　　　　C. 2~4

　　D. 3~4　　　　　　　E. 1~4

2. 肱骨外科颈骨折好发的人群是（　　）

　　A. 儿童　　　　　　　B. 青年　　　　　　　C. 中年

D. 老年　　　　　　　E. 幼儿

3. 肱骨外科颈骨折,断端外侧嵌插而内侧分向前、内侧突起成角,其病理分型属于(　　)

A. 嵌插型骨折　　　　B. 裂缝型骨折　　　　C. 内收型骨折

D. 外展型骨折　　　　E. 肱骨外科颈骨折折合并肩关节脱位

4. 肱骨外科颈骨折手法整复中,将患侧上臂上举过头,目的在于纠正骨折断端的(　　)

A. 旋转移位　　　　　B. 嵌插移位　　　　　C. 成角移位

D. 侧方移位　　　　　E. 重叠移位

5. 肱骨外科颈骨折愈合后,常遗留的并发症是(　　)

A. 骨化性肌炎　　　　B. 缺血性坏死　　　　C. 延迟愈合

D. 关节僵硬　　　　　E. 创伤性关节炎

6. 肱骨外科颈骨折小夹板外固定时间为(　　)周

A. 4～6　　　　　　　B. 7～8　　　　　　　C. 6～7

D. 6～8　　　　　　　E. 4～5

(二) X 型题

7. 肱骨外科颈骨折的临床分类有(　　)

A. 裂缝型　　　　　　　　　B. 嵌插型

C. 外展型　　　　　　　　　D. 内收型

E. 骨折合并肩关节脱位

8. 肱骨外科颈骨折内收型的移位特点包括(　　)

A. 断端外侧嵌插　　　　　　B. 断端内侧分离

C. 断端内侧嵌插　　　　　　D. 断端外侧分离

E. 向外成角

9. 造成肱骨外科颈骨折合并肩关节脱位的暴力为(　　)

A. 外展暴力　　　　　　　　B. 内收暴力

C. 外旋暴力　　　　　　　　D. 内旋暴力

E. 传达暴力

10. 肱骨外科颈骨折后期易遗留关节僵硬的原因是由于并发(　　)

A. 肱二头肌长头肌腱炎　　　B. 冈上肌腱炎

C. 肱二头肌短头肌腱炎 　　　　D. 肩关节周围炎

E. 肱三头肌肌腱炎

二、简答题

11. 外展型肱骨外科颈骨折的病理特点是什么？

12. 肱骨外科颈外展型和内收型骨折的鉴别诊断要点是什么？

参考答案

一、选择题

（一）A 型题

1. A　2. D　3. D　4. C　5. D　6. E

（二）X 型题

7. ABCDE　8. CDE　9. ACE　10. ABD

二、简答题

11. 骨折近端内收，远折端外展。骨折远端外侧骨皮质嵌插与骨折近端内侧，或两骨折端重叠移位，远端位于近端的内侧，形成向内成角。

12. 肱骨外科颈外展型骨折：受外展传达暴力所致，断端外侧嵌插而内侧分离，多向前、内侧突起成角。有时远端向内侧移位，常伴有肱骨大结节撕脱骨折。

内收型骨折：受内收传达暴力所致，断端外侧分离而内侧嵌插，向外侧突起成角。

肱骨干骨折

【考点重点点拨】

1. 掌握：肱骨干骨折的概念、诊断要点、治疗。

2. 熟悉：肱骨干的解剖特点、其骨折的并发损伤。

一、概述

（一）概念

（1）肱骨干骨折是指肱骨外科颈下 2 cm 至肱骨髁上 2 cm 之间的骨折。

（2）病因：肱骨干上 2/3 多因直接暴力引起，肱骨干下 1/3 多因间接暴力引起。

（二）解剖特点

（1）肱骨干是指肱骨外科颈以下至肱骨内外上髁以上部位的一段长管状骨，由上到下逐渐变扁、变宽、变薄，分三缘两面。

（2）肱骨干中下 1/3 交界处的后外侧有一桡神经沟，其中有桡神经紧贴骨干通过。

（三）合并损伤

肱骨干中下 1/3 交界处骨折易合并桡神经损伤。

（四）移位特点

（1）上 1/3 骨折（三角肌止点以上）：骨折近端向前、向内移位，远端向上、向外移位。

（2）中 1/3 骨折（三角肌止点以下）：骨折近端向外、向前移位，远端向上移位。

（3）下 1/3 骨折：多由间接暴力所致，常呈斜形、旋转形骨折，多成成角、内旋移位。

二、诊断要点

（1）外伤史：上肢外伤史。

（2）临床表现 $\begin{cases}①患臂肿胀，疼痛，功能障碍 \\ ②患臂短缩、成角或旋转畸形，局部异常活动及骨\\ \quad 擦音\end{cases}$

（3）X 线检查：上臂正侧位 X 线片，摄片范围应把靠近骨折处的一端关节包括在内。可见骨折线及骨折断端移位情况。

三、治疗

（一）非手术治疗

方法	内　　容
复位	①没有移位的骨折：用四块小夹板固定 4 周
	②有移位的骨折：手法整复配合超肩小夹板固定
固定	①前后内外四块夹板固定
	②固定后：肘关节屈曲 90°，前臂置于中立位悬吊
	③时间：成人 6～8 周，儿童 3～5 周
功能锻炼	①初期：可作指、掌、腕关节活动，上肢肌肉的舒缩活动
	②中期：可行肩、肘关节活动
	③后期：加强肩、肘关节活动
药物治疗	①初期：活血化瘀——复元活血汤
	②中期：接骨续损——续骨活血汤
	③后期：补气血——十全大补汤
	④骨折迟缓愈合者：应重用接骨续损药——接骨紫金丹
	⑤闭合性骨折合并桡神经损伤：加行气活血、通经活络——黄芪、地龙

（二）手术治疗

（1）手术适应证
- ①合并严重神经、血管损伤
- ②开放性肱骨干骨折
- ③闭合复位失败或治疗较晚不能手法复位者
- ④继发于恶性肿瘤的病理性骨折

（2）手术方法：切开复位内固定术（采用 AO 钢板、髓内钉、Ender 钉等做内固定）

巩固与练习

一、选择题

（一）A 型题

1. 肱骨干骨折好发于肱骨干的（　　　）

A. 上段   B. 中上段   C. 中段

D. 下段   E. 以上都是

2. 由于骨折后患肢保护性体位的原因，肱骨干骨折常出现的畸形是（   ）

A. 内收畸形   B. 外展畸形   C. 内旋畸形

D. 外旋畸形   E. 成角畸形

3. 在肱骨干骨折，牵引时若牵引力过大，将容易出现（   ）

A. 血管痉挛   B. 骨断端分离移位   C. 神经损伤

D. 断端内软组织嵌入   E. 肌肉痉挛

4. 肱骨干骨折在确定是否伴有桡神经损伤时应注意检查（   ）

A. 肘关节功能是否存在

B. 是否有纵轴击痛

C. 肘关节是否呈内翻

D. 上臂短缩的程度或有无成角畸形

E. 腕和手指的功能是否存在

5. 成人肱骨干骨折固定时间为（   ）周

A. 3～5   B. 4～6   C. 6～8

D. 8～10   E. 10～12

6. 肱骨干骨折的固定中错误的是（   ）

A. 上 1/3 超肩固定   B. 下 1/3 超肘固定

C. 中 1/3 不超关节   D. 屈肘 90°位，前臂旋后位

E. 屈时 90°位，前臂旋前位

（二）B 型题

7. （1）肱骨干中 1/3 骨折时，骨折近端移位的方向多是向（   ）

（2）肱骨干上 1/3 骨折时，骨折远端移位的方向多是向（   ）

A. 向前、向内移位   B. 向上、向外移位

C. 向外、向前移位   D. 向内、内旋移位

E. 向上、向前移位

8. （1）当肱骨干骨折出现延缓愈合时，在中药上应重用（   ）

（2）当闭合性肱骨干骨折并发神经损伤时，在中药上可使

用(　　)

　　A. 行气活血类药物　　　　B. 补益肝肾类药物

　　C. 通经活络类药物　　　　D. 接骨续筋类药物

　　E. 补养脾胃类药物

（三）X 型题

9. 肱骨干的范围的起止标志是(　　　　)

　　A. 肱骨外科颈下 1cm　　　B. 内外髁上 1cm

　　C. 肱骨外科颈下 2cm　　　D. 内外髁上 2cm

　　E. 无此限制

10. 下列情况中，在肱骨干中 1/3 骨折中容易出现的是(　　　　)

　　A. 关节僵硬　　　　B. 骨缺血坏死　　　　C. 神经损伤

　　D. 血管损伤　　　　E. 骨折延缓或不愈合

11. 肱骨干上 1/3 骨折后，导致近断端移位的肌肉有(　　　　)

　　A. 胸大肌　　　　　B. 大圆肌　　　　　C. 三角肌

　　D. 背阔肌　　　　　E. 肱二头肌

12. 肱骨干上 1/3 骨折后，导致远断端移位的肌肉有(　　　　)

　　A. 胸大肌　　　　　B. 三角肌　　　　　C. 喙肱肌

　　D. 肱二头肌　　　　E. 肱三头肌

13. 肱骨干中 1/3 骨折后，导致近断端移位的肌肉有(　　　　)

　　A. 胸大肌　　　　　B. 三角肌　　　　　C. 喙肱肌

　　D. 肱二头肌　　　　E. 肱三头肌

14. 肱骨干中 1/3 骨折后，导致远断端移位的肌肉有(　　　　)

　　A. 胸大肌　　　　　B. 三角肌　　　　　C. 喙肱肌

　　D. 肱二头肌　　　　E. 肱三头肌

15. 肱骨干中 1/3 骨折容易出现骨折的延缓或不愈合，原因在于(　　　　)

　　A. 营养动脉的断裂　　　　B. 固定的困难

　　C. 骨缺血性坏死　　　　　D. 易出现断端分离移位

　　E. 神经损伤导致的营养障碍

16. 导致肱骨干骨折出现分离移位的原因可有(　　　　)

　　A. 过度牵引　　　　B. 多次整复　　　　C. 难以固定

D. 肌力过弱　　　　E. 上肢重量悬垂作用

17. 防止肱骨干骨折出现分离移位的方法有(　　)

　　A. 延长固定时间　　B. 定期进行 X 线检查　　C. 夹板加厚

　　D. 弹性绷带缠绕肩肘　E. 上臂肌肉静力收缩锻炼

18. 关于肱骨干骨折的描述中，正确的有(　　)

　　A. 肱骨外科颈下 1cm 至内外上髁上 2cm 处的骨折

　　B. 三角肌止点与骨折断端移位有关

　　C. 上 1/3 骨折要超肩固定

　　D. 下 1/3 骨折要超肘固定

　　E. 中 1/3 骨折是迟缓或不愈合的好发部位。

二、简答题

19. 试述肱骨干骨折的移位特点。

20. 肱骨干骨折的诊断要点是?

参考答案

一、选择题

（一）A 型题

1. C　2. C　3. B　4. E　5. C　6. D

（二）B 型题

7.（1）C（2）B　8.（1）D（2）C

（三）X 型题

9. AD　10. CE　11. ABD　12. BCDE　13. BC　14. DE　15. AD

16. ABDE　17. ABDE　18. ABCDE

二、简答题

19. 答案参见本章相关内容。

20. ①明显的外伤史。②伤后局部有明显疼痛、压痛和肿胀。③多数为有移位骨折，上臂有短缩或成角畸形，并有异常活动和骨擦音。④检查时应注意腕和手指的功能，以便确定桡神经是否有损伤。⑤X光线正侧位照片可明确骨折的部位、类型和移位的情况。

肱骨髁上骨折

【考点重点点拨】

1. 掌握：肱骨髁上骨折的概念、诊断要点、治疗。
2. 熟悉：肱骨下端的解剖特点、髁上骨折的并发损伤。

一、概述

（一）概念

（1）病因：多因跌倒所致。

（2）易发人群：儿童多见。

（3）分型——
- 伸直型——伸肘位跌扑，手掌先触地，容易合并神经血管损伤
- 屈曲型——屈肘位跌扑，肘后侧先触地，很少并发神经血管损伤
- 粉碎型——肱骨下端受到压缩性暴力，又称肱骨髁间骨折，多见于成人

（二）解剖特点

（1）肱骨下端扁薄，髁上部处于骨松质与骨密质交界处前有冠状窝，后有鹰嘴窝。

（2）前倾角 30°～50°，外翻携带角 10°～15°。

（3）肱动脉和正中神经从肱二头肌腱膜下通过，桡神经通过肘窝前外方分成浅、深两支进入前臂。

（三）合并损伤

易合并肱动脉、肱静脉及正中神经等血管神经损伤。

二、诊断要点

（1）外伤史：上肢外伤史。

（2）临床表现 $\begin{cases}①患臂肿胀，疼痛，功能障碍\\②肱骨髁上处有压痛，骨擦音，张力性水疱，伸直\\　型骨折可见肘部靴形畸形\end{cases}$

（3）X线检查：肘关节正侧位X线片可见骨折线及骨折断端移位情况。

（4）骨折畸形愈合的后遗症以肘内翻畸形多见。

三、治疗

（一）非手术治疗

方法	内　容
复位	①没有移位的青枝骨折、裂隙骨折：固定肘关节屈曲90°位，颈腕带悬吊2～3周即可 ②有移位的骨折：手法整复小夹板固定
固定	①伸直型——用小夹板固定肘关节于屈曲90°～110°位置3周 ②屈曲型——用小夹板固定肘关节于屈曲40°～60°，位置3周，继则逐渐屈曲至90°，位置1～2周，小夹板的长度应超肘关节固定
功能锻炼	①初期：即在肩、肘关节不活动情况下作上肢肌肉的舒缩活动，及耸肩和手腕的活动 ②中期：加大上述活动，可适当做肩关节活动，作肘关节的小幅度屈伸活动，禁止肘关节旋转 ③后期：可作肘关节的各项活动
药物治疗	①初期：活血祛瘀、消肿止痛——复元活血汤 ②肿胀严重、血运障碍者：加用三七、丹参，并重用祛瘀、利水、消肿药物 ③合并神经损伤者：应加用行气活血、通经络之品

（二）手术治疗

（1）手术适应证 $\begin{cases}①合并严重神经、血管损伤\\②开放肱骨髁上骨折\\③闭合复位失败或治疗较晚不能手法复位者\end{cases}$

（2）手术方法：经皮穿针固定、切开复位内固定术（采用AO钢板、重建钢板、双螺丝钉等作内固定）。

巩固与练习

一、选择题

（一）A 型题

1. 肱骨髁上骨折中，易合并神经血管损伤的骨折类型是（　　　）

    A. 伸直型　　　　　　B. 屈曲型　　　　　　C. 内收型

    D. 外展型　　　　　　E. 螺旋形

2. 可用于鉴别肱骨髁上骨折和肘关节脱位的体征是（　　　）

    A. 压痛　　　　　　　B. 肿胀　　　　　　　C. 瘀斑

    D. 肘后三角　　　　　E. 功能障碍

3. 伸直型肱骨髁上骨折应固定肘关节于屈曲（　　　）位。

    A. 90°　　　　　　　　B. 110°　　　　　　　C. 90°～110°

    D. 90°～100°　　　　　E. 110°～130°

4. 儿童肱骨髁上骨折易并发（　　　）

    A. 肘外翻　　　　　　　　　　B. 前臂旋转障碍

    C. 屈肘障碍　　　　　　　　　D. 伸肘障碍

    E. 肘内翻

5. 肘关节处呈现出靴形畸形多见于（　　　）

    A. 肱骨外髁骨折　　　　　　　B. 肱骨内上髁骨折

    C. 肱骨干下 1/3 骨折　　　　　D. 肱骨髁上骨折

    E. 肱骨外科颈骨折

（二）X 型题

6. 儿童肱骨髁上骨折好发的原因是（　　　）

    A. 儿童骨骼细小　　　　　　　B. 儿童髁上部位骨结构薄弱

    C. 软组织相对薄弱　　　　　　D. 应力上相对薄弱

    E. 此处易受外力打击

7. 下列关于伸直型肱骨髁上骨折的描述中，正确的有（　　　）

    A. 多在屈肘位受伤　　　　　　B. 临床多见

    C. 骨折线由前下斜向后上　　　D. 肘后三角正常

    E. 不容易合并血管神经损伤

8. 下列关于屈曲型肱骨髁上骨折的描述中，正确的有（　　　）

　　A. 多在屈肘位受伤　　　　　　B. 临床多见

　　C. 骨折线由后下斜向前上　　　D. 肘后三角正常

　　E. 不容易合并血管神经损伤

9. 肱骨髁上骨折根据造成骨折的暴力形式的不同可分为（　　　）

　　A. 屈曲型　　　　　　　　　　B. 伸直型

　　C. 内收型　　　　　　　　　　D. 外展型

　　E. 粉碎型

10. 肱骨髁上骨折常见并发症有（　　　）

　　A. 肘内翻　　　　　　　　　　B. 肘外翻

　　C. 损伤性骨化　　　　　　　　D. 缺血性肌挛缩

　　E. 桡、尺神经损伤

11. 肱骨髁上骨折，易被刺伤或受挤压的血管神经（　　　）

　　A. 正中神经　　　　　　　　　B. 肌皮神经

　　C. 肱动脉　　　　　　　　　　D. 桡神经

　　E. 尺神经

二、简答题

12. 简述肱骨髁上骨折（伸直型）的手法复位。

参考答案

一、选择题

（一）**A** 型题

1. A　2. D　3. C　4. E　5. D

（二）**X** 型题

6. BD　7. BCD　8. ACDE　9. ABE　10. ACDE　11. ACD

二、简答题

答案参见前文。

肱骨外髁骨折

【考点重点点拨】

1. 掌握：肱骨外髁骨折的概念、诊断要点、治疗。
2. 熟悉：肱骨外髁的解剖特点、其骨折的并发损伤。

一、概述

（一）概念

（1）病因：多因跌倒时手部先着地，传达暴力所致。

（2）易发人群：儿童多见。

（3）分型 $\begin{cases}\text{无移位骨折} \\ \text{轻度移位骨折} \\ \text{翻转移位骨折}\end{cases}$

（二）解剖特点

（1）儿童肘关节有六个骨骺：肱骨下端四个骨骺、桡骨头骨骺和鹰嘴骨骺。

（2）肱骨外髁包含关节面和非关节面两部分。

（3）前臂伸肌群的附着于肱骨外髁。

（三）合并损伤

晚期可出现骨不连、进行性肘外翻和牵拉性尺神经麻痹等。

二、诊断要点

（1）外伤史：上肢外伤史。

（2）临床表现 $\begin{cases}\text{①患肩肿胀，疼痛，肘关节呈半屈伸位} \\ \text{②局部压痛，移位骨片、骨折间隙或骨擦感}\end{cases}$

（3）X 线检查：肘关节 X 线正侧位片可见骨折线及骨折断端移位情况。

三、治疗

（一）非手术治疗

方法	内 容
复位	①无明显移位的肱骨外髁骨折：屈肘 90°、前臂悬吊胸前即可 ②有移位的骨折：要求解剖复位，争取在软组织肿胀之前予以手法复位
固定	肘伸直，前臂旋后位，外髁、尺侧肘关节上、下各放一固定垫，四块夹板伸直稍外翻位固定 2 周，之后改屈肘 90°位固定 1 周
功能锻炼	①1 周内：只作手指轻微活动 ②1 周后：逐渐加大指、掌、腕关节的活动范围 ③解除固定后：进行肘关节屈伸，前臂旋转和腕、手的功能活动
药物治疗	①初期：活血祛瘀、消肿止痛——复元活血汤 ②肿胀严重、血运障碍者：加用三七、丹参，并重用祛瘀、利水、消肿药物 ③合并神经损伤者：应加用行气活血、通经活络之品

（二）手术治疗

（1）手术适应证 { ①合并严重神经、血管损伤
②开放肱骨外髁骨折
③翻转型两次手法复位不成功及陈旧骨折

（2）手术方法 { ①切开复位内固定术
②针拨复位法

巩固与练习

一、选择题

（一）A 型题

1. 肱骨外髁骨折晚期出现肘外翻可引起（ 　　 ）麻痹。

    A. 桡神经   B. 尺神经

    C. 正中神经   D. 肌皮神经

    E. 腋神经

2. 下列骨折中属于关节内骨折的是(   )

    A. 肱骨外髁骨折   B. 肱骨外上髁骨折

    C. 肱骨髁上骨折   D. 肱骨内上髁骨折

    E. 肱骨干下 1/3 骨折

3. 伤后肘关节呈半屈曲位,肘外侧中度肿胀,疼痛明显,应首先考虑是(   )

    A. 肱骨内上髁骨折   B. 肱骨外髁骨折

    C. 肱骨髁上骨折   D. 桡骨小头骨折

    E. 桡骨头脱位

4. 肱骨外髁骨折晚期易出现的并发症是(   )

    A. 关节僵硬   B. 骨化性肌炎

    C. 肘外翻   D. 骨缺血性坏死

    E. 创伤性关节炎

参考答案

一、选择题

(一) A 型题

1. B   2. A   3. B   4. C

肱骨内上髁骨折

【考点重点点拨】

1. 掌握:肱骨内上髁骨折的概念、诊断要点、治疗。

2. 熟悉:肱骨内上髁的解剖特点、其骨折的并发损伤。

一、概述

（一）概念

（1）病因：多因跌倒时手部先着地，传达暴力所致。

（2）易发人群：儿童及青少年多见。

（3）根据骨折块移位程度分度

- Ⅰ度：裂缝骨折或仅有轻度移位，因其部分骨膜尚未完全断离
- Ⅱ度：骨折块有分离或旋转移位，但骨折块仍位于肘关节间隙的水平面以上翻转移位骨折
- Ⅲ度：肘关节腔内侧间隙张开，致使撕脱的内上髁被带进其内，并有旋转移位，且被肱骨滑车和尺骨半月切迹关节面紧紧夹住
- Ⅳ度：骨折有旋转移位并伴有肘关节向桡侧脱位，骨折块的骨折面朝向滑车，并嵌入尺骨鹰嘴和肱骨滑车之间

（二）解剖特点

肱骨内上髁为前臂屈肌群和旋前圆肌的附着处，其后方有尺神经紧贴尺神经沟通过。

（三）合并损伤

Ⅲ度、Ⅳ度骨折可合并尺神经损伤。

二、诊断要点

（1）外伤史：上肢外伤史。

（2）临床表现
- ①患肩肿胀，疼痛，肘关节功能障碍
- ②肘关节呈半屈伸位
- ③压痛，皮下瘀斑或有骨擦感

（3）X线检查：肘关节正侧位X线照片可明确骨折类型和移位方向。

三、治疗

（一）非手术治疗

方法	内　　容
复位	Ⅰ度骨折：夹板固定屈肘90°约2周 Ⅱ度骨折：屈肘45°前臂中立位，拇指推挤复位 Ⅲ度骨折：拔伸牵引，伸直肘关节，并肘外翻，强度背伸患肢手指及腕关节，将关节内的骨折块拉出，以后再按第Ⅱ度骨折作手法整复 Ⅳ度骨折：转化为第Ⅰ度或第Ⅱ度骨折再处理
固定	在骨折块的前内下方放一固定垫，再用夹板超肘关节固定于屈肘90°位2～3周
功能锻炼	①1周内：只作手指轻微屈伸活动 ②1周后：可逐渐加大手指屈伸活动幅度 ③2周后：可开始肘关节屈伸活动 ④解除固定后：可加强肘关节屈伸活动
药物治疗	①初期：活血祛瘀、消肿止痛——复元活血汤 ②肿胀严重、血运障碍者：加用三七、丹参，并重用祛瘀、利水、消肿药物 ③合并神经损伤者：应加用行气活血、通经活络之品

（二）手术治疗

（1）手术适应证 { ①合并严重神经、血管损伤
②开放肱骨内上髁骨折
③手法复位失败

（2）手术方法：切开复位内固定术，并做尺神经前置术。

巩固与练习

一、选择题

（一）A型题

1. 导致肱骨内上髁骨折最常见的暴力是（　　）

   A. 直接暴力　　　　　　　B. 间接暴力

   C. 重复外力　　　　　　　D. 肌肉收缩力

   E. 以上都是

2. 肱骨内上髁骨折中，易合并的神经损伤是(　　　)

    A. 尺神经　　　　　　　　　　B. 桡神经

    C. 正中神经　　　　　　　　　D. 臂丛神经

    E. 腋神经

3. 伤后肘关节呈半屈曲位，肘内侧肿胀，疼痛，关节屈伸功能受限，明显畸形，有弹性固定感，肘后三点关系不正常，应考虑是(　　　)

    A. 尺骨鹰嘴骨折　　　　　　　B. 肱骨外髁骨折

    C. 肱骨内上髁Ⅰ～Ⅱ度骨折　　D. 肘关节后方脱位

    E. 肱骨内上髁Ⅲ～Ⅳ度骨折

（二）B 型题

4. （1）肱骨中下 1/3 骨折易并发(　　　)

    （2）肱骨髁上骨折易并发(　　　)

    （3）肱骨内上髁骨折易并发(　　　)

    A. 肘内翻畸形　　　　　　　　B. 肘外翻畸形

    C. 桡神经损伤　　　　　　　　D. 尺神经损伤

    E. 正中神经损伤

二、简答题

5. 简述肱骨内上髁骨折的病理分型（移位规律）。

一、选择题

（一）A 型题

1. D　2. A　3. E

（二）B 型题

4.（1）C　（2）A　（3）D

二、简答题

参考答案见前文。

尺骨鹰嘴骨折

【考点重点点拨】

1. 掌握：尺骨鹰嘴骨折的概念、诊断要点、治疗。
2. 熟悉：尺骨鹰嘴的解剖特点、其骨折的并发损伤。

一、概述

（一）概念

（1）病因：多因跌倒时肘关节突然屈曲，同时肱三头肌强烈收缩，致尺骨鹰嘴撕脱骨折；直接暴力亦可造成尺骨鹰嘴骨折。

（2）易发人群：成年人多见。

（二）解剖特点

尺骨鹰嘴为肱三头肌的附着处，尺骨半月切迹关节面与肱骨滑车关节面构成肱尺关节，是肘关节屈伸的枢纽。

（三）合并损伤

可合并肘关节前脱位，临床较少见。

二、诊断要点

（1）外伤史：上肢外伤史。

（2）临床表现 $\begin{cases} ①患肩肿胀，疼痛，肘关节屈曲障碍 \\ ②鹰嘴两侧凹陷处隆起——关节内积血 \\ ③移位骨片、骨折间隙或骨擦感 \end{cases}$

（3）X线检查：肘关节X线侧位片可见骨折线及骨折断端移位情况。

三、治疗

（一）非手术治疗

方法	内 容
复位	先把血肿抽吸干净，再施手法复位
固定	①无移位骨折、已行内固定者或肱三头肌成形术者——固定肘关节于屈曲20°～60°位3周 ②有移位骨折手法整复后——尺骨鹰嘴上端抱骨垫固定前、后侧超肘关节夹板固定屈曲0°～20°位3周以后逐渐改固定90°位1～2周
功能锻炼	①3周内：只作手指、腕关节屈伸活动禁止肘关节屈伸 ②4周后：逐步做肘关节主动屈伸锻炼，严禁暴力被动屈肘，配合进行肩关节练功活动
药物治疗	①初期：活血祛瘀、消肿止痛——复元活血汤 ②肿胀严重、血运障碍者：加用三七、丹参，并重用祛瘀、利水、消肿药物 ③合并神经损伤者：应加用行气活血、通经活络之品

（二）手术治疗

（1）**手术适应证** { ①合并严重神经、血管损伤
②开放尺骨鹰嘴骨折
③移位明显的粉碎骨折

（2）**手术方法**：切开复位内固定术

巩固与练习

一、选择题

（一）A 型题

1. 尺骨鹰嘴骨折早期不宜采用的功能锻炼的方式是（　　）

　　A. 肩关节屈伸　　　　　　　B. 肘关节屈伸

　　C. 腕关节屈伸　　　　　　　D. 掌指关节屈伸

　　E. 腕关节旋转

2. 有移位的尺骨鹰嘴骨折经手法整复后，用前、后侧超肘关节夹板固定肘关节于屈曲（　　）度位3周，再改为屈肘90°位1～2周

A. 0～10   B. 0～20

C. 0～30   D. 0～45

E. 20～45

（二）B型题

3.（1）在尺骨鹰嘴骨折中，粉碎性骨折的致伤暴力通常是（　　）

（2）在尺骨鹰嘴骨折中，移位明显的骨折的致伤暴力通常是（　　）

A. 直接暴力   B. 间接暴力

C. 肌肉收缩   D. 重复外力

E. 以上都是

二、简答题

4. 尺骨鹰嘴骨折的诊断要点如何？

参考答案

一、选择题

（一）A型题

1. B　2. B

（二）B型题

3.（1）A（2）B

二、简答题

4. 尺骨鹰嘴骨折的诊断要点是：①有明显外伤史。②伤后尺骨鹰嘴部局限性肿胀、疼痛，有明显压痛，肘关节屈曲活动障碍。③分离移位时，可扪及鹰嘴骨折片向上移和明显的骨折间隙或骨擦感。④肘关节主动伸直功能丧失。⑤关节内积血时，鹰嘴两侧凹陷处隆起。⑥X线肘部侧位片可确诊和了解骨折移位程度。

桡骨头骨折

【考点重点点拨】

1. 掌握：桡骨头骨折的概念、诊断要点、治疗。

2. 熟悉：桡骨近端的解剖特点、其骨折的并发损伤。

一、概述

（一）概念

（1）病因：多因跌倒时手掌先着地传达暴力所致。

（2）易发人群：少年儿童多见。

（3）常见类型
$$\begin{cases} 青枝骨折 \\ 裂纹骨折 \\ 劈裂骨折 \\ 粉碎骨折 \\ 嵌插骨折 \\ 嵌插合并移位骨折 \end{cases}$$

（二）解剖特点

（1）桡骨近端包括桡骨头、桡骨颈、桡骨结节。

（2）桡骨头关节面与肱骨小头构成肱桡关节，桡骨头尺侧缘与尺骨的桡切迹构成桡尺近侧关节。

（3）桡骨头和颈一部分位于关节囊内，环状韧带围绕桡骨头。

（三）并发症

若未能及时治疗，将造成前臂旋转功能障碍或引起创伤性关节炎和桡骨头缺血性坏死。

二、诊断要点

（1）外伤史：前臂外伤史。

（2）临床表现
$$\begin{cases} ①肘部疼痛，肘外侧明显肿胀（若血肿被关节囊包 \\ \quad 裹，可无明显肿胀），屈伸旋转限制 \\ ②压痛，旋转前臂疼痛加重 \end{cases}$$

（3）X线检查：肘关节X线正侧位片可明确骨折类型和移位程度。

三、治疗

（一）非手术治疗

方法	内　　容
复位	助手固定上臂，术者牵引前臂，伸直内收位来回旋转，把桡骨头向上、内侧按挤即可复位
固定	各类型骨折复位后均应固定肘关节于屈曲90°位置2～3周
功能锻炼	①整复后：即可作手指、腕关节屈伸活动 ②2～3周后：作肘关节屈伸活动 ③桡骨头切除术后：肘关节的练功活动应更提早一些
药物治疗	①早期治则：活血祛瘀、消肿止痛 ②中后期：儿童骨折愈合较快，主要采用中药熏洗，内服药可减免

（二）手术治疗

（1）手术适应证 { ①合并严重神经、血管损伤
②移位严重
③手法复位不成功
④成年人粉碎、塌陷、嵌插骨折，关节面倾斜度 >30°者

（2）手术方法 { ①钢针拨正法
②桡骨头切除术

巩固与练习

一、选择题

（一）A 型题

1. 桡骨头倾斜移位骨折时，其关节面的水平线与肱骨小头关节面的水平线交叉成（　　），俗称"歪戴帽"。

　　A. 20°～30°　　　　　　B. 30°～50°　　　　　　C. 30°～60°

　　D. 30°～45°　　　　　　E. 60°～80°

（二）X 型题

2. 按骨折形式不同，成年人桡骨头骨折可分为（　　）

A. 裂纹型　　　　　　B. 劈裂型　　　　　　C. 骨骺分裂型

D. 嵌插型　　　　　　E. 粉碎型

3. 如手法复位失败，下列哪型桡骨头骨折需做桡骨头切除术（　　）

A. 裂缝型　　　　　　B. 嵌掐骨型　　　　　C. 塌陷骨折

D. 粉碎骨折　　　　　E. 桡骨头骨骺分离

参考答案

一、选择题

（一）A 型题

1. C

（二）X 型题

2. ABDE　3. BCD

尺骨上 1/3 骨折合并桡骨头脱位（孟氏骨折）

【考点重点点拨】

1. 掌握：孟氏骨折的概念、诊断要点、治疗。

2. 熟悉：局部解剖特点、其骨折的并发损伤。

一、概述

（一）概念

（1）病因：直接暴力、间接暴力均可致孟氏骨折，以后者多见。

（2）常见类型及易发人群
- 伸直型：多见于儿童
- 屈曲型：多见于成年人
- 内收型：多见于幼儿

（二）解剖特点

（1）桡骨近端包括桡骨头、桡骨颈、桡骨结节，桡骨头关节面与肱骨小头构成肱桡关节，桡骨头尺侧缘与尺骨的桡切迹构成桡尺近侧关节。

（2）桡骨头脱位后可致肱桡关节、尺桡关节脱位（肱尺关节不脱位）。

（3）环状韧带围绕桡骨头。

（三）并发症

孟氏骨折易并发桡神经损伤。

二、诊断要点

（1）外伤史：前臂外伤史。

（2）临床表现 $\left\{\begin{array}{l}①疼痛，肿胀，功能障碍 \\ ②移位明显者，可见尺骨成角畸形，桡骨头脱出，\\ \quad 骨折和脱位处压痛\end{array}\right.$

（3）X 线检查：摄前臂正侧位片，包括上下的肘、腕关节。

三、治疗

（一）非手术治疗

方法	内　容
复位	原则上先整复桡骨头脱位，后整复尺骨骨折。患者平卧，前臂置中立位，两助手顺势拔伸，矫正重叠移位，再根据不同类型给予手法复位
固定	①前臂：掌侧、背侧放置分骨垫 ②骨折部：掌侧（伸直型）、背侧（屈曲型）放置平垫 ③桡骨头：前外侧（伸直型）、后外侧（屈曲型）、外侧（内收型）放置葫芦垫 ④尺骨内侧：上下端放置平垫 ⑤时间：伸直型屈肘位 4~5 周，屈曲、内收型伸肘位 2~3 周、屈肘位 2 周
功能锻炼	①3 周内：手腕诸关节的屈伸锻炼 ②3 周后：肘关节屈伸锻炼，旋转活动须在 X 线片显示骨折线模糊并有连续性骨痂生长，才开始锻炼
药物治疗	按骨折三期辨证用药，中后期加强中药熏洗

（二）手术治疗

（1）手术适应证 { ①合并严重神经、血管损伤 ②手法复位不成功 ③陈旧性骨折畸形愈合者

（2）手术方法 { ①切开复位内固定 ②桡骨头切除术

巩固与练习

一、选择题

（一）A型题

1. 伸直型尺骨上 1/3 骨折合并桡骨头脱位的病理特点是（　　　）

　　A. 骨折向桡侧成角，桡骨头向桡侧脱位

　　B. 骨折向背侧成角，桡骨头向桡背侧脱位

　　C. 骨折向掌侧成角，桡骨头向掌侧脱位

　　D. 骨折向尺侧成角，桡骨头向掌侧脱位

（二）B型题

2.（1）幼儿尺骨上 1/3 骨折合并桡骨头脱位常见的类型是（　　　）

　（2）儿童尺骨上 1/3 骨折合并桡骨头脱位常见的类型是（　　　）

　（3）成人尺骨上 1/3 骨折合并桡骨头脱位常见的类型是（　　　）

　　A. 伸直型　　　　　B. 屈曲型　　　　　C. 内收型

　　D. 外展型　　　　　E. 特殊型

（二）X型题

3. 尺骨上 1/3 骨折合并桡骨头脱位若漏诊、误诊或处理不当，可发生（　　　）

　　A. 肘外翻畸形　　　　　　　B. 迟发性桡神经深支麻痹

　　C. 骨性关节炎　　　　　　　D. 肘关节屈曲受限

　　E. 肢体短小

4. 伸直型尺骨上 1/3 骨折合并桡骨头脱位移位特点是（　　　）

　　A. 尺骨骨折向掌侧成角　　　B. 尺骨骨折向背侧成角

C. 桡骨头向桡侧脱出　　　　　　D. 桡骨头向掌侧脱出

E. 桡骨头向背侧脱出

5. 屈曲型尺骨上1/3骨折合并桡骨头脱位移位特点是(　　　)

A. 尺骨骨折向掌侧成角　　　　　B. 尺骨骨折向背侧成角

C. 桡骨头向桡侧脱出　　　　　　D. 桡骨头向掌侧脱出

E. 桡骨头向背侧脱出

7. 内收型尺骨上1/3骨折合并桡骨头脱位移位特点是(　　　)

A. 尺骨骨折向掌侧成角　　　　　B. 尺骨骨折向背侧成角

C. 桡骨头向桡侧脱出　　　　　　D. 桡骨头向掌侧脱出

E. 桡骨头向背侧脱出

8. 伸直型尺骨上1/3骨折合并桡骨头脱位整复后，小夹板外固定的特点是(　　　)

A. 尺骨骨折的掌面放平垫，桡骨头前、外侧放葫芦环抱垫

B. 尺骨骨折的背面放平垫，桡骨头后、外侧放葫芦环抱垫

C. 尺骨骨折的掌、背面放一分骨垫

D. 肘关节固定于屈曲位

E. 肘关节固定于伸直位

9. 屈曲型尺骨上1/3骨折合并桡骨头脱位整复后，小夹板外固定的特点是(　　　)

A. 尺骨骨折的掌面放平垫，桡骨头前、外侧放葫芦环抱垫

B. 尺骨骨折的背面放平垫，桡骨头后、外侧放葫芦环抱垫

C. 尺骨骨折的掌、背面放一分骨垫

D. 肘关节固定于屈曲位

E. 肘关节固定于伸直位

二、填空题

10. 尺骨上1/3骨折合并桡骨头脱位临床可分为_____、_____、_____、_____型。

11. 尺骨上1/3骨折合并桡骨头脱位原则上先整复_____，后整复_____。

参考答案

一、选择题

（一）A 型题

1. C

（二）B 型题

2.（1）C （2）A （3）B

（三）X 型题

3. ABCDE　4. ACD　5. BCE　6. BC　7. ACD　8. BCE　9. BCE

二、填空题

10. 伸直、屈曲、内收、特殊

11. 脱位、骨折

桡、尺骨干双骨折

【考点重点点拨】

1. 掌握：桡、尺骨干双骨折的概念、诊断要点、治疗。

2. 熟悉：局部解剖特点、其骨折的并发损伤。

一、概述

（一）概念

（1）病因：直接暴力、传达暴力和扭转暴力均可致桡、尺骨干双骨折。

（2）易发人群：多见于儿童或青壮年。

（二）解剖特点

前臂的重要功能是旋转。在正常情况下，尺骨是前臂的轴心，通过上、下尺桡关节及骨间膜与桡骨相连，桡骨围绕尺骨旋转，幅度可达150°。

（三）并发症

可并发严重软组织损伤。

二、诊断要点

（1）外伤史：前臂外伤史。

（2）临床表现 $\begin{cases}①疼痛，肿胀，前臂功能丧失\\②局部压痛明显，完全骨折时多有成角畸形、骨擦\\ \quad 音和异常活动，但儿童青枝骨折仅有成角畸形\end{cases}$

（3）X线检查：X线片时应包括肘关节和腕关节，可确定骨折类型、移位方向和有无桡尺近侧、远侧关节脱位。

三、治疗

（一）非手术治疗

方法	内　容
复位	① 桡尺骨干双骨折均为不稳定时——骨折在上 1/3，则先整复尺骨 　　　　　　　　　　　　　　　　　骨折在下 1/3，则先整复桡骨 ②若桡尺骨折断端互相靠拢时——挤捏分骨手法
固定	①桡尺骨相互靠拢——分骨垫 ②成角畸形——三点加压法 ③掌背桡尺侧夹板及有柄托板固定——屈肘90°，中立位悬吊 ④时间：成人 6~8 周，儿童 3~4 周
功能锻炼	①初期：鼓励患者作手指、腕关节屈伸活动及上肢肌肉舒缩活动 ②中期：开始作肩、肘关节活动，活动范围逐渐增大，但不宜作前臂旋转活动 ③解除固定后：作前臂旋转活动
药物治疗	①尺骨下 1/3 骨折愈合迟缓时，着重补肝肾、壮筋骨——左归丸 ②后期前臂旋转活动仍有障碍者，中药熏洗——海桐皮汤

（二）手术治疗

（1）手术适应证 $\begin{cases}①合并严重神经、血管损伤\\②手法复位不成功\\③开放性骨折\end{cases}$

（2）手术方法 $\begin{cases} ①加压钢板螺钉固定 \\ ②髓内钉固定 \end{cases}$

巩固与练习

一、选择题

（一）A 型题

1. 尺桡骨干双骨折的固定时间为（　　）周

　　A. 4 ~ 6　　　　　　　B. 6 ~ 8　　　　　　　C. 8 ~ 10

　　D. 6 ~ 7　　　　　　　E. 4 ~ 10

2. 前臂骨折应视为关节内骨折，力争达到解剖复位或接近解剖对位，以恢复前臂的（　　）功能

　　A. 屈曲　　　　　　　B. 伸直　　　　　　　C. 旋前

　　D. 旋转　　　　　　　E. 内收

（二）B 型题

3. （1）为将尺、桡骨间隙最大限度地分离，恢复骨间膜的紧张度，常用的手法是（　　）

　　（2）矫正尺桡骨干骨折手法复位后残余重叠畸形较省力的手法是（　　）

　　A. 分骨手法　　　　　B. 拔伸手法　　　　　C. 折顶手法

　　D. 挤按手法　　　　　E. 回旋手法

（三）X 型题

4. 尺桡骨干双骨折，整复后夹板固定的正确长度为（　　）

　　A. 掌侧板由肘横纹至腕横纹

　　B. 背侧板由鹰嘴至腕关节或掌指关节

　　C. 尺侧板自肱骨内上髁下达第五掌骨基底部

　　D. 桡侧板由桡骨头至桡骨茎突

　　E. 桡侧板由肱骨外上髁至桡骨茎突

5. 尺桡骨干双骨折，整复后初、中期的练功活动有（　　）

　　A. 手指的屈伸活动　　　　　B. 腕关节屈伸活动

　　C. 上肢肌肉舒缩活动　　　　D. 前臂的旋转活动

E. 大云手、小云手

6. 上肢骨折的临床愈合标准是（　　）

A. 局部无疼痛

B. 无纵轴叩击痛

C. 局部无异常活动

D. X 线片示骨小梁通过骨折线

E. 在解除外固定情况下，上肢能平举 1kg 重物达 1 分钟

7. 致伤外力的种类对尺、桡骨干双骨折形式、部位的关系是（　　）

A. 直接暴力：横断或粉碎骨折，骨折线在同一平面

B. 间接暴力：横断或短斜形骨折，尺骨骨折面较低

C. 间接暴力：横断或短斜形骨折，尺骨骨折面较高

D. 扭转暴力：螺旋形骨折，桡骨骨折平面较高

E. 扭转暴力：螺旋形骨折，桡骨骨折平面较低

8. 下列哪些暴力可造成尺桡骨双骨折（　　）

A. 直接暴力　　　　　B. 间接暴力　　　　　C. 扭转暴力

D. 筋肉牵拉　　　　　E. 持续劳损

二、填空题

9. 尺、桡骨干双骨折后出现 _____、_____、_____、_____ 4 种移位。

10. 处理尺、桡骨干双骨折时，尽可能在骨折复位后_____固定在_____位。

◉参考答案◉

一、选择题

（一）A 型题

1. B　2. D

（二）B 型题

3.（1）A（2）C

（三）X 型题

4. ABCD　5. ABCE　6. ABCE　7. ABE　8. ABC

二、填空题

9. 重叠、成角、旋转、侧方移位
10. 前臂中立

桡、尺骨干单骨折

【考点重点点拨】

1. 掌握：桡、尺骨干单骨折的概念、诊断要点、治疗。
2. 熟悉：局部解剖特点、其骨折的并发损伤。

一、概述

（一）概念

（1）病因：直接暴力、传达暴力均可致桡、尺骨干单骨折，一般无严重移位。

（2）易发人群：多见于青少年。

（二）解剖特点

前臂的重要功能是旋转。在正常情况下，尺骨是前臂的轴心，通过上、下尺桡关节及骨间膜与桡骨相连，桡骨围绕尺骨旋转，幅度可达 150°。

（三）并发症

可合并上或下桡尺关节脱位。

二、诊断要点

（1）外伤史：前臂外伤史。

（2）临床表现 $\begin{cases} ①疼痛，肿胀，前臂旋转功能减弱或丧失 \\ ②局部压痛明显，完全骨折时，可有骨擦音，较表 \\ \quad 浅骨段，可触及断端 \end{cases}$

（3）X 线检查：<u>前臂 X 线正侧位照片应包括上、下关节，注意有无合并脱位。</u>

三、治疗

（一）非手术治疗

方法	内　　容
复位	①骨折在中或下 1/3：若两骨靠拢移位，可采用分骨手法纠正 　　若掌背侧移位则用提按手法纠正 ②桡骨干上 1/3 骨折：端提挤按法
固定	①桡骨上 1/3 骨折：近端的桡侧放一个小固定垫，防止向桡侧移位，先放掌、背侧夹板，再放桡、尺侧板 ②桡骨干下 1/3 骨折：桡侧板下端超腕关节，腕部固定于尺偏位，限制远端尺偏 ③尺骨下 1/3 骨折：可不再放置固定垫，尺侧板须超腕关节，腕部固定于桡偏位 ④4 条布带固定，屈肘 90 度，前臂中立位，悬挂
功能锻炼	①初期：鼓励患者做握拳锻炼 ②消肿后：开始肩、肘关节活动，如弓步云手 ③解除固定后：作前臂旋转活动锻炼
药物治疗	①尺骨下 1/3 骨折愈合迟缓时，着重补肝肾、壮筋骨——左归丸 ②后期前臂旋转活动仍有障碍者，中药熏洗——海桐皮汤

（二）手术治疗

（1）手术适应证 { ①合并严重神经、血管损伤　②手法复位不成功　③开放性骨折

（2）手术方法：切开复位内固定。

巩固与练习

一、选择题

（一）A 型题

1. 尺骨干骨折容易发生迟缓愈合的为（　　）交界处。

　　A. 上 1/3　　　　　　B. 中 1/3　　　　　　C. 下 1/3

D. 上段　　　　　　E. 下段

2. 桡骨干单骨折多发生在（　　）

A. 上 1/3　　　　　B. 中 1/3　　　　　C. 下 1/3

D. 中下 1/3 交界处　　E. 中上 1/3 交界处

3. 尺骨干中上 1/3 骨折的复位后应将前臂固定于（　　）

A. 旋前位　　　　　B. 旋后位　　　　　C. 中立位

D. 桡偏位　　　　　E. 尺偏位

（二）B 型题

4. （1）桡骨干有向桡侧突的生理弧度，约为（　　）

（2）尺桡骨干均有向背侧突的生理弧度，约为（　　）

A. 6.4°　　　　　　B. 7.5°　　　　　　C. 8.4°

D. 9.3°　　　　　　E. 10.1°

5. （1）桡骨干上 1/3 骨折，固定体位为（　　）

（2）桡骨干中下 1/3 骨折，固定体位是（　　）

A. 屈肘、前臂中立位　　　　B. 屈肘、前臂旋前位

C. 屈肘、前臂旋后位　　　　D. 伸肘、前臂旋前位

E. 伸肘、前臂中立位

参考答案

一、选择题

（一）A 型题

1. B　2. D　3. C

（二）B 型题

4.（1）D（2）A　5.（1）C（2）E

桡骨下 1/3 骨折合并桡尺远侧关节脱位（盖氏骨折）

【考点重点点拨】

1. 掌握：盖氏骨折的概念、诊断要点、治疗。

2. 熟悉：局部解剖特点、其骨折的并发损伤。

一、概述

（一）概念

（1）病因：直接暴力、间接暴力均可致盖氏骨折，以后者多见。

（2）常见类型及易发人群
$$\begin{cases} ①桡骨干下1/3骨折：皆为儿童 \\ ②桡骨干下1/3横断、螺旋或斜形骨折：多见于成人 \\ ③桡骨干下1/3骨折桡尺远侧关节脱位合并尺骨干骨折或弯曲畸形：多见于成人 \end{cases}$$

（二）解剖特点

（1）下尺桡关节由桡骨尺切迹和尺骨小头构成，关节间隙为 0.5～2.0mm。

（2）下尺桡关节的稳定主要由三角纤维软骨与掌、背侧下尺桡韧带维持。

（三）并发症

盖氏骨折易合并尺骨下端骨骺分离、尺骨干骨折、尺骨茎突骨折。

二、诊断要点

（1）外伤史：前臂外伤史。

（2）临床表现
$$\begin{cases} ①疼痛，肿胀，前臂功能障碍 \\ ②腕部压痛，下桡尺关节松弛并有挤压痛，桡骨下1/3部向掌侧或背侧成角畸形，桡骨明显假关节活动，尺骨完整 \end{cases}$$

（3）X线检查：摄前臂正侧位片，必须包括腕关节。

三、治疗

（一）非手术治疗

方法	内　　容
复位	①第一型骨折：按桡骨下端骨折处理 ②第二型骨折：先整复桡尺远侧关节，然后整复骨折 ③第三型骨折：对尺骨仅有弯曲无骨折者，须先矫正尺骨弯曲
固定	①敷消肿药膏：掌、背侧分骨垫，骨折线远侧占2/3，近侧占1/3，再加用小平垫，然后放置掌、背侧夹板，桡（超腕）、尺侧板以限制桡偏，利于尺偏 ②对于桡骨骨折线自外侧上方斜向内侧下方的患者，分骨垫置骨折线近侧，尺侧夹板改用固定桡、尺骨干双骨折的尺侧夹板（即长达第5掌骨颈的尺侧夹板），以限制手的尺偏，利于骨折对位
功能锻炼	①初期：鼓励患者作手指、腕关节屈伸活动及上肢肌肉舒缩活动 ②中期：开始作肩、肘关节活动，活动范围逐渐增大，但不宜作前臂旋转活动 ③解除固定后：作前臂旋转活动
药物治疗	①愈合迟缓时，着重补肝肾、壮筋骨——左归丸 ②后期前臂旋转活动仍有障碍者，中药熏洗——海桐皮汤

（二）手术治疗

（1）手术适应证 { 合并严重神经、血管损伤
手法复位不成功
尺骨弯曲畸形不能矫正者

（2）手术方法：切开复位内固定。

巩固与练习

一、选择题

（一）A 型题

1. 盖氏骨折是指（　　）

　　A. 桡骨下1/3骨折合并桡尺远侧关节脱位

　　B. 桡骨上1/3骨折合并桡尺远侧关节脱位

　　C. 桡骨下1/3骨折合并桡尺近侧关节脱位

D. 桡骨上 1/3 骨折合并桡尺远侧关节脱位

E. 桡骨下 1/3 骨折

（二）X 型题

2. 可造成桡骨下 1/3 骨折合并下桡尺关节脱位的暴力为（　　　）

　　A. 直接暴力　　　　　B. 间接暴力　　　　　C. 扭转暴力

　　D. 垂直压缩　　　　　E. 慢性劳损

二、填空题

3. 下尺桡关节由 _____ 和 _____ 构成，关节间隙为 _____ mm。

三、简答题

4. 简述桡骨下 1/3 骨折合并桡尺远侧关节脱位的三种类型。

参考答案

一、选择题

1. A　　2. AB

二、填空题

3. 桡骨尺切迹，尺骨小头　　0.5～2.0

三、简答题

4. 第一型：桡骨干下 1/3 骨折（一般为青枝型），合并尺骨下端骨骺分离，皆为儿童。

第二型：桡骨干下 1/3 横断、螺旋或斜形骨折，骨折移位较多，桡尺远侧关节明显脱位，多属传达暴力造成。此型最常见。

第三型：桡骨干下 1/3 骨折，桡尺远侧关节脱位合并尺骨干骨折或弯曲畸形，多为机器绞伤。

桡骨下端骨折

【考点重点点拨】

1. 掌握：桡骨下端骨折的概念、诊断要点、治疗。

2. 熟悉：局部解剖特点、其骨折的并发损伤。

一、概述

（一）概念

（1）病因：多由间接暴力导致。

（2）常见类型 $\begin{cases} ①伸直型桡骨下端骨折（Colles 骨折）：远端向桡侧、\\ \quad 背侧移位 \\ ②屈曲型桡骨下端骨折（Smith 骨折）：远端向桡侧、\\ \quad 掌侧移位 \end{cases}$

（二）解剖特点

（1）桡骨下端是指桡骨远侧端 3cm 以内的部位。

（2）桡腕关节面背侧边缘长于掌侧，向掌侧倾斜 10°～15°。

（3）其外侧的茎突较其内侧长 1～1.5cm，关节面还向尺侧倾斜 20°～25°。

（三）并发症

桡骨下端骨折易合并尺骨茎突骨折、下尺桡关节脱位、骨骺分离。

二、诊断要点

（1）外伤史 $\begin{cases} 伸直型骨折：跌倒时，腕关节呈背伸位，手掌先着地 \\ 屈曲型骨折：跌倒时，腕关节呈掌屈位，手背先着地 \end{cases}$

（2）临床表现 $\begin{cases} ①疼痛，肿胀，前臂功能障碍 \\ ②向背侧移位时，呈"餐叉样"畸形 \\ \quad 向桡侧移位时，呈"枪上刺刀状"畸形 \\ ③腕部压痛，骨擦音 \end{cases}$

（3）X 线检查：摄腕关节正侧位 X 线片可明确骨折类型和移位方向，并可了解是否合并尺骨茎突骨折、下尺桡关节脱位。

三、治疗

（一）非手术治疗

方法	内　　容
复位	①无移位骨折：掌背侧两块夹板固定2~3周即可 ②有移位骨折：必须行手法整复小夹板固定 ③伸直型骨折：拔伸纠正重叠移位然后按压桡骨远端背侧再掌屈尺偏腕关节 ④屈曲型骨折：牵引纠正重叠移位然后将骨折远端向背侧推挤，近端向掌侧压挤然后将腕关节背伸
固定	①伸直型骨折：远端背侧和近端掌侧放置平垫，夹板上端达前臂中、上1/3，桡、背侧下端应超腕 ②屈曲型骨折：远端的掌侧和近端的背侧放置平垫，桡、掌侧夹板下端应超过腕关节 ③固定时间：三条扎带将前臂悬挂胸前，固定4~5周
功能锻炼	①复位后：指间关节，掌指关节屈伸及肩肘关节活动，上肢肌肉的舒缩活动 ②中期：适当行腕关节屈伸活动 ③后期：腕关节屈伸、旋转活动
药物治疗	①儿童骨折：早期活血祛瘀、消肿止痛——血府逐瘀汤 　　　　　　中后期内服药可减免 ②中年骨折：按三期辨证用药 ③老年人骨折：早期活血祛瘀、消肿止痛——血府逐瘀汤 　　　　　　　中后期着重养气血、壮筋骨、补肝肾——六味地黄丸 ④解除固定后：均应用中药熏洗以舒筋活络，通利关节——海桐皮汤

（二）手术治疗

（1）手术适应证 { ①合并严重神经、血管损伤
②手法复位不成功
③陈旧性骨折畸形愈合者

（2）手术方法 { ①切开复位内固定
②矫形术
③腕关节融合术

巩固与练习

一、选择题

（一）A 型题

1. 桡骨远端骨折是指发生在桡骨远端(　　)cm 范围内的骨折。

    A. 1　　　　　　　　　B. 2　　　　　　　　　C. 3

    D. 4　　　　　　　　　E. 5

2. 桡骨远端骨折向背侧移位时呈(　　)畸形。

    A. 爪形手　　　　　　　B. 枪刺样　　　　　　　C. 锅铲状

    D. 靴状　　　　　　　　E. 餐叉样

（二）B 型题

3. (1) 伸直型桡骨远端骨折的移位方向为(　　)

   (2) 屈曲型桡骨远端骨折的移位方向为(　　)

    A. 骨折远端向掌侧移位　　　　B. 骨折远端向背侧移位

    C. 骨折近端向桡侧移位　　　　D. 骨折远端向尺侧移位

    E. 骨折断端嵌插

4. (1) 屈曲型桡骨下端骨折整复后，应将腕关节固定(　　)

   (2) 伸直型桡骨下端骨折整复后，应将腕关节固定于(　　)

    A. 掌屈、桡偏位　　　B. 掌屈、尺偏位　　　C. 背伸、桡偏位

    D. 背伸、尺偏位　　　E. 背伸位

5. 下列疾病与下述表现有关的是：

(1) 桡骨远端骨折(　　)

(2) 肩关节脱位(　　)

    A. PAUWELS 角　　　　　　B. 银叉畸形

    C. MCMURRAY 征　　　　　D. Dugas 征

    E. 垂腕畸形

（三）X 型题

6. 桡骨下端骨折临床可分为(　　)

    A. 外展型　　　　　　B. 伸直型　　　　　　C. 内收型

D. 屈曲型   E. 粉碎型

7. 桡骨下端骨折治疗中应注意恢复桡骨腕关节面的生理角度是（   ）

A. 掌倾角   B. 尺偏角   C. 携带角

D. 桡偏角   E. 背倾角

8. 伸直型桡骨下端骨折的移位特点是（   ）

A. 近折端向背侧移位   B. 骨折断端向背侧成角

C. 尺偏角变小   D. 远折端向尺侧移位

E. 掌倾角变小

9. 屈曲型桡骨下端骨折的移位特点是（   ）

A. 远折端向掌侧移位   B. 骨折断端向掌侧成角

C. 尺偏角变大   D. 远折端向桡侧移位

E. 掌倾角变大

10. 桡骨下端骨折的复位标准是（   ）

A. 桡骨远端背侧骨面无骨性突起

B. 桡骨茎突应低于尺骨茎突 $2 \sim 3 cm$

C. 手不桡偏，手指活动良好

D. X线显示桡骨远端掌倾角在 $10° \sim 15°$

E. 尺偏角不得大于 $10°$

11. 伸直型桡骨下端骨折整复后，外固定夹板的特点是（   ）

A. 桡侧夹板超关节   B. 掌侧夹板超关节

C. 骨折远端背侧放一平垫   D. 骨折近端掌侧放一平垫

E. 背侧夹板超关节

二、名词解释

12. 餐叉样畸形

三、简答题

13. 桡骨下端骨折的复位分型和方法有哪些？

![参考答案]

一、选择题

（一）A 型题

1. C　2. E

（二）B 型题

3.（1）B（2）A　4.（1）D（2）B　5.（1）B（2）D

（三）X 型题

6. BD　7. AB　8. ACE　9. ADE　10. ACD　11. ACDE

二、名词解释

12. 餐叉样畸形：伸直型桡骨下端骨折受伤时手腕处于背伸位，桡骨远端向背侧移位或向掌侧成角时，可见此畸形。

三、简答题

13. ①无移位骨折：掌背侧两块夹板固定 2～3 周即可。②有移位骨折：必须行手法整复小夹板固定。③伸直型骨折：拔伸纠正重叠移位然后按压桡骨远端背侧再掌屈尺偏腕关节。④屈曲型骨折：牵引纠正重叠移位然后将骨折远端向背侧推挤，近端向掌侧压挤然后将腕关节背伸。

腕舟骨骨折

【考点重点点拨】

1. 掌握：腕舟骨骨折的概念、诊断要点、治疗。
2. 熟悉：局部解剖特点、其骨折的并发损伤。

一、概述

（一）概念

（1）病因：多为跌倒时手掌撑地，腕关节强度桡偏背伸，暴力向上传达所致。

（2）易发人群：多见于成年人。

（二）解剖特点

腕舟骨是最大的一块腕骨，略弯曲呈舟状，中段较细者为腰部，骨折多发生于此处。

（三）并发症

可并发腕舟骨延迟愈合、不愈合或缺血性坏死。

二、诊断要点

（1）外伤史：腕部外伤史。

（2）临床表现$\begin{cases}①局部轻度疼痛、肿胀和功能障碍\\②鼻烟窝处肿胀、压痛明显，将腕关节桡倾、屈曲\\ \quad拇指和食指而叩击其掌指关节时亦可引起疼痛\end{cases}$

（3）X 线检查：腕部正侧位和尺偏斜位 X 线片。

三、治疗

（一）非手术治疗

方法	内　　容
复位	腕舟骨骨折很少移位，一般不须整复，若有移位，牵引下患腕尺偏，向内按压骨块即可复位
固定	①阳溪穴处放棉花球，夹板固定腕关节伸直而略向尺侧偏、拇指于对掌位，固定范围包括前臂下 1/3、腕、拇掌及拇指间关节 ②短臂管形石膏固定腕关节于背伸 25°～30°、尺偏 10°、拇指对掌和前臂中立位 ③固定时间：结节部骨折一般约 6 周均可愈合，其余部位骨折愈合时间可为 3～6 个月，甚至更长时间
功能锻炼	①早期：手指的屈伸活动和肩、肘关节的活动，但禁忌做腕桡偏动作 ②中期：主动握拳活动为主 ③后期：握拳及腕部的主动屈伸、旋转活动 ④骨折迟缓愈合者：暂不宜做过多的腕部活动

续表

方法	内　容
药物治疗	①早期：宜活血祛瘀、消肿止痛——七厘散 ②中期：宜接骨续损——续骨活血汤 ③后期：宜养气血、补肝肾、壮筋骨——全大补汤 ④解除固定后：外用熏洗——上肢损伤洗方

（二）手术治疗

（1）手术适应证 ①手法复位不成功
②陈旧性骨折不愈合者
③骨折近端出现缺血性坏死者

（2）手术方法 ①切开复位植骨内固定
②关节成形术
③人工舟骨置换术
④关节融合术

巩固与练习

一、选择题

（一）A型题

1. 在手部"鼻烟窝"处可触及的骨骼是（　　　）

　　A. 腕舟骨 　　　　　　B. 月骨 　　　　　　C. 大多角骨

　　D. 小多角骨 　　　　E. 三角骨

2. 腕舟骨骨折好发的部位是（　　　）

　　A. 结节部 　　　　　　B. 腰部 　　　　　　C. 近端部

　　D. 颈部 　　　　　　　E. 远端部

3. 腕舟骨骨折愈合较慢是因为（　　　）

　　A. 附近的主要血管损伤 　　　B. 附近的主要神经损伤

　　C. 骨折断端的血供较差 　　　D. 附近的软组织覆盖较少

　　E. 骨片移位无法整复

4. 腕舟骨骨折一般固定( )周

    A. 4 ~ 6   B. 4 ~ 8   C. 8 ~ 12

    D. 8 ~ 10   E. 10 ~ 12

（二）X 型题

5. 腕舟骨骨折易发生( )

    A. 骨化性肌炎   B. 骨折畸形愈合   C. 骨折迟缓愈合

    D. 骨折不愈合   E. 再骨折

6. 腕舟骨骨折可采用塑形夹板及短臂石膏管型固定腕关节于( )

    A. 背伸 25° ~30° 位   B. 尺偏 10°位   C. 拇指对掌位

    D. 前臂中立位   E. 前臂旋后位

7. 怀疑腕舟骨有骨折时，腕部 X 线摄片应选择的投照体位有( )

    A. 正位   B. 侧位   C. 双斜位

    D. 尺偏斜位   E. 桡偏斜位

8. 关于手的功能位，正确的说法有( )

    A. 腕背伸 30°   B. 掌指关节屈曲 45°

    C. 近侧指间关节屈曲 45°   D. 远侧指间关节屈曲 25° ~30°

    E. 远侧指间关节屈曲 45°

9. 腕舟骨骨折可分为( )

    A. 腰部骨折   B. 体部骨折   C. 近端骨折

    D. 远端骨折   E. 结节骨折

二、填空题

10. 腕舟骨骨折的类型有_____、_____、_____ 三型，其中以_____多见。

三、问答题

11. 腕舟骨骨折的诊断要点有哪些？

参 考 答 案

一、选择题

（一）A 型题

1. A   2. B   3. C   4. C

（二）**X 型题**

5. CDE　6. ABD　7. ABD　8. ABCD　9. ACE

二、填空题

10. 结节、腰部、近端；腰部

三、问答题

11. 腕舟骨骨折的诊断要点：①有明显外伤史。②局部肿胀、疼痛，并局限于桡侧，以鼻咽窝处疼痛最明显，因肿胀使鼻咽窝处凹陷变浅或消失。③活动受限，以背伸和桡偏最为明显，沿第 1、2 掌骨纵轴向近端顶压或叩击掌指关节时，可引起鼻咽窝附近疼痛。④摄 X 线片可以确诊，即使 X 片显示骨折线不清，可疑有骨折时，可在 2～3 周后，再摄 X 线片，此时由于断端骨质吸收，骨折线可变得更明显。

掌 骨 骨 折

【考点重点点拨】

1. 掌握：掌骨骨折的概念、诊断要点、治疗。
2. 熟悉：局部解剖特点、其骨折的合并损伤。

一、概述

（一）概念

（1）病因：直接暴力、间接暴力均可致掌骨骨折。

（2）常见类型 ｛ 第一掌骨基底部骨折
第一掌骨基底部骨折脱位
掌骨颈骨折
掌骨干骨折

（3）易发人群：多见于成年人，男多于女。

（二）解剖特点

（1）掌骨是组成手掌的五块小管状骨。

（2）第一掌骨短而粗，活动性较大，骨折多发生于基底部。

（3）第二、第三掌骨长而细，握拳击物时重力点多落在第二、三掌骨，故容易骨折。

（4）第四、五掌骨既短且细，第五掌骨易遭受打击而发生掌骨颈骨折。

（三）并发症

掌骨骨折易合并指间、掌指关节脱位。

二、诊断要点

（1）外伤史：掌部外伤史。

（2）临床表现 $\begin{cases} ①局部疼痛，肿胀，功能障碍 \\ ②局部明显压痛，纵压或叩击掌骨头疼痛加剧 \\ ③重叠移位，则该掌骨短缩，可见掌骨头凹陷 \end{cases}$

（3）X 线检查：摄手掌正位与斜位 X 线片。

三、治疗

（一）非手术治疗

方法	内　　容
复位	①第一掌骨基底部骨折：第一掌骨头向桡侧、背侧推扳，向掌侧与尺侧压顶骨折处，以矫正向桡、背侧成角 ②第一掌骨基底部骨折脱位：同第一掌骨基底部骨折复位方法 ③掌骨颈骨折：掌指关节放在屈曲 90°位，使近节指骨基底托住掌骨头向上推顶同时用拇指向掌侧按压掌骨干即可 ④掌骨干骨折：分骨挤压手法
固定	掌骨骨折可行小夹板或石膏固定，掌骨干骨折可配合应用分骨垫，第一掌骨基底部骨折要固定第一掌骨于外展位

方法	内　　容
功能锻炼	①有移位者应避免患指的活动，可作肩、肘关节活动 ②在3~4周内——第一掌骨骨折：不能作腕掌关节内收活动 　　　　　　　　掌骨颈骨折：不能作伸指活动 　　　　　　　　第2~5掌骨干骨折：不能作用力的伸指、握拳活动 ③一般4~6周骨折临床愈合后，逐步加强手指和腕关节的功能锻炼，禁止被动扳拉活动
药物治疗	①早期：宜活血祛瘀、消肿止痛——七厘散 ②中期：宜和营生新，接骨续损——接骨紫金丹 ③后期：宜培补肝肾、强壮筋骨——虎潜丸 ④解除固定后：外用熏洗患肢——海桐皮汤

（二）手术治疗

（1）手术适应证 $\begin{cases}①开放性掌骨骨折\\②手法复位不稳定者\\③骨折不愈合者\end{cases}$

（2）手术方法 $\begin{cases}①克氏针固定\\②螺丝钉及小钢板固定\\③腕掌关节融合术\end{cases}$

巩固与练习

一、选择题

（一）A型题

1. 掌骨颈骨折复位时，应使掌指关处于（　　）位。

    A. 伸直　　　　　　　　B. 过伸　　　　　　　　C. 半屈曲

    D. 屈曲90°　　　　　　E. 屈曲10°

2. 第一掌骨基底部骨折由于相关肌肉的牵拉，骨折远端移位的方向是（　　）

    A. 掌侧、桡侧　　　　　B. 掌侧、尺侧　　　　　C. 背侧、桡侧

    D. 背侧、尺侧　　　　　E. 背侧

3. 第一掌骨基底部骨折整复后，应将拇指固定于（　　）

　　A. 背伸位　　　　　　B. 掌屈位　　　　　C. 内收位

　　D. 中立位　　　　　　E. 外展位

（二）B 型题

4. 临床上怀疑掌骨骨折，为明确诊断需拍摄(　　　)

　　A. 正位　　　　　　　B. 斜位　　　　　　C. 侧位

　　D. 轴位　　　　　　　E. 切线位

5. 掌骨颈骨折以第(　　　)掌骨为好发部位

　　A. 1　　　　　　　　　B. 2　　　　　　　　C. 3

　　D. 4　　　　　　　　　E. 5

6. 第 1 掌骨基底部骨折可分为(　　　)

　　A. 横断骨折　　　　　B. 斜形骨折　　　　C. 螺旋形骨折

　　D. 嵌插骨折　　　　　E. 粉碎骨折

二、名词解释

7. Bennett 骨折

一、选择题

（一）A 型题

1. D　2. C　3. E

（二）B 型题

4. AB　5. DE　6. AE

二、名词解释

7. 是指第一掌骨基底通关节骨折，伴有第一腕掌关节的半脱位。

指　骨　骨　折

【考点重点点拨】

1. 掌握：指骨骨折的概念、诊断要点、治疗。

2. 熟悉：局部解剖特点、其骨折的合并损伤。

一、概述

（一）概念

（1）病因：多由直接暴力所致。

（2）常见类型 $\begin{cases} 近节指骨骨折 \\ 指骨颈骨折 \\ 末节指骨基底部背侧骨折 \end{cases}$

（3）易发人群：多见于成年人。

（二）解剖特点

（1）单手指骨共有 14 块，多有肌腱附着。

（2）指骨分为指骨头、指骨干和指骨基底三部分。

（三）并发症

指骨骨折易发生畸形愈合。

二、诊断要点

（1）外伤史：手指外伤史。

（2）临床表现：指骨均在皮下，骨折有明显肿胀、疼痛和骨擦音。

$\begin{cases} ①近节指骨骨折：骨折断端向掌侧突起成角 \\ ②指骨颈骨折：向掌侧突起成角，远端可向背侧旋转达 90° \\ ③末节指骨基底部背侧骨折：骨折后末节手指屈曲呈典型的锤状 \\ \quad 畸形，不能主动伸直，又称锤状指 \end{cases}$

（3）X 线检查：可明确骨折部位和骨折类型。

三、治疗

（一）非手术治疗

方法	内　　容
复位	①指骨干骨折：拔伸牵引，矫正侧方移位，将远端逐渐掌屈，近端自掌侧向背侧顶住以矫正向掌侧突起成角 ②指骨颈骨折：加大畸形，用反折方法：将骨折远端呈90°向背侧牵引，然后迅速屈曲手指，屈曲时应将近端的掌侧屈向背侧 ③末节指骨基底部背侧撕脱骨折：近侧指间关节屈曲、远侧指间关节过伸
固定	①指骨干骨折：小固定垫，用夹板固定，握一裹有3~4层纱布的小圆柱状固定物（小木棒或玻璃瓶），使手指屈向舟状骨结节。3周后去除固定 ②指骨颈骨折：同上 ③末节指骨基底部背侧撕脱骨折：塑料夹板或石膏固定
功能锻炼	一般3周后去除固定可进行功能锻炼
药物治疗	一般3周后去除固定可用舒筋活血药熏洗

（二）手术治疗

（1）手术适应证 { ①开放性指骨骨折 ②手法复位不稳定者

（2）手术方法 { ①切开复位 ②克氏针固定

巩固与练习

一、选择题

（一）A 型题

1. 手部外伤后出现"锤状指"提示指骨骨折部位是（　　）

　　A. 近节指骨基底部骨折　　　　B. 近节指骨骨折

　　C. 中节指骨骨折　　　　　　　D. 末节指骨骨折

　　E. 近、中、末三节指骨均骨折

　　2. 末节指骨基底背侧撕脱骨折的近节指骨间关节、远节指骨间关节固定位体位分别是（　　）

A. 伸直位、过神位　　　　　B. 屈曲位、过伸位

C. 伸直位、过屈位　　　　　D. 屈曲位、过屈位

E. 中立位

(二) B 型题

3.（1）掌骨干骨折由于骨间肌、蚓状肌的牵拉，一般骨折多向（　　）侧成角移位

（2）近节指骨骨折，骨折断端受骨间肌、蚓状肌及伸指肌腱牵拉而向（　　）侧成角畸形

（3）中节指骨骨折，若骨折发生在屈指浅肌腱止点的远侧，受屈指肌的牵拉，近侧骨折端向（　　）侧移位，并有向掌侧成角畸形

A. 掌　　　　　　　　　　B. 背

C. 桡　　　　　　　　　　D. 尺

E. 以上都不是

(三) X 型题

4. 在手部骨折和脱位的处理原则中，下列哪项是对的（　　）

A. 早期准确复位

B. 牢固的固定

C. 早期闭合创面

D. 掌骨、指骨的开放性骨折留待二期处理

E. 早期功能锻炼防止关节强直

参考答案

一、选择题

(一) A 型题

1. A　2. B

(二) B 型题

3.（1）B（2）B（3）A

(三) X 型题

4. ABCE

第三节 下肢骨折

股骨颈骨折

【考点重点点拨】

1. 掌握：股骨颈骨折的概念、诊断要点、治疗。
2. 熟悉：局部解剖特点、其骨折的合并损伤。

一、概述

（一）概念

（1）病因：老年人多因肝肾不足骨质疏松，加之直接或间接暴力可致骨折，青壮年股骨颈骨折必因强大暴力所致。

（2）常见类型 $\begin{cases} 外展型 \\ 内收型 \end{cases}$

（3）易发人群：多见于老年人。

（二）解剖特点

（1）股骨颈分头下、颈中、基底部三部分。

（2）颈干角，正常值在 110°～140°之间，儿童平均为 151°，成人男性为 132°，女性为 127°。

（3）前倾角，初生儿为 20°～40°，成人约为 12°～15°。

（4）血供复杂而总供给量较差。

（三）并发症

骨折不愈合，或发生股骨头缺血性坏死及诸动脉损伤。

二、诊断要点

（1）外伤史：髋部外伤史。

（2）临床表现
①髋部疼痛，大部髋关节功能丧失，少部分嵌插骨折仍能站立行走
②腹股沟中点处压痛，下肢纵轴叩击痛
③囊内骨折肿胀不明显，囊外骨折肿胀明显并有瘀斑
④有移位的骨折呈外旋、短缩畸形，髋、膝关节呈轻度屈曲位

（3）X线检查：髋关节X线正侧位片可明确骨折部位、类型和移位情况。

三、治疗

（一）非手术治疗

方法	内　　容
复位	①无移位或嵌插骨折：不须复位但应固定 ②有移位的骨折：整复固定
固定	①无移位或嵌插骨折：丁字鞋或轻重量皮肤牵引制动6~8周 ②有移位骨折：保持患肢于外展中立位，胫骨结节或股骨髁上骨牵引
功能锻炼	①整复固定后：全身锻炼，但不能随便翻身和坐起盘腿，多作深呼吸运动，踝、趾关节可自由活动，逐步做股四头肌舒缩锻炼 ②解除外固定后：髋、膝关节屈伸活动 ③骨折愈合后：下床练习负重行走
药物治疗	①初期：无移位骨折或嵌插骨折：骨折三期辨证施治 　　　　骨折明显移位者：破瘀生新为主方用血府逐瘀汤 ②中后期：注重补肝肾、壮筋骨，方用壮筋养血汤

（二）手术治疗

（1）手术适应证
骨折不愈合者
股骨头缺血性坏死者

（2）手术方法
粗隆间移位截骨术
人工股骨头置换术

巩固与练习

一、选择题

（一）A 型题

1. 下肢骨折，若缩短几厘米以上，就会出现明显跛行（　　）

  A. 1cm   B. 2cm   C. 3cm

  D. 4cm   E. 5cm

2. 股骨颈的前倾角正常值为（　　）

  A. 11°～13°   B. 11°～15°   C. 12°～15°

  D. 12°～18°   E. 12°～20°

3. 致股骨颈骨折的原因是（　　）

  A. 直接暴力   B. 间接暴力   C. 肌肉收缩力

  D. 重力挤压   E. 累积性力

4. 股骨颈骨折无论骨折愈合与否，均可发生股骨头坏死，最早出现时间在伤后（　　）

  A. 1 个月   B. 2 个月   C. 3 个月

  D. 4 个月   E. 5 个月

5. 有移位内收型股骨颈骨折应首先选用的治疗方法是（　　）

  A. 外固定   B. 内固定   C. 手法复位

  D. 牵引   E. 中药内治

6. 股骨颈骨折行胫骨结节牵引，一般牵引重量为患者体重的（　　）

  A. 1/3   B. 1/5   C. 1/7

  D. 1/9   E. 1/10

7. 对股骨颈骨折施行人工股骨头置换术，患者的年龄应大于（　　）

  A. 30 岁   B. 40 岁   C. 50 岁

  D. 60 岁   E. 80 岁

8. 儿童股骨颈骨折复位后应采用（　　）

  A. 三翼钉内固定   B. 螺纹钉内固定   C. 截骨术

  D. 患肢制动   E. 鹅头钉内固定

9. 新鲜无移位或嵌插型股骨颈骨折，应（　　　）

　　A. 不须治疗　　　　　　　　B. 不须复位，但患肢应制动

　　C. 改变负重力线的截骨术　　　D. 三翼钉内固定

　　E. 人工关节置换

10. 65 岁，女性，跌倒后右髋部疼痛、活动障碍 6 小时就诊。X 线示：右股骨颈骨折。股骨颈骨折牵引后患肢应保持的体位是（　　　）

　　A. 内收内旋　　　　　B. 外展外旋　　　　　C. 内收中立

　　D. 外展中立　　　　　E. 屈曲内旋

11. 无移位的股骨颈骨折，经治疗后几个月后可扶拐步行锻炼（　　　）

　　A. 2 个　　　　　　　B. 3 个　　　　　　　C. 4 个

　　D. 5 个　　　　　　　E. 6 个

12. 用屈髋屈膝法整复有移位股骨颈骨折，复位后通过何项来判断是否复位成功（　　　）

　　A. 压痛有无消失　　　　　　B. 纵向叩击痛是否消失

　　C. 手掌试验　　　　　　　　D. 搭肩试验

　　E. 回旋挤压试验

（二）B 型题

13. （1）成人股骨颈干角的平均值，在男性为（　　　）

　　　（2）成人股骨颈干角的平均值，在女性为（　　　）

　　A. 125°　　　　　　　B. 127°　　　　　　　C. 130°

　　D. 132°　　　　　　　E. 135°

14. （1）股骨颈骨折移位过程中在不同阶段不同的表现，在刚受暴力时，断端表现为（　　　）

　　　（2）股骨颈骨折移位过程中在不同阶段有不同的表现，暴力持续时，断端表现为（　　　）

　　A. 头下型　　　　　　B. 头颈型　　　　　　C. 外展型

　　D. 内收型　　　　　　E. 基底型

（三）X 型题

15. 股骨颈骨折的病理基础是（　　　）

A. 股骨颈部细小 B. 负重量大

C. 处于松质骨和密质骨交界处 D. 老年人肝肾不足、骨质疏松

E. 血液供应差

16. 股骨头、颈部的血液供应的来源有( )

    A. 圆韧带内的小动脉 B. 股骨干滋养动脉降支

    C. 旋股内侧动脉分支 D. 股骨干滋养动脉升支

    E. 旋股外侧动脉的分支

17. 根据骨折部位不同，股骨颈骨折可分为( )

    A. 头下型骨折 B. 颈中股折 C. 囊内骨折

    D. 基底部骨折 E. 囊外骨折

18. 外展型股骨颈骨折病理生理特点是( )

    A. 骨折局部剪切力大 B. 骨折断端稳定性好

    C. 局部血运破坏少 D. 骨折愈合率相对高

    E. 骨折移位明显

19. 内收型股骨颈骨折病理生理特点是( )

    A. 骨折局部剪切力大 B. 骨折断端稳定性好

    C. 局部血运破坏少 D. 骨折愈合率相对高

    E. 骨折移位明显

20. 有移位的股骨颈骨折的下肢的畸形特点是( )

    A. 外展 B. 外旋 C. 缩短

    D. 屈膝 E. 伸髋

21. 股骨颈骨折按其 X 线摄片表现可分为( )

    A. 头下型 B. 外展型 C. 颈中型

    D. 内收型 E. 基底部型

22. 股骨颈骨折头下型，其愈合不良的原因有( )

    A. 骨折线位置较高 B. 血供不足 C. 错位明显

    D. 固定不确定 E. 护理不好

23. 股骨颈外展型骨折的特点是( )

    A. 两折端间呈外展关系

    B. 骨折端剪力小

C. 关节囊血运破坏小

D. 骨折线与股骨干纵轴线的垂直线形成的倾斜角小于30°

E. 较稳定

24. 股骨颈骨折的特点有( )

A. 患者平均年龄在60岁以上

B. 容易引起一些危及病人生命的合并症

C. 骨折不愈合率较一般骨折为高

D. 老年患者感染发热，往往出现高热

E. 易发生股骨头缺血性坏死

25. 老年人因股骨颈骨折长期卧床，易并发( )

A. 心力衰竭　　　　B. 褥疮　　　　　　C. 泌尿系统结石

D. 尿路感染　　　　E. 坠积性肺炎

二、填空题

26. 股骨颈骨折常见于_____多由_____暴力导致

27. 股骨颈骨折常见并发症有_____、_____和_____。

三、名词解释

28. 股骨颈骨折外展型

29. 股骨颈骨折内收型

四、简答题

30. 简述股骨颈骨折的临床表现以及辅助检查表现。

31. 股骨颈骨折的分类？

五、论述题

32. 哪种股骨颈骨折容易发生股骨头坏死，为什么？

33. 试述股骨颈骨折与髋关节脱位的鉴别诊断要点。

参考答案

一、选择题

（一）A型题

1. B　2. C　3. B　4. E　5. B　6. C　7. D　8. B

9. B 10. D 11. B 12. C

（二）B 型题

13.（1）D（2）B 14.（1）C（2）D

（三）X 型题

15. ABCD 16. ACDE 17. ABD 18. BCD 19. AE 20. BCD

21. BD 22. ABCD 23. ABCDE 24. ABCE 25. BCDE

二、填空题

26. 老年人、间接

27. 骨折不愈合、股骨头缺血性坏死、血管神经损伤

三、名词解释

28. 是指骨折线与股骨干纵轴的垂直线所形成的倾斜角小于 30 度的骨折，这类骨折剪力小，较稳定，血运破坏少，愈合率较高。

29. 是指骨折线与股骨干纵轴的垂直线所形成的倾斜角大于 50 度的骨折，此型骨折移位大，血运破坏较大，骨折愈合率较低，股骨头无菌性坏死率较高。

四、简答题

30. 答案参见前文。

31.（1）头下型：骨折线完全位于股骨头下，整个股骨颈均在骨折远端，股骨头可在髋臼和关节囊内自由转动。

（2）头颈型：即股骨颈斜行骨折由于股骨颈骨折多系扭转暴力所致，故真正的头下型和颈中型均属少见，而多数头下型骨折均带有一块大小不等的股骨颈骨折块，使骨折线呈斜行。

（3）经颈（颈中）型：全部骨折面均通过股骨颈，实际上此型较少见，特别老年患者中更少见，甚至有学者认为不存在此型。

（4）基底型：骨折线位于股骨颈基底。

前三型骨折的骨折线位于髋关节囊内，称囊内骨折；基底型骨折线位于囊外，称囊外骨折。

五、论述题

32. 头下型，骨折线完全位于股骨头下，整个股骨颈均在骨折远

端，股骨头可在髋臼和关节囊内自由转动。这类骨折在老年患者中最为多见，股骨头血供损伤严重，即使圆韧带动脉存在，也只能供给圆韧带凹附近小范围骨质血运；而圆韧带动脉随年龄增长而逐渐退化，甚至闭塞。因此，这类骨折愈合困难，股骨头发生缺血坏死发生率高，预后差。

33. 股骨颈骨折与髋关节脱位要从以下几方面进行鉴别：①发病年龄：股骨颈骨折多见于老年人，髋关节脱位多发生于青壮年。②病因：股骨颈骨折有外伤史，但暴力不大；髋关节脱位系由强大的暴力所引起。③伤肢情况：股骨颈骨折伤肢缩短、呈外旋、外展畸形，功能障碍；髋关节后脱位时伤肢功能障碍，呈屈曲、内收、内旋、缩短畸形；前脱位时患肢呈外展、外旋、屈曲、变长畸形。④大转子位置：股骨颈骨折大转子轻度上移或不变；髋关节后脱位大转子上移，前脱位时下移或触不清。⑤骨擦音：股骨颈骨折有时可闻及骨擦音；髋关节脱位无骨擦音。⑥X线检查：股骨颈骨折可见骨折部位及类型；髋关节脱位可见脱位类型及是否合并骨折。

股骨转子间骨折

【考点重点点拨】

1. 掌握：股骨转子间骨折的概念、诊断要点、治疗。
2. 熟悉：局部解剖特点、其骨折的合并损伤。

一、概述

（一）概念

（1）病因：股骨转子间骨折又叫股骨粗隆间骨折，多因老年人肝肾不足骨质疏松，加之直接或间接暴力所致，青壮年少见。

（2）<u>常见类型</u> { 顺转子间型 / 反转子间型 / 转子下型

（3）易发人群：多见于老年人。

（二）解剖特点

（1）股骨大转子位于股骨颈后上方，位置较表浅，小转子在股骨干后上内侧，大转子平面之下。

（2）股骨粗隆部位有丰富的肌肉层且血液供应丰富。

（三）并发症

股骨转子间骨折可遗留髋内翻、下肢外旋和短缩畸形。

二、诊断要点

（1）外伤史：髋部外伤史。

（2）临床表现 $\begin{cases} ①髋部疼痛，肿胀明显，大部髋关节功能丧失 \\ ②有广泛的瘀斑；压痛点多在大粗隆处 \\ ③不能站立或行走，患肢明显缩短内收、外旋畸形 \end{cases}$

（3）X线检查：髋关节 X 线正侧位片可明确骨折类型和移位情况。

三、治疗

（一）非手术治疗

方法	内　容
复位	①无移位骨折：丁字鞋制动，悬重 3～5kg 持续牵引 6～7 周 ②有移位的骨折：着重纠正患肢缩短和髋内翻——应采用手法整复（与股骨颈骨折同）
固定	①采用持续牵引、悬重 6～8kg ②固定于外展中立位：8 周（稳定型骨折） 　　　　　　　　　　　10 周（不稳定型骨折）
功能锻炼	固定期间，应注意不盘腿，不侧卧，经常做患肢肌肉运动和全身锻炼。骨折愈合后才可逐步负重
药物治疗	①初期：无移位骨折或嵌插骨折：骨折三期辨证施治 　　　　骨折明显移位者：破瘀生新为主方用血府逐瘀汤 ②中后期：注重补肝肾、壮筋骨，方用壮筋养血汤

（二）手术治疗

（1）手术适应证 $\begin{cases} ①不稳定性骨折 \\ ②青壮年骨折畸形愈合者 \end{cases}$

（2）手术方法 $\begin{cases} ①切开复位内固定 \\ ②转子下截骨术 \end{cases}$

巩固与练习

一、选择题

（一）A 型题

1. 股骨粗隆间骨折分型中属稳定性骨折的是（　　）

    A. 顺粗隆间型　　　　　B. 反粗隆间型　　　　　C. 粗隆下型

    D. 顺粗隆粉碎型　　　　E. 粗隆上型

2. 股骨粗隆间骨折反粗隆间型，其骨折近端移位方向是（　　）

    A. 外展、内旋　　　　　B. 外展、外旋　　　　　C. 内收、内旋

    D. 内收、外旋　　　　　E. 以上都不对

3. 下列不是股骨粗隆间骨折诊断要点的为（　　）

    A. 压痛点在腹股沟中点

    B. 患肢明显缩短、内收、外旋畸形

    C. 伤后局部疼痛、肿胀明显

    D. 压痛点多在大粗隆部

    E. 患肢明显内旋、屈曲畸形

4. 股骨粗隆间骨折牵引重量，一般约为体重的（　　）

    A. 1/5　　　　　　　　B. 1/6　　　　　　　　C. 1/7

    D. 1/8　　　　　　　　E. 1/9

5. 70 岁，女性，跌倒后右髋部疼痛、活动障碍 6 小时就诊。X 线示：右股骨粗隆间骨折（反粗隆间型）。股骨粗隆间骨折反粗隆间型，其骨折远端移位方向是（　　）

    A. 外展、内旋　　　　　B. 向上、向内　　　　　C. 内收、内旋

D. 内收、外旋　　　　E. 内收、中立位

6. 下列说法错误的是(　　)

A. 股骨转子间骨折又叫股骨粗隆间骨折

B. 股骨转子间骨折常见于年轻人

C. 股骨粗隆部位有丰富的肌肉层且血液供应丰富

D. 股骨转子间骨折易造成神经血管损伤

(二) X 型题

7. 股骨粗隆间骨折临床可分为(　　)

A. 粗隆上型　　　　　B. 粗隆下型　　　　　C. 顺粗隆间型

D. 反粗隆间型　　　　E. 以上都对

8. 股骨粗隆间骨折，患肢处于的位置(　　)

A. 内收　　　　　　　B. 外展　　　　　　　C. 内旋

D. 外旋　　　　　　　E. 缩短

9. 股骨粗隆间骨折中不稳定的有(　　)

A. 顺粗隆间型　　　　B. 反粗隆间型　　　　C. 粗隆下型

D. 顺粗隆粉碎型　　　E. 粗隆上型

二、填空题

10. 股骨转子间骨折常见并发症有 _____ 、_____ 和 _____ 。

三、简答题

11. 论述股骨颈骨折与股骨转子间骨折的鉴别。

参考答案

一、选择题

(一) A 型题

1. A　2. B　3. E　4. C　5. B　6. B

(二) X 型题

7. BCD　8. ADE　9. BCD

二、填空题

10. 髋内翻、下肢外旋和短缩畸形

三、简答题

11. 参考答案见前文。

股骨干骨折

【考点重点点拨】

1. 掌握：股骨干骨折的概念、诊断要点、治疗。
2. 熟悉：局部解剖特点、其骨折的合并损伤。

一、概述

（一）概念

（1）病因：多由直接暴力所致，骨折移位方向主要受肌肉牵拉所致。

（2）常见类型 $\begin{cases} 股骨上 1/3 骨折 \\ 股骨中 1/3 骨折 \\ 股骨下 1/3 骨折 \end{cases}$

（3）易发人群：多见于儿童及青壮年，男多于女。

（二）解剖特点

（1）股骨干是人体中最长的管状骨，指粗隆下至股骨髁上的部分，表面光滑，后方有一粗线，为肌肉附着处。

（2）股骨干有轻度向前突出的弧度，骨髓腔略呈圆形，上、中 1/3 的内径大体均匀一致，下 1/3 的内径较膨大。

（三）并发症

股骨干骨折可损伤坐骨神经和股动、静脉；严重挤压伤、粉碎骨折或多发骨折，可并发脂肪栓塞。

二、诊断要点

（1）外伤史：大腿外伤史。

（2）临床表现
- ①局部肿胀、疼痛、压痛、功能丧失
- ②出现缩短、成角和旋转畸形，可扪及骨擦音、异常活动
- ③早期可合并外伤性休克
- ④严重移位的股骨下 1/3 骨折，在腘窝部有巨大的血肿，小腿感觉和运动障碍，足背、胫后动脉搏动减弱或消失，末梢血循环障碍

（3）X 线检查：股骨干 X 线正侧位片可明确骨折类型和移位情况，最好包括上下两关节。

三、治疗

（一）非手术治疗

方法	内　容
复位	患者取仰卧位，一助手固定骨盆，另一助手用双手握小腿上段，顺势拔伸，并徐徐将患肢屈髋 90°屈膝 90°，沿股骨纵轴方向用力牵引，矫正重叠移位后，再按骨折不同部位分别采用不同手法
固定	①夹板固定 ②持续牵引
功能锻炼	①复位后第 2 天起：股四头肌舒缩及踝关节、跖趾关节屈伸活动 ②第 3 周开始：直坐床上，用健足蹬床，练习抬臀 ③第 5 周开始：两手拉吊杆，健足踩在床上支撑，收腹、抬臀、臀部完全离床 ④第 7 周开始：扶床架练习站立 ⑤解除牵引后：对上 1/3 骨折加用外展夹板，以防止内收成角，在床上活动 1 周即可扶双拐下地做患肢不负重的步行锻炼 ⑥骨折端有连续性骨痂时：循序渐进地增加负重 ⑦骨折端稳定者：可改用单拐。1~2 周后才弃拐行走
药物治疗	①初期：活血化瘀——活血止痛汤 ②中期：接骨续损，和营止痛——续骨活血汤 ③后期：补养气血，强壮筋骨——四物汤合左归丸

（二）手术治疗

（1）手术适应证 $\begin{cases} ①严重开放性骨折 \\ ②合并神经血管损伤者 \end{cases}$

（2）手术方法：切开复位内固定。

巩固与练习

一、选择题

（一）A 型题

1. 检查股骨干骨折常用的手法是（　　　）

    A. 屈伸法　　　　　　B. 旋转法　　　　　　　C. 叩击法

    D. 挤压法　　　　　　E. 端提法

2. 股骨干骨折、骨盆骨折、多发性骨折都容易出现的并发症是（　　　）

    A. 血管损伤　　　　　B. 神经损伤　　　　　　C. 感染

    D. 损伤性休克　　　　E. 骨不愈合

3. 对股骨干骨折切开复位有良好标志作用的解剖标志是（　　　）

    A. 转子间线　　　　　B. 股骨粗线　　　　　　C. 转子间嵴

    D. 股骨向前弧度　　　E. 大转子

4. 42 岁，男性，2 小时前被汽车撞倒，当即感右大腿变形、剧痛、不能活动，随即肿胀。X 线示：右股骨干骨折，移位明显。股骨干下 1/3 骨折，其最多见的远折端移位方向是（　　　）

    A. 向上　　　　　　　B. 向外　　　　　　　　C. 向前

    D. 向后　　　　　　　E. 向内

（二）B 型题

5. （1）直接暴力引起的股骨干骨折多为（　　　）

   （2）间接暴力引起的股骨干骨折多为（　　　）

    A. 横断　　　　　　　B. 斜型　　　　　　　　C. 蝶型

    D. "Y" 型　　　　　　E. 不完全性

6. （1）若股骨干骨折重叠移位较多，手法牵引未能完全矫正时，

可用何手法矫正（　　　）

（2）若股骨干骨折斜行、螺旋骨折背向移位时，用何手法矫正（　　　）

A. 旋转　　　　　　B. 折顶　　　　　　C. 回旋

D. 端提　　　　　　E. 分骨

7. （1）股骨干骨折复位后，根据骨折不同部位而放置压垫，中上1/3骨折应放在（　　　）

（2）股骨干骨折复位后，根据骨折不同部位而放置压垫，中1/3骨折应放在（　　　）

A. 近端的前方，远端的外侧

B. 近端的外侧，远端的前方

C. 近端的前方和外侧

D. 断端的前方和外侧

E. 远端的前方和外侧

二、名词解释

8. 股骨干骨折

三、简答题

9. 简述股骨干骨折的常用治疗方法？

四、论述题

10. 股骨干骨折的临床表现。

参考答案

一、选择题

（一）A 型题

1. C　2. D　3. B　4. D

（二）B 型题

5. （1）A（2）B　6. （1）B（2）C　7. （1）C（2）D

二、名词解释

8. 指发生于股骨自腓肠肌起点上2~4cm范围内的骨折。

三、简答题

9. ①手法复位，夹板固定配合持续牵引。②持续牵引复位加夹板固定。③切开复位与内固定。

四、论述题

10. （1）全身表现：股骨干骨折多由于严重的外伤引起，出血量可达 1000～1500 毫升。如系开放性或粉碎性骨折，出血量可能更大，患者可伴有血压下降、面色苍白等出血性休克的表现；如合并其他部位脏器的损伤，休克的表现可能更明显。

（2）局部表现：可具有骨折的共性症状，包括疼痛、局部肿胀、成角畸形、异常活动、肢体功能受限及纵向叩击痛或骨擦音。如合并有神经、血管损伤，足背动脉可无搏动或搏动轻微，伤肢有循环异常的表现，可有浅感觉异常或远端被支配肌肉肌力异常。

股骨髁上骨折

【考点重点点拨】

1. 掌握：股骨髁上骨折的概念、诊断要点、治疗。
2. 熟悉：局部解剖特点、其骨折的合并损伤。

一、概述

（一）概念

（1）病因：多由间接暴力传达至股骨自腓肠肌起点上 2～4cm 范围内所致骨折。

（2）<u>常见类型</u>$\begin{cases} \text{屈曲型：远端向后移位，骨折线由后上斜向前下方} \\ \text{伸直型：远端向前移位，骨折线从前上斜向后下} \end{cases}$

（3）易发人群：多见于青壮年。

（二）解剖特点

（1）股骨髁上指股骨自腓肠肌起点上 2～4cm 范围内。

（2）股骨下端变大，并呈旋转，向两端延长为股骨髁。

（三）并发症

屈曲型易压迫或损伤腘动、静脉和神经。

二、诊断要点

（1）外伤史：大腿外伤史。

（2）临床表现 { ①局部疼痛，肿胀明显，膝关节功能障碍
②在腘窝部有巨大的血肿，小腿感觉和运动障碍，足背、胫后动脉搏动减弱或消失，末梢血循环障碍

（3）X 线检查：膝关节正侧位 X 线可明确骨折类型和移位情况。

三、治疗

（一）非手术治疗

方法	内　　容
复位	①青枝骨折、无移位骨折：无需复位，只需夹板固定 ②有移位——屈曲型骨折：股骨髁部冰钳或克氏针牵引 　　　　　　伸直型骨折：胫骨结节牵引
固定	夹板固定
功能锻炼	①尽早进行股四头肌舒缩和关节屈伸功能锻炼 ②5～7周后：解除牵引——改用超膝关节夹板固定，直至骨折愈合
药物治疗	①按骨折三期辨证施治 ②解除夹板固定后：中药熏洗并结合按摩，防止关节僵硬

（二）手术治疗

（1）手术适应证 { ①手法复位不成功者
②开放性骨折合并神经、血管损伤者

（2）手术方法：切开复位内固定。

巩固与练习

一、选择题

（一）A型题

1. 42岁，男性，2小时前被汽车撞倒，当即感右膝部剧痛、不能活动，随即肿胀。X线示：右股骨髁上骨折。股骨髁上骨折若局部出现较大的血肿，且胫后动脉、足背动脉搏动减弱或消失时，应考虑的并发症是（　　）

    A. 深静脉栓塞　　　　　B. 筋膜间隔综合征　　　C. 腘动脉损伤

    D. 腘静脉损伤　　　　　E. 以上都不是

2. 伸直型股骨髁上骨折应该采用骨牵引是（　　）

    A. 股骨髁上牵引　　　　B. 胫骨结节牵引　　　　C. 跟骨牵引

    D. 骨盆牵引　　　　　　E. 其他方法

（二）B型题

3. （1）股骨髁上骨折屈曲型，远端移位方向是（　　　）

   （2）股骨髁上骨折伸直型，远端移位方向是（　　　）

    A. 内　　　　　　　　　B. 外　　　　　　　　　C. 前

    D. 后　　　　　　　　　E. 上

（三）X型题

4. 无移位或轻度移位的股骨髁上骨折的处理包括（　　）

    A. 无需整复　　　　　　　　　　B. 在无菌操作下抽净关节积血

    C. 使用骨牵引整复　　　　　　　D. 夹板或石膏托固定4~6周

    E. 切开复位固定

5. 有移位的股骨髁上骨折的治疗为（　　）

    A. 骨牵引后无需整复

    B. 骨牵引后配合手法整复

    C. 整复时注意保护腘窝神经血管

    D. 屈曲型骨折采用股骨髁部冰钳牵引

    E. 伸直型采用胫骨结节牵引

二、简答题

6. 股骨髁上骨折有哪些临床表现？

 参考答案

一、选择题

（一） A 型题

1. C　2. B

（二） B 型题

3. (1) D　(2) C

（三） X 型题

4. ABCD　5. BCDE

二、简答题

6. 全身症状：大多较股骨干骨折为轻，休克发生率为股骨干骨折的 $1/8 \sim 1/10$。

局部症状：骨折局部之肿胀疼痛及在股骨髁上部的压痛及传导叩痛；骨折远端侧向移位及膝端屈曲畸形；患肢尤其是膝关节功能障碍；伤及腘动脉或其他血管损伤等并发症。

股骨髁间骨折

【考点重点点拨】

1. 掌握：股骨髁间骨折的概念、诊断要点、治疗。

2. 熟悉：局部解剖特点、其骨折的合并损伤。

一、概述

（一）概念

（1）病因：多由高处坠下，足部触地，暴力传达所致骨折。

（2）常见类型 $\begin{cases}\text{"T" 型骨折} \\ \text{"Y" 型骨折}\end{cases}$

（3）易发人群：多见于中老年男性。

（二）解剖特点

（1）股骨髁间骨折指髁关节面以上 9cm 内的干骺端骨折。

（2）骨折端位于关节内。

（三）合并症

易合并损伤伸膝装置，关节腔积血。

二、诊断要点

（1）外伤史：大腿外伤史。

（2）临床表现 $\begin{cases}①\text{局部疼痛，肿胀明显，膝关节功能障碍} \\ ②\text{在腘窝部有巨大的血肿，小腿感觉和运动障碍，} \\ \quad \text{足背动脉、胫后动脉搏动减弱或消失，末梢血} \\ \quad \text{循环障碍}\end{cases}$

（3）X 线检查：膝关节正侧位 X 线可明确骨折类型和移位情况。

三、治疗

（一）非手术治疗

方法	内 容
复位	整复前先抽净关节内积血 ①内外两髁分离者行股骨髁冰钳牵引，压迫两髁复位 ②无明显移位者胫骨结节牵引—压迫两髁复位超关节夹板固定
固定	超关节夹板固定
功能锻炼	①牵引期间：股四头股舒缩活动 ② 6~8 周后解除牵引：不负重步行锻炼，关节屈曲活动 ③骨折愈合坚强：负重行走

（二）手术治疗

（1）手术适应证 $\begin{cases}①手法整复不能满意者\\②开放性骨折合并神经、血管损伤者\end{cases}$

（2）手术方法：切开复位内固定。

巩固与练习

一、选择题

（一）A 型题

1. 股骨髁间骨折复位应达到良好的对位使关节面光滑完整，是为防止后期发生（　　）

　　A. 缺血性肌挛缩　　　B. 骨化性肌炎　　　　C. 足下垂

　　D. 缺血性骨坏死　　　E. 创伤性关节炎

（二）B 型题

2.（1）股骨髁间骨折，内外二髁分离者，应采用（　　）

（2）股骨髁间骨折，无明显移位者，应采用（　　）

　　A. 石膏固定　　　　　　　　B. 夹板固定

　　C. 股骨髁冰钳牵引　　　　　D. 胫骨结节牵引

　　E. 手术切开复位内固定

二、简答题

3. 股骨髁间骨折的诊断要点？

参考答案

一、选择题

（一）A 型题

1. E

（二）B 型题

2.（1）C（2）D

二、简答题

答案参见本章相关内容。

髌 骨 骨 折

【考点重点点拨】

1. 掌握：髌骨骨折的概念、诊断要点、治疗。
2. 熟悉：局部解剖特点、其骨折的合并损伤。

一、概述

（一）概念

（1）病因：多由直接暴力或肌肉牵拉力所致。

（2）易发人群：多见于成年人。

（二）解剖特点

（1）髌骨是人体中最大的籽骨，呈三角形，底边在上而尖端在下，后面是软骨关节面。

（2）股四头肌腱连接髌骨上部，并跨过其前面，移行为髌下韧带止于胫骨结节。

（三）合并症

易合并损伤股骨髁关节面及导致髌股关节炎。

二、诊断要点

（1）外伤史：膝部外伤史。

（2）临床表现 $\left\{\begin{array}{l}①局部疼痛，肿胀明显，膝关节功能障碍 \\ ②常有皮下瘀斑、膝部皮肤擦伤，骨折有分离移位 \\ \quad 时，可以摸到凹下呈沟状的骨折断端，骨擦音或 \\ \quad 异常活动\end{array}\right.$

（3）X线检查：膝关节正位、侧位、轴位 X 线可明确骨折类型和移位情况。

三、治疗

（一）非手术治疗

方法	内　容
复位	①无移位的髌骨骨折：无需整复，只需伸膝位固定 ②轻度分离移位骨折：吸净关节积血，伸直位，触摸髌骨确定完整性 ③移位 2cm 以上：多采用切开复位
固定	①无移位或少移位骨折：抱膝环固定或弹性抱膝兜固定，后侧长夹板固定伸直位 4 周 ②分离移位的固定：闭合穿针，手法复位后捆扎固定、钢丝内固定或丝线荷包式缝合内固定 ③粉碎骨折：髌骨部分或全切除术，固定膝关节于伸直位 4～5 周
功能锻炼	①固定期间：应逐步加强股四头肌舒缩活动 ②解除固定后：进行膝关节屈伸锻炼
药物治疗	①早期：活血化瘀消肿——七厘散 ②中期：接骨续筋，通利关节——接骨紫金丹 ③后期：补肝肾壮筋骨——左归丸

（二）手术治疗

（1）手术适应证 $\begin{cases} ①手法整复不能满意者 \\ ②开放粉碎性骨折 \end{cases}$

（2）手术方法 $\begin{cases} ①切开复位内固定 \\ ②张力带钢丝内固定 \\ ③髌骨切除术 \end{cases}$

巩固与练习

一、选择题

（一）A 型题

1. 轻度分离移位的髌骨骨折，整复后可用什么来固定（　　　）

　　A. 腰柱　　　　　　　　B. 夹板　　　　　　　　C. 石膏

　　D. 抱膝环　　　　　　　E. 以上都可以

2. 髌骨骨折切开复位内固定的指征为（　　　）

A. 无移位的髌骨骨折   B. 分离移位达 1cm 以上

C. 分离移位达 2cm 以上   D. 皮肤有破损者

E. 以上都不对

3. 髌骨骨折的治疗要求有（　　）

A. 恢复伸膝装置   B. 保持关节面完整光滑

C. 避免肌肉萎缩   D. 防止创伤性关节炎

E. 以上都对

（二）B 型题

4.（1）直接暴力引起的髌骨骨折多为（　　）

（2）间接暴力引起的髌骨骨折多为（　　）

A. 横断   B. 螺旋形   C. 粉碎

D. 嵌插   E. 以上都不是

（三）X 型题

5. 关于髌骨骨折，说法正确的是（　　）

A. 间接暴力所致多为横形

B. 骨折线经过上 1/3 部者最多见

C. 无移位髌骨骨折占 80%

D. 髌骨骨折是一种关节内的骨折

E. 抓髌器固定法适用于无移位骨折

二、简答题

6. 髌骨骨折如何进行固定？

三、论述题

7. 髌骨骨折的诊断要点。

参考答案

一、选择题

（一）A 型题

1. D   2. C   3. E

（二）**B 型题**

4.（1）C （2）A

（二）**X 型题**

5. AD

二、简答题

答案参见前文。

三、论述题

答案参见前文。

胫骨髁骨折

【考点重点点拨】

1. **掌握**：胫骨髁骨折的概念、诊断要点、治疗。
2. **熟悉**：局部解剖特点、其骨折的合并损伤。

一、概述

（一）概念

（1）病因：多由严重的传达暴力所致。

（2）易发人群：多见于青壮年。

（二）解剖特点

（1）胫骨上端宽厚，左右膨大，形成内侧髁和外侧髁，其上的关节面称胫骨平台。

（2）若受力不等，则一髁骨折；若受力相等，则两髁同时骨折。

（三）合并症

易合并内侧副韧带、外侧副韧带、半月板损伤。

二、诊断要点

（1）外伤史：膝部外伤史。

（2）临床表现$\left\{\begin{array}{l}①局部疼痛，瘀肿，膝关节功能障碍\\②可有膝外、内翻畸形，若侧副韧带断裂，则侧向\\牵拉试验阳性。交叉韧带亦断裂时，则抽屉试\\验阳性\end{array}\right.$

（3）X 线检查：膝关节正侧位 X 线可确诊。

三、治疗

（一）非手术治疗

方法	内　　容
复位	①无移位骨折：固定膝关节于伸直位置约 4～5 周 ②有移位骨折：手法扣挤整复或持续牵引
固定	①整复后用内、外、后侧和前外、前内五块夹板固定 ②若移位严重，且关节面有压缩者，可考虑切开整复和内固定 ③合并韧带断裂者，早期作韧带修补或晚期作重建术，以稳定膝关节
功能锻炼	①早期积极作股四头肌和膝关节主动活动锻炼 ②后期可配合按摩和熏洗
药物治疗	按骨折三期辨证施治，后期可用中药熏洗

（二）手术治疗

（1）手术适应证：严重移位且关节面有塌陷手法无法复位者。

（2）手术方法$\left\{\begin{array}{l}切开复位内固定\\韧带修补或重建术\end{array}\right.$

巩固与练习

一、选择题

（一）A 型题

1. 胫骨平台骨折后期最易并发（　　　）

　　A. 缺血性肌挛缩　　　　　　　B. 缺血性骨坏死

　　C. 足下垂　　　　　　　　　　D. 迟发性畸形

　　E. 创伤性关节炎

2. 胫骨平台骨折，若检查时发现侧向试验阳性则提示（　　　）

   A. 半月板损伤　　　　　　　　B. 前交叉韧带损伤

   C. 侧副韧带损伤　　　　　　　D. 内侧副韧带损伤

   E. 外侧副韧带损伤

（二）B 型题

3.（1）胫骨上端骨折应注意（　　　）

  （2）腓骨上端骨折应注意（　　　）

   A. 筋膜间隔综合征　　　　　　B. 腓总神经损伤

   C. 迟缓愈合或骨不连　　　　　D. 腘动脉损伤

   E. 创伤性关节炎

（三）X 型题

4. 胫骨平台骨折治疗时应力求达到（　　　）

   A. 恢复伸膝功能　　　　　　　B. 恢复小腿的长度

   C. 恢复下肢的正常生理轴线　　D. 恢复小腿的负重功能

   E. 恢复关节面的完整

5. 胫骨髁骨折常合并（　　　）

   A. 腓骨小头骨折　　　　　　　B. 侧副韧带损伤

   C. 半月板损伤　　　　　　　　D. 膝关节囊撕裂

   E. 交叉韧带损伤

6. 有移位的胫骨平台骨折正确的整复固定是为了防止（　　　）

   A. 迟发性肌炎　　　　　　　　B. 膝关节不稳

   C. 内外翻畸形　　　　　　　　D. 废用性僵直

   E. 创伤性关节炎

7. 根据暴力方向的不同胫骨平台骨折可分为（　　　）

   A. 单髁骨折　　　　　　　　　B. 双髁骨折

   C. 纵形骨折　　　　　　　　　D. 压缩性骨折

   E. 粉碎性骨折

二、简答题

8. 胫骨髁骨折的治疗目的以及需要考虑的因素有哪些？（请参考《骨与关节损伤》回答）

一、选择题

（一）A 型题

1. E　2. C

（二）B 型题

3.（1）D （2）B

（三）X 型题

4. CE　5. BCE　6. BE　7. ABCDE

二、简答题

8. 胫骨髁骨折的治疗目的应获得稳定、好的对线，可动和无疼痛的关节，减少创伤性关节炎的发生。在选择治疗方法时必须个体化，应取决于下列因素：①膝关节的稳定性；②骨折移位和粉碎的程度；③开放或闭合的损伤；④皮肤的情况；⑤合并的软组织和骨的损伤；⑥合并神经和血管损伤情况；⑦是否存在多分损伤；⑧患者的年龄和是否合并其他内科情况；⑨骨的质量等。

胫、腓骨干骨折

【考点重点点拨】

1. 掌握：胫、腓骨干骨折的概念、诊断要点、治疗。
2. 熟悉：局部解剖特点、其骨折的合并损伤。

一、概述

（一）概念

（1）病因：直接暴力、间接暴力均可致胫、腓骨干骨折。

（2）易发人群：多见于 10 岁以下儿童或青壮年。

（二）解剖特点

（1）胫骨干中上段横断面呈三棱形，下 1/3 呈四方形，并有一生理弧度。

（2）胫骨干中下 1/3 交界处较细弱，为骨折的好发部位。

（三）合并症

易合并胫前、后动脉，腘动脉，腓总神经损伤及筋膜间隔综合征。

二、诊断要点

（1）外伤史：明显小腿外伤史。

（2）临床表现 $\begin{cases} ①局部疼痛，肿胀，功能障碍 \\ ②可有骨擦音和异常活动，有移位骨折者，肢体缩 \\ \quad 短、成角及足外旋畸形 \end{cases}$

（3）X 线检查：X 线照片应包括胫骨、腓骨全长，可明确骨折类型、部位和移位方向。

三、治疗

（一）非手术治疗

方法	内 容
复位	①无移位骨折：只需用夹板固定，直至骨折愈合 ②有移位骨折：稳定性骨折：手法整复，夹板固定 　　　　　　　　不稳定性骨折：手法整复、夹板固定、配合跟骨牵引
固定	①压力垫；②夹板、布带；③跟骨牵引
功能锻炼	①整复固定后：作踝、足部关节屈伸及股四头肌舒缩活动 ②跟骨牵引：用健腿和两手支持体重抬臀 ③稳定性骨折：第 2 周——抬腿及膝关节活动 　　　　　　　　第 4 周——扶双拐不负重步行 ④不稳定性骨折：解除牵引后，仍需床上锻炼 5～7 天，扶双拐作不负重步行锻炼
药物治疗	①开放性骨折：早期在活血祛瘀方药中加以凉血清热、祛风解毒之品 ②早期局部肿甚：宜酌加利水消肿之药 ③胫骨中、下 1/3 骨折局部血供较差：后期着重补气血、养肝肾、壮筋骨 ④陈旧骨折：施行手法折骨或切开复位，术后亦应及早使用补法

（二）手术治疗

（1）手术适应证 $\begin{cases} ①手法整复不成功者 \\ ②开放性骨折 \\ ③合并神经、血管损伤 \\ ④陈旧性骨折畸形愈合或不愈合者 \end{cases}$

（2）手术方法 $\begin{cases} ①切开复位钢板内固定 \\ ②髓内钉固定 \end{cases}$

巩固与练习

一、选择题

（一）A 型题

1. 胫腓骨骨折，骨折线在同一水平说明最有可能是（　　）

    A. 软组织损伤较轻　　　　　　B. 由传达暴力所致

    C. 由扭转暴力所致　　　　　　D. 受重物直接打击所致

    E. 骨折为开放性

2. 胫腓骨骨折常发生延迟愈合的部位是（　　）

    A. 上 1/3　　　　　　B. 中 1/3　　　　　　C. 中上 1/3

    D. 中下 1/3　　　　　E. 下端

3. 胫腓骨骨折用跟骨牵引进针时，内侧应比外侧低，这是为了使（　　）

    A. 足跟内旋　　　　　B. 足跟外旋　　　　　C. 足跟内翻

    D. 足跟外翻　　　　　E. 避免损伤重要血管、神经

（二）B 型题

4.（1）直接暴力引起的胫腓骨骨折多为（　　）

  （2）间接暴力引起的胫腓骨骨折多为（　　）

    A. 横断　　　　　　B. 螺旋形　　　　　　C. 粉碎

    D. 嵌插　　　　　　E. 以上都不是

5.（1）胫骨上端骨折应注意（　　）

  （2）腓骨上端骨折应注意（　　）

　　A. 筋膜间隔综合征　　　　　B. 腓总神经损伤

　　C. 迟缓愈合或骨不连　　　　D. 腘动脉损伤

　　E. 创伤性关节炎

6.（1）胫腓骨骨折夹板固定的范围中，上 1/3 骨折应（　　）

　　（2）胫腓骨骨折夹板固定的范围中，下 1/3 骨折应（　　）

　　A. 超膝关节　　　　　　　　B. 超踝关节

　　C. 上超膝关节，下超踝关节　　D. 不必超膝、踝关节

　　E. 以上都不对

（三）X 型题

7. 下列关于胫腓骨干骨折，说法正确的有（　　）

　　A. 中下 1/3 处为骨折好发部位

　　B. 胫骨中下 1/3 段骨折易发生迟缓愈合或不愈合

　　C. 有移位者，出现肢体缩短、成角及足内旋畸形

　　D. 损伤严重可能发生筋膜间隔区综合征

　　E. X 线摄片应包括胫、腓骨全长的正、侧位片

8. 胫腓骨骨折易并发（　　）

　　A. 腘动脉损伤　　　　　　　　B. 筋膜间隔综合征

　　C. 腓总神经损伤　　　　　　　D. 延迟愈合或骨不连

　　E. 创伤性关节炎

9. 胫腓骨骨折有移位时，可有（　　）

　　A. 肢体缩短　　　　B. 足内旋畸形　　　　C. 足外旋畸形

　　D. 成角畸形　　　　E. 骨擦音

10. 胫腓骨骨折时，如果患肢严重肿胀或大量水疱，则不宜采用夹板固定，以免造成（　　）

　　A. 褥疮　　　　　　　B. 感染　　　　　　　C. 压疮

　　D. 加重移位　　　　　E. 骨延迟愈合

二、填空题

11. 胫骨中、下 1/3 骨折局部血供较差，不易愈合，后期着重_____

三、简答题

12. 简述胫腓骨骨折复位及固定方法。

13. 简述胫骨骨折的分型。

14. 胫腓骨骨折的常见合并症有哪些?

参考答案

一、选择题

(一) A 型题

1. D 2. D 3. C

(二) B 型题

4. (1) A (2) B 5. (1) D (2) B 6. (1) A (2) B

(三) X 型题

7. ABDE 8. ABCDE 9. ACDE 10. BC

二、填空题

11. 补气血、养肝肾、壮筋骨

三、简答题

12. 答案参见本章相关内容。

13. ①单纯骨折:包括斜行骨折、横行骨折及螺旋骨折;②蝶形骨折:蝶形骨块的大小和形状有所不同,因扭转应力致成的蝶形骨折块较长,直接打击的蝶形骨折块上可再有骨折线;③粉碎骨折:一处骨折粉碎,还有多段骨折。

14. 胫前、后动脉,腘动脉,腓总神经损伤及筋膜间隔综合征。

踝部骨折脱位

【考点重点点拨】

1. 掌握:踝部骨折脱位的概念、诊断要点、治疗。

2. 熟悉:局部解剖特点、其骨折的合并损伤。

一、概述

（一）概念

（1）病因：多由高处坠下或足底踏在凸处，使足内翻或外翻所致。

（2）常分度 $\begin{cases} Ⅰ°：单踝骨折 \\ Ⅱ°：双踝骨折、距骨轻度脱位 \\ Ⅲ°：三踝骨折、距骨脱位 \end{cases}$

（二）解剖特点

（1）胫骨下端、腓骨下端、距骨构成踝关节。

（2）内、外、后三踝构成踝穴，而距骨居于其中呈屈戌关节。

（三）合并症

易合并损伤踝部韧带、血管和神经。

二、诊断要点

（1）外伤史：踝部外伤史。

（2）临床表现 $\begin{cases} ①局部疼痛，肿胀明显，踝关节功能障碍 \\ ②外翻骨折多呈外翻畸形，内翻骨折多呈内翻畸形， \\ \quad 骨折脱位时，畸形更加明显 \end{cases}$

（3）X线检查：踝关节X线正侧位片可显示骨折脱位程度和损伤类型。

三、治疗

（一）非手术治疗

方法	内　　容
复位	拔伸翻转即可复位 ①如有下胫腓关节分离：内外踝部加以挤压 ②如后踝骨折合并距骨后脱位：作悬吊滑动牵引

方法	内　　容
固定	①梯形垫、塔形垫、空心垫：防止夹板压在两踝骨突 ②夹板固定：内翻骨折固定在外翻位，外翻骨折固定在内翻位 ③胫骨后唇骨折：稍背伸位 　胫骨前唇骨折：跖屈位 ④施行关节融合术者：固定3个月
功能锻炼	①第2周：加大踝关节主动活动范围 ②第3周：将外固定打开，对踝周软组织按摩，作踝关节的主动伸屈活动
药物治疗	①中期以后应注意舒筋活络、通利关节 ②后期若局部肿胀难消者，宜行气活血、健脾利湿 ③关节融合术后则须补肾壮骨，促进骨折愈合

（二）手术治疗

（1）手术适应证　①手法整复不能满意者　②开放性骨折　③陈旧性骨折脱位

（2）手术方法　①切开复位内固定　②切开复位植骨术　③关节融合术

巩固与练习

一、选择题

（一）A型题

1. 不属于关节内骨折的踝部骨折是（　　）

　A. 单踝骨折　　　　　B. 双踝骨折　　　　　C. 三踝骨折

　D. 踝上骨折　　　　　E. 以上都不是

2. 内翻暴力造成的踝部骨折，说法不正确的是（　　）

　A. 内踝为斜形骨折

　B. 外踝为撕脱性横断骨折

　C. 胫腓副韧带、下胫腓韧带撕裂

　D. 距骨向外脱位

E. 以上都不是

3. 内翻暴力、外翻暴力均可引起的踝关节损伤为（　　）

A. 内踝斜行骨折　　　B. 外踝撕脱性骨折　　　C. 距骨向内脱位

D. 下胫腓韧带撕裂　　E. 三角韧带撕裂

（二）B 型题

4. （1）双踝骨折，内踝骨折线为斜形，外踝骨折线为横断形，致伤暴力形式可能是（　　）

（2）双踝骨折后，外踝骨折线为斜形，内踝骨折线为横断形，致伤暴力形式可能是（　　）

A. 纵向挤压暴力　　　B. 外旋暴力　　　　　C. 外翻暴力

D. 内翻暴力　　　　　E. 以上都不是

5. （1）单踝骨折，距骨无移位属于（　　）

（2）双踝骨折合并距骨向内或外或后脱位属于（　　）

（3）三踝骨折合并距骨脱位属于（　　）

A. Ⅰ度踝部骨折　　　B. Ⅱ度踝部骨折　　　C. Ⅲ度踝部骨折

D. Ⅳ度踝部骨折　　　E. 以上都不是

6. （1）当内、外翻暴力作用造成踝关节损伤时，若踝关节处于跖屈位，则会造成（　　）

（2）当内、外翻暴力作用造成踝关节损伤时，若踝关节处于背伸位，则会造成（　　）

A. 距骨向前脱位　　　B. 内踝斜形骨折　　　C. 胫骨前唇骨折

D. 腓侧副韧带断裂　　E. 后踝骨折

（三）X 型题

7. 下列属于关节内骨折的是（　　）

A. 股骨转子间骨折　　B. 股骨髁间骨折　　　C. 髌骨骨折

D. 胫骨髁部骨折　　　E. 距骨骨折

8. 下列哪些符合踝关节的结构特点（　　）

A. 内、外、后三踝构成踝穴

B. 外踝比较窄而长，位于内踝的稍后方

C. 内踝的三角韧带较外踝的韧带坚强

D. 踝关节处于背伸位时，关节稳定，不易扭伤

E. 踝关节处于跖屈位时，关节稳定，不易扭伤

9. 应将踝关节固定在跖屈位的骨折类型是(　　　)

　　A. 踝部骨折兼有胫骨后唇骨折

　　B. 踝部骨折兼有胫骨前唇骨折

　　C. 跟骨结节纵形骨折

　　D. 跟骨结节横形骨折

　　E. 距骨颈骨折

10. 有移位的踝部骨折，整复时应注意(　　　)

　　A. 外翻损伤使踝部内翻

　　B. 内翻损伤使踝部内翻

　　C. 如后踝骨折合并距骨后脱位，可利用长袜套牵引整复

　　D. 内外踝加压挤压以整复下胫腓关节分离

　　E. 患者应平卧屈膝位

二、填空题

11. 防止夹板压在两踝骨突的垫有_____。

三、名词解释

12. pilon 骨折

13. 三踝骨折

四、简答题

14. 简述踝部骨折复位后的固定方式。

15. 简述内翻暴力造成踝部损伤的特点。

16. 简述外翻暴力造成踝部损伤的特点。

五、论述题

17. 踝部骨折脱位如何进行复位和固定？

参考答案

一、选择题

（一）A 型题

1. D　2. D　3. D

（二）B 型题

4.（1）D（2）C　5.（1）A（2）B（3）C　6.（1）E（2）C

（三）X 型题

7. BCDE　8. ABCD　9. BCDE　10. ACDE

二、填空题

11. 梯形垫、塔形垫、空心垫

三、名词解释

12. pilon 骨折：累及胫距关节面的胫骨远端骨折，具体来说是指胫骨远端 1/3 波及胫距关节面的骨折，胫骨远端关节面严重粉碎，骨缺损及远端松质骨压缩。

13. 三踝骨折：即内踝、外踝和后踝同时发生不同程度的骨折或骨裂。

四、简答题

14. 答案参见前文。

15. 由于足踝强力内翻，使内踝侧受挤迫，内踝多为斜形骨折，外踝受牵拉多为撕脱性横断骨折或腓侧副韧带、下胫腓韧带撕裂，距骨向内脱位。

16. 足踝强力外翻，使外踝侧受挤迫，外踝多为斜形骨折，内踝牵拉多为撕脱性横断骨折或三角韧带、下胫腓韧带撕裂，距骨向外脱位。

五、论述题

答案参见前文。

距 骨 骨 折

【考点重点点拨】

1. 掌握：距骨骨折的概念、诊断要点、治疗。

2. 熟悉：局部解剖特点、其骨折的合并损伤。

一、概述

（一）概念

（1）病因：多由踝背伸外翻暴力所致。

（2）类型 { 单纯距骨颈骨折
　　　　　　合并距骨体后脱位
　　　　　　距骨后唇骨折伴有距骨前脱位

（二）解剖特点

（1）足部有 28 块骨组成，包括跗骨 7 块、距骨 5 块、趾骨 14 块、籽骨 2 块。

（2）足部骨骼构成 3 个主要足弓即内侧纵弓、外侧纵弓与跖骨间的横弓，距骨是足弓的顶。

（三）合并症

易合并损伤踝部韧带、血管和神经。

二、诊断要点

（1）外伤史：踝部外伤史。

（2）临床表现 { ①局部疼痛，肿胀明显，踝关节功能障碍，不能站立行走
　　　　　　　②明显移位时出现畸形

（3）X 线检查：踝部与跗骨正侧位 X 线可明确骨折移位程度、类型及有无合并脱位。

三、治疗

（一）非手术治疗

方法	内　容
复位	推压端提使两骨折块对合，合并脱位者再将距骨体复入踝穴
固定	①距骨颈骨折：跖屈稍外翻位 8 周 ②距骨后唇骨折伴距骨前脱位：功能位固定 4～6 周 ③切开整复内固定或关节融合术者：管型石膏固定踝关节功能位 3 个月
功能锻炼	①固定期间：足趾、膝关节屈曲锻炼 ②解除固定前 3 周：开始扶拐逐渐负重步行锻炼 ③解除固定后：踝关节屈伸、内翻、外翻活动锻炼 ④施行关节融合者：扶拐锻炼时间要长些
药物治疗	距骨骨折容易引起骨的缺血性坏死，故中后期应重用补气血、益肝肾、壮筋骨的药物，以促进骨折愈合

（二）手术治疗

（1）手术适应证 $\begin{cases} ①手法整复不能满意者 \\ ②骨折块进入关节间隙内 \end{cases}$

（2）手术方法 $\begin{cases} ①切开复位内固定 \\ ②关节融合术 \end{cases}$

巩固与练习

一、选择题

（一）A 型题

1. 易继发骨缺血坏死的足跗骨骨折是（　　）

　　A. 跟骨骨折　　　　　B. 距骨骨折　　　　　C. 足舟骨骨折

　　D. 楔状骨骨折　　　　E. 距骨骨折

2. 距骨颈骨折整复后，应将踝关节固定在（　　）

　　A. 背伸位　　　　　　B. 中立位　　　　　　C. 功能位

　　D. 跖屈稍内翻位　　　E. 跖屈稍外翻位

3. 42 岁，男性，2 小时前于驾车途中，足踩刹车时撞车后出现右踝部肿痛、活动受限，不能站立行走。X 线示：右距骨颈骨折。对距骨的主要血液供应，以下描述正确的是（　　）

A. 从距骨头进入　　　　　　　B. 从距骨颈进入

C. 从距骨体进入　　　　　　　D. 从距骨的前方进入

E. 从距骨的内侧进入

（二）B 型题

4. （1）距骨颈骨折整复后，固定时间应为（　　）

（2）距骨颈骨折若进行切开复位内固定或关节融合术，则固定时间为（　　）

A. 1 月　　　　　　B. 2 月　　　　　　C. 3 月

D. 4 月　　　　　　E. 5 月

（三）X 型题

5. 距骨骨折易导致的两大并发症是（　　）

A. 缺血性坏死　　　　　　　B. 创伤性关节炎

C. 骨化性肌炎　　　　　　　D. 筋膜间隔综合征

E. 骨不连

6. 下列哪些情况应行关节融合术（　　）

A. 距骨体缺血性坏死　　　　B. 距骨粉碎性骨折

C. 距骨颈部骨折　　　　　　D. 距骨体陈旧性骨折

E. 踝关节严重创伤性关节炎

7. 关于距骨骨折下列哪些说法是正确的（　　）

A. 主要为间接暴力所致　　　　B. 以颈体间骨折为多见

C. 易引起缺血性坏死　　　　　D. 易合并创伤性关节炎

E. 骨折 3~4 个月才能愈合

二、填空题

8. 足部骨骼构成 3 个主要足弓即_____。

三、简答题

9. 简述距骨骨折各型的固定位置及时间。

参考答案

一、选择题

（一）A型题

1. B　2. E　3. B

（二）B型题

4. （1）B（2）C

（三）X型题

5. AB　6. ABDE　7. ABCDE

二、填空题

8. 内侧纵弓、外侧纵弓与距骨间的横弓

三、简答题

答案参见前文。

跟 骨 骨 折

【考点重点点拨】

1. 掌握：跟骨骨折的概念、诊断要点、治疗。

2. 熟悉：局部解剖特点、其骨折的合并损伤。

一、概述

（一）概念

（1）病因：多由传达暴力或跟腱牵拉撕脱所致。

（2）类型 $\begin{cases} 波及跟距关节面骨折 \\ 不波及跟距关节面骨折 \end{cases}$

（二）解剖特点

（1）正常足底是三点负重：<u>跟骨、第一跖骨头、第五跖骨头</u>。

（2）跟骨和距骨组成纵弓的后臂负担60%的重量。

（3）跟骨结节为跟腱附着处。<u>跟骨结节上缘与跟距关节面成30°~45°的结节关节角，称为贝雷氏角，为跟距关系的一个重要标志。</u>

（三）合并症

若冲击力量大可合并脊椎压缩性骨折或脱位，甚至颅底骨折或颅脑损伤。

二、诊断要点

（1）外伤史：足跟部外伤史。

（2）临床表现$\begin{cases}①跟部肿胀、瘀斑、疼痛，不能站立行走\\②局部压痛明显，足跟部横径增宽，严重者足弓变平\end{cases}$

（3）X线检查：跟骨X线侧位、轴位照片可明确骨折类型、程度及移位方向。轴位照片还能显示跟骨下关节和载距突。

三、治疗

（一）非手术治疗

方法	内　　容
复位	①无移位或轻度移位：无需整复 ②有移位的跟骨结节纵形骨折：牵引复位 ③跟骨结节横形骨折有明显移位：推挤复位
固定	①无移位骨折：一般不作固定 ②有移位的跟骨结节纵形骨折：固定2~3周即可 ③跟骨结节横形骨折：固定4~6周
功能锻炼	①复位后：膝及足趾屈伸活动 ②肿胀稍减后：扶双拐下地不负重行走 ③6~8周后：逐渐下地负重
药物治疗	按骨折三期辨证用药

（二）手术治疗

（1）手术适应证$\begin{cases}①手法整复不成功者\\②关节面严重塌陷粉碎者\end{cases}$

（2）手术方法 { ①钢针撬拨复位
②切开复位内固定

巩固与练习

一、选择题

（一）A 型题

1. 正常跟骨结节上缘与跟距关节面之间的角度大小是（　　）

    A. 10°～25°　　　　　　B. 20°～35°　　　　　　C. 30°～45°

    D. 40°～55°　　　　　　E. 50°～60°

2. 跟骨骨折治疗中应注意恢复的角度是（　　）

    A. 颈干角　　　　　　　B. 内翻角　　　　　　　C. 外翻角

    D. 携带角　　　　　　　E. 结节关节角

3. 跟骨结节骨折复位后肢体固定的位置为（　　）

    A. 屈膝位　　　　　　　B. 跖屈位　　　　　　　C. 踝背伸位

    D. 跖屈、屈膝位　　　　E. 屈膝、踝背伸位

（二）X 型题

4. 属于不波及跟距关节面的跟骨骨折的是（　　）

    A. 跟骨结节纵形　　　　　　B. 跟骨结节横形骨折

    C. 跟骨前结节骨折　　　　　D. 载距突骨折

    E. 接近跟距关节的骨折

5. 参与组成足内纵弓的骨骼有（　　）

    A. 跟骨　　　　　　　　B. 距骨　　　　　　　　C. 楔状骨

    D. 足舟骨　　　　　　　E. 第一～第四跖骨

6. 参与组成足外纵弓的骨骼有（　　）

    A. 跟骨　　　　　　　　B. 距骨　　　　　　　　C. 第五跖骨

    D. 足舟骨　　　　　　　E. 第四跖骨

二、填空题

7. 正常足底是三点负重：_____

三、名词解释

8. 贝雷氏角

四、简答题

9. 简述跟骨骨折可能出现的合并症。

参考答案

一、选择题

（一）A 型题

1. C 2. E 3. D

（二）X 型题

4. ABCD 5. ABCD 6. ACDE

二、填空题

7. 跟骨、第一跖骨头、第五跖骨头

其他题型答案参见前文相关内容。

跖 骨 骨 折

【考点重点点拨】

1. 掌握：跖骨骨折的概念、诊断要点、治疗。

2. 熟悉：局部解剖特点、其骨折的合并损伤。

一、概述

（一）概念

（1）病因：多由直接暴力或长途跋涉所致，以第 2~4 跖骨较多见。

（2）临床分型 { 跖骨干骨折
第 5 跖骨基底部撕脱骨折
跖骨颈疲劳骨折

（二）解剖特点

（1）第一跖骨头、第五跖骨头构成足内外侧纵弓前方的支重点。

（2）5 块跖骨之间又构成足的横弓，跖骨骨折后必须恢复上述关系。

（3）<u>第一跖骨头、第五跖骨头与后方的足跟是足部三个负重点。</u>

（三）合并症

易并发感染和坏死。

二、诊断要点

（1）外伤史：足部外伤史或长途步行史。

（2）临床表现 $\begin{cases}①局部疼痛、肿胀、活动功能障碍，不能站立行走\\②局部压痛明显，纵向叩击痛\end{cases}$

（3）X 线检查：摄前半足正、斜位 X 线片可确诊。

三、治疗

（一）非手术治疗

方法	内 容
复位	①<u>有移位的跖骨干骨折、骨折脱位、多发性骨折：采用推压手法复位</u> ②第五跖骨基底部骨折、行军骨折或无移位的跖骨干骨折：可不进行手法整复
固定	①有移位的跖骨干骨折、骨折脱位、多发性骨折：分骨垫固定 ②第五跖骨基底部骨折、行军骨折或无移位的跖骨干骨折：外用夹板或胶布固定 6 周
功能锻炼	①第五跖骨基底部骨折、行军骨折或无移位的跖骨干骨折外用夹板或胶布固定 6 周后可开始行走锻炼 ②第五跖骨基底部骨折片常有软组织嵌入，症状消失，即可负重行走

（二）手术治疗

（1）手术适应证 $\begin{cases}①手法整复不成功者\\②开放性骨折\\③陈旧性距骨颈骨折而距骨头向足底移位\end{cases}$

（2）手术方法 $\begin{cases}①切开复位内固定\\②跖骨头切除术\end{cases}$

巩固与练习

一、选择题

（一）A 型题

1. 造成第二、三跖骨骨折的原因多是（ ）

    A. 直接暴力   B. 间接暴力

    C. 肌肉剧烈收缩牵拉   D. 持续性劳损

    E. 骨质疏松

（二）X 型题

2. 第五跖骨基底部撕脱性骨折多由于（ ）

    A. 足外翻扭伤引起   B. 足内翻扭伤引起

    C. 腓骨短肌的猛烈收缩   D. 腓骨长肌的猛烈收缩

    E. 腓骨第三肌的猛烈收缩

3. 跖骨颈疲劳骨折的特点为（ ）

    A. 无明显暴力外伤史   B. 前足痛

    C. 劳累后加剧，休息后减轻   D. 愈合后的骨痂为球形

    E. X 线片上可有明显骨折线

4. 跖骨颈疲劳骨折的好发部位是（ ）

    A. 第一跖骨   B. 第二跖骨   C. 第三跖骨

    D. 第四跖骨   E. 第五跖骨

二、填空题

5. 有移位的跖骨干骨折、骨折脱位、多发性骨折采用_____手法复位。

三、简答题

6. 简述跖骨骨折临床分型。

参考答案

一、选择题

（一）A 型题

1. D

（二）**X 型题**

2. BCE　3. ABCD　4. BC

二、填空题

5. 推压

三、简答题

答案参见前文。

趾 骨 骨 折

【考点重点点拨】

1. 掌握：趾骨骨折的概念、诊断要点、治疗。

2. 熟悉：局部解剖特点、其骨折的合并损伤。

一、概述

（一）概念

（1）病因：多因重物砸伤或踢碰硬物所致。

（2）第 1、5 趾骨骨折较常见，第 2、3、4 趾骨骨折较少见。

（二）解剖特点

足趾具有增强足的附着功能，可防止人在行走中滑倒，并有辅助足的推进与弹跳作用。

（三）合并症

常合并皮肤或甲床的损伤，局部容易引起感染。

二、诊断要点

（1）外伤史：足趾外伤史。

（2）临床表现 { ①伤趾疼痛、肿胀、活动功能障碍，不能站立行走
②局部有青紫瘀斑，压痛明显，纵向叩击痛，有移
位者外观可有畸形

（3）X 线检查：摄前半足正、斜位 X 线片可显示骨折及移位情况。

三、治疗

（一）非手术治疗

方法	内　容
复位	①无移位骨折：可不进行手法整复 ②有移位的骨折：推挤捺正手法复
固定	①无移位骨折：邻趾固定法 ②有移位的骨折：竹片小夹板、邻趾固定，3～4周撤除
功能锻炼	鼓励患者早期进行功能锻炼

（二）手术治疗

（1）手术适应证 { 手法整复不成功者
开放性骨折
趾甲下积瘀严重

（2）手术方法 { 切开复位钢针内固定
清创拔趾甲，清除小碎骨，钢针固定
开窗引流或拔甲

巩固与练习

一、选择题

（一）A 型题

1. 趾骨骨折何种移位应当尽可能矫正（　　）

　　A. 重叠移位　　　　B. 向背侧成角　　　　C. 向跖侧成角

　　D. 向内侧成角　　　E. 向外侧成角

（二）X 型题

2. 趾骨骨折常见于第（　　）趾骨

　　A. 1　　　　　　　　B. 2　　　　　　　　C. 3

　　D. 4　　　　　　　　E. 5

二、填空题

3. 有移位的趾骨骨折固定方法有＿＿＿＿＿＿

三、简答题

4. 简述趾骨骨折的手术治疗方法。

参考答案

一、选择题

（一）A 型题

1. C

（二）X 型题

2. AE

二、填空题

3. 竹片小夹板、邻趾固定

三、简答题

答案参见前文。

第四节　躯干骨折

肋 骨 骨 折

【考点重点点拨】

1. 掌握：肋骨骨折的概念、诊断要点、治疗。

2. 熟悉：局部解剖特点、其骨折的合并损伤。

一、概述

（一）概念

（1）病因：直接暴力、间接暴力或肌肉收缩均可导致肋骨骨折。

（2）易发人群：老年人体质虚弱或骨质疏松者多见。

（二）解剖特点

（1）肋骨共十二对，左右对称，连结胸椎和胸骨组成胸廓，保护胸部脏器。

（2）青少年肋骨与肋软骨柔软而富有弹性，因而不易折断。

（3）肋骨骨折多发生于第 4 ~ 9 肋。

（三）合并症

可合并气胸、血胸或血气胸。

二、诊断要点

（1）外伤史：胸部外伤史，长期剧烈咳嗽或喷嚏。

（2）临床表现
①伤后局部疼痛、肿胀，血肿或瘀斑，说话、深呼吸及咳嗽、转身疼痛加剧
②压痛，畸形及骨擦音，胸廓挤压试验阳性
③多根双处骨折时，出现反常呼吸，产生呼吸困难、发绀，甚至气脱（休克）等严重症状

（3）X 线检查：胸部正侧位 X 线片可显示骨折线及骨折处形态。但在骨与软骨交接处骨折，X 线片可以显影不清。

三、治疗

（一）非手术治疗

方法	内容
复位	①单纯肋骨骨折：一般无需手法整复 ②严重骨折错位："坐位整复法" ③后肋骨骨折：一助手扶住胸前，患者挺胸，术者立在患者背后，推按法将断 　骨矫正
固定	①胶布固定法 ②弹力绷带固定法 ③肋骨牵引术
功能锻炼	轻者可下地自由活动，重症需卧床休息。待疼痛高峰过后，即可锻炼腹式呼吸运动，幅度逐渐加大，直至恢复正常呼吸
药物治疗	①初期：活血化瘀、理气止痛——复元活血汤 ②中期：和营接骨、理伤续断——续骨活血汤 ③后期：补益气血、温经通络——四物汤合左归丸 ④外治：活血止痛接筋续骨外用药

（二）手术治疗

（1）手术适应证 $\begin{cases} 多发骨折影响有效换气者 \\ 合并内脏损伤者 \end{cases}$

（2）手术方法 $\begin{cases} 切开复位钢丝内固定 \\ 硅橡胶板固定 \end{cases}$

巩固与练习

一、选择题

（一）A 型题

1. 肋骨骨折好发部位是（　　　）

　　A. 肋骨头　　　　　　　　B. 肋骨结节　　　　　　C. 肋骨角

　　D. 肋骨体前 1/4　　　　　E. 肋骨体

2. 肋骨骨折多发生于（　　　）

A. 第 1 ~ 3 肋　　　　B. 第 4 ~ 7 肋　　　　C. 第 7 ~ 10 肋

D. 第 8 ~ 12 肋　　　E. 第 11 ~ 12 肋

3. 反常呼吸往往发生于(　　　)

A. 一根肋骨骨折　　　　　　B. 数根肋骨骨折

C. 一根肋骨两处骨折　　　　D. 多根肋骨双处骨折

E. 后肋骨折

4. 肋骨骨折用胶布固定的时间应为(　　　)

A. 1 ~ 2 周　　　　　B. 2 ~ 3 周　　　　C. 3 ~ 4 周

D. 4 ~ 5 周　　　　　E. 4 ~ 6 周

5. 肋骨骨折的胶布固定法适用的骨折部位是(　　　)

A. 第一 ~ 第三肋　　　　　B. 第三 ~ 第五肋

C. 第一 ~ 第十二肋　　　　D. 第九 ~ 第十二肋

E. 第五 ~ 第九肋

6. 肋骨骨折的胶布固定法粘贴胶布的最佳时机是(　　　)

A. 吸气之初　　　　　B. 呼气之初　　　　C. 吸气之末

D. 呼气之末　　　　　E. 吸气之中

7. 肋骨骨折用肋骨牵引术固定,牵引时间一般为(　　　)

A. 2 ~ 3 周　　　　　B. 1 ~ 3 周　　　　C. 1 ~ 2 周

D. 3 ~ 4 周　　　　　E. 2 ~ 4 周

8. 肋骨骨折初期药物治疗应遵循的原则是(　　　)

A. 活血化瘀,理气止痛

B. 活血和营,接骨续筋

C. 行气活血,舒筋活络

D. 接骨续筋,温经通络

E. 和营止痛,活血舒筋

(二) B 型题

9. (1) 肋骨骨折并发血胸时,X 线上可见(　　　)

(2) 若肋骨骨折同时存在气胸,则 X 线上可见(　　　)

A. 肺内为液体阴影所掩盖　　　B. 肋膈角消失

C. 肋膈角饱满　　　　　　　　D. 出现液平面

E. 全肺为气体阴影所掩盖

（三）X 型题

10. 肋骨骨折若并发开放性气胸可见到（　　　）

A. 呼吸困难　　　　　　　　B. 紫绀

C. 伤侧呼吸音增强　　　　　D. 语颤减低

E. 血压下降

11. 肋骨骨折并发血胸，出血量大时可出现（　　　）

A. 面色苍白　　　　B. 紫绀　　　　C. 肋间凹陷

D. 呼吸音增强　　　E. 语颤减低

12. 肋骨骨折引起反常呼吸是指（　　　）

A. 吸气时骨折处胸壁陷落

B. 吸气时骨折处胸壁隆起

C. 呼气时骨折处胸壁陷落

D. 呼气时骨折处胸壁隆起

E. 吸气呼气时骨折处胸壁隆起

13. 直接暴力使肋骨骨折发生在受打击处，骨折呈（　　　）

A. 斜形　　　　B. 横断　　　　C. 青枝

D. 粉碎形　　　E. 嵌入形

14. 肋骨一骨双折的原因有（　　　）

A. 直接暴力　　　　B. 间接暴力　　　　C. 混合暴力

D. 直接和间接暴力合并作用　　　　E. 重复暴力

15. 单纯肋骨骨折，一般无需手法整复，是因为（　　　）

A. 病人活动较少　　B. 移位不明显　　C. 肋间肌的保护

D. 胸大肌的保护　　E. 其余肋骨的支持

16. 肋骨骨折的整复方法有（　　　）

A. 俯卧位整复法　　B. 仰卧位整复法　　C. 立位整复法

D. 攀索叠砖法　　　E. 坐位整复法

17. 关于肋骨骨折诊断，正确的说法有（　　　）

A. 胸腔内出血、不易凝固

B. 肋骨骨折多发生于 3~8 肋骨角的前外侧

C. X 线检查可查明有无气血胸

D. X 线检查阴性时，可排除肋骨骨折

E. 血胸积血量少于 200ml 时，正位 X 线片无改变

18. 血胸大量积血时会出现(   )

A. 面色苍白、气促、紫绀   B. 肋间饱满

C. 叩诊呈浊音   D. 呼吸音及语颤减低

E. 胸腔穿刺可抽出积血

二、名词解释

19. 损伤性气胸

20. 血胸

三、简答题

21. 什么叫胶布固定法？

22. 试述肋骨骨折的临床表现和诊断要点。

参考答案

一、选择题

(一) A 型题

1. C   2. B   3. D   4. C   5. E   6. D   7. C   8. A

(二) B 型题

9. (1) B (2) D

(三) X 型题

10. ABDE   11. ABE   12. AD   13. BD   14. CD   15. BCE   16. BCE

17. ACE   18. ABCDE

二、名词解释

19. 损伤性气胸：胸部损伤时，空气由胸壁伤口、肺或支气管破裂进入胸膜腔。

20. 血胸：胸部损伤后，造成胸膜腔积血。有时可与气胸同时存在。

三、简答题

21. 用于肋骨骨折，患者正坐，作呼气使胸廓缩至最小，然后屏气，用宽约7~10cm的长胶布，自健侧肩胛中线绕过骨折处紧贴健侧锁骨中线，第二条盖在第一条的上缘，互相重叠1/3，由后向前，由下至上进行固定，一直将骨折区和下下邻近肋骨全部固定这止。

22. 肋骨骨折的临床表现和诊断要点有：①有胸部外伤史。②患侧胸部瘀肿疼痛，咳嗽、深呼吸和躯干转动时则均感疼痛加剧。③检查时骨折处有压痛或畸形，有时可摸到骨擦音，但一般不应按压骨折局部。④胸廓挤压试验阳性。⑤多根双处骨折时出现反常呼吸。⑥X线照片有助于明确诊断和了解骨折类型。

脊 柱 骨 折

【考点重点点拨】

1. **掌握**：脊柱骨折的概念、诊断要点、治疗。
2. **熟悉**：局部解剖特点、其骨折的合并损伤。

一、概述

（一）概念

（1）病因：多为间接暴力传导压缩或韧带肌肉牵拉所致。

（2）易发人群：各年龄段均可发生。

（3）分型
- 屈曲型
- 过伸型
- 垂直压缩型
- 侧屈型
- 屈曲旋转型
- 水平剪力型
- 撕脱性

（二）解剖特点

（1）椎体自上而下渐加宽，第 2 骶椎最宽，与椎体的负重有关，自骶骨耳状面以下，重力传至下肢骨，体积渐缩小。

（2）侧面可见颈、胸、腰、骶四个生理性弯曲，颈和腰曲凸向前，胸和骶曲凸向后。

（3）脊柱由 26 块脊椎骨合成，即 24 块椎骨（颈椎 7 块、胸椎 12 块、腰椎 5 块）、骶骨 1 块、尾骨 1 块。

（三）合并症

可合并有脊髓损伤。

二、诊断要点

（1）外伤史：直接或间接暴力均可导致脊柱骨折。

（2）临床表现 { ①伤后脊柱疼痛，肿胀，活动功能障碍　②压痛，纵向叩击痛

（3）X 线检查：脊柱正位、侧位、双斜位 X 线片可明确骨折部位、类型及程度。

三、治疗

（一）非手术治疗

方法	内　　容
复位	①持续牵引复位法 ②垫枕腰背肌功能锻炼复位法 ③牵引过伸按压法 ④二桌复位法 ⑤两踝悬吊复位法
固定	牵引结合体位可起到良好的固定作用
功能锻炼	主要锻炼腰背部肌肉，主动为主，被动为辅，遵循以下原则：①早期开始；②循序渐进；③根据需要进行锻炼；④力量和耐力锻炼并重
药物治疗	①早期：活血化瘀、理气止痛——复元活血汤 ②中期：活血和营、接骨续筋——接骨紫金丹 ③后期：补益肝肾、调养气血——八珍汤

（二）手术治疗

（1）手术适应证 $\begin{cases}①闭合复位不成功者\\②压迫脊髓者\end{cases}$

（2）手术方法：切开复位内固定。

外伤性截瘫

【考点重点点拨】

1. 掌握：外伤性截瘫的概念、诊断要点、治疗。
2. 熟悉：局部解剖特点、其骨折的合并损伤。

一、概述

（一）概念

（1）病因：外力导致脊柱骨折、脱位压迫脊髓均可致外伤性截瘫。

（2）易发人群：脊柱外伤者。

（3）分型 $\begin{cases}脊髓震荡\\脊髓不完全横断损伤\\脊髓完全横断损伤\end{cases}$

（二）解剖特点

（1）脊髓是中枢神经的一部分，位于脊椎骨组成的椎管内，呈长圆柱状，全长 41～45cm。上端与颅内的延髓相连，下端呈圆锥形随个体发育而有所不同。

（2）脊髓中心有纵行的连接脑室的中央管（analis centralis），围着中央管的灰质构成脊髓的内层，外层由白质构成。

（3）脊髓有两个膨大：颈膨大和腰骶膨大。

（三）合并症

可合并有脊柱骨折、脱位。

二、诊断要点

（1）外伤史：多有脊柱外伤史。

（2）临床表现 $\begin{cases} ①伤后出现肢体感觉与运动功能障碍 \\ ②腱反射消失，大小便潴留或失禁 \end{cases}$

（3）X线检查：X线片可明确脊柱骨折部位、类型及程度、脱位情况，应作 CT、MRI 检查。

三、治疗

急救处理 $\begin{cases} ①必须全身检查 \\ ②发现休克：立即止血，救治休克 \\ ③发现合并损伤时：首先处理危及生命的内脏损伤 \\ ④对于脊椎的损伤：平卧搬运法，以免骨折移位加重损伤 \\ ⑤高位颈髓损伤者：头部固定，保持呼吸道通畅，必要 \\ \quad 时作气管切开、输氧及人工辅助呼吸 \end{cases}$

（一）非手术治疗

方法	内　容
复位	①脊椎骨折脱位合并截瘫后无严重合并伤、X线片显示椎管内无骨片、感觉障碍固定者可行闭合复位 ②胸腰椎压缩骨折和脱位合并截瘫垫枕法、双踝悬吊法、攀门拽伸法 ③颈椎骨折脱位——颅骨牵引快速复位，然后持续牵引
药物治疗	①早期：活血化瘀、疏通督脉，壮筋续骨——复元活血汤 ②受伤 2～3 月：宜补肾壮阳，温经通络——补肾壮阳药 ③后期：养血柔肝，镇痉熄风——四物汤加减

（二）手术治疗

（1）手术适应证 $\begin{cases} ①椎体或椎板骨折，有骨折片进入椎管或压迫脊 \\ \quad 髓者 \\ ②关节突绞锁，手法复位不能成功者 \\ ③伤后神经症状进行性加重者 \\ ④第 2 腰椎以下严重骨折脱位并有马尾神经损伤者 \end{cases}$

（2）手术方法 $\begin{cases} ①椎板切除减压术 \\ ②多种钉棒及钢板内固定术 \end{cases}$

巩固与练习

一、填空题

1. 脊柱由_____块椎骨组成，即_____个颈椎、_____个胸椎、_____个腰椎、_____个骶椎和_____个尾椎组成。

二、选择题

（一）A 型题

2. 脊柱骨折屈曲型和伸直型，多是由何种原因所致（　　）

　　A. 直接暴力　　　　　B. 间接暴力　　　　　C. 重复暴力

　　D. 混合暴力　　　　　E. 肌肉牵拉

3. 一般单纯性椎体骨折，应在复位后何时鼓励病人在床上进行腰背肌锻炼（　　）

　　A. 第 1 天　　　　　　B. 第 2 天　　　　　　C. 第 3 天

　　D. 第 4 天　　　　　　E. 第 7 天

4. 脊柱骨折的正确搬运方法是（　　）

　　A. 脊柱保持伸直位

　　B. 脊柱保持屈曲位

　　C. 患者保持俯卧位

　　D. 患者保持损伤当时的体位

　　E. 患者保持仰卧位

5. 下列除哪项外均是脊柱的后柱结构（　　）

　　A. 椎弓　　　　　　　B. 关节突关节　　　　C. 后纵韧带

　　D. 黄韧带　　　　　　E. 棘间韧带

6. 颈椎骨折脱位采用颅骨牵引，复位后维持重量为（　　）

　　A. 6kg　　　　　　　　B. 4kg　　　　　　　　C. 3kg

　　D. 体重的 1/10　　　　E. 5kg

7. 颈椎骨折脱位可选用的治疗方法是（　　）

    A. 双踝悬吊位　　　　B. 攀索叠砖法　　　　C. 垫枕法

    D. 攀门拽伸法　　　　E. 持续牵引法

8. 稳定性椎体压缩骨折的椎体压缩程度一般不超过(　　)

    A. 1/5　　　　　　　B. 1/4　　　　　　　C. 1/3

    D. 1/2　　　　　　　E. 2/3

9. 属于不稳定性脊柱骨折的是(　　)

    A. 压缩 1/3 的椎体骨折　　　　　B. 单纯横突骨折

    C. 单纯棘突骨折　　　　　　　　D. 粉碎性压缩骨折

    E. 压缩 1/2 的椎体骨折

10. 属于稳定性脊柱骨折的是(　　)

    A. 压缩 2/3 椎体骨折　　　　　　B. 椎体压缩骨折伴脱位

    C. 单纯棘突骨折　　　　　　　　D. 粉碎性压缩骨折

    E. 以上都不是

11. 感觉消失平面达大腿前上 1/2，能屈髋属于(　　)。

    A. 腰髓 1~2 损伤　　B. 腰髓 2~3 损伤　　C. 腰髓 3~4 损伤

    D. 骶髓损伤　　　　　E. 以上都不是

12. 腹直肌下部功能存在，腹壁反射上、中部存在的是属(　　)。

    A. 胸髓 1~5 损伤　　B. 胸髓 6~9 损伤　　C. 胸髓 10 损伤

    D. 胸髓 11 损伤　　　E. 胸髓 11 损伤

13. 下肢感觉、运动全部消失是属(　　)。

    A. 腰髓 1 损伤　　　B. 腰髓 2~3 损伤　　C. 腰髓 4~5 损伤

    D. 骶髓损伤　　　　　E. 以上都不是

14. 正常成人，第(　　)腰椎以下无脊髓

    A. 1　　　　　　　　B. 2　　　　　　　　C. 3

    D. 4　　　　　　　　E. 5

15. (　　)是确定脊柱骨折脱位及损伤病理的重要方法。

    A. 病史　　　　　　　B. 临床表现　　　　C. 体格检查

    D. B超检查　　　　　E. X 线检查

16. 引起椎体压缩性骨折的最常见原因是(　　)

    A. 传达暴力　　　　　B. 直接暴力　　　　C. 肌肉拉力

    D. 慢性劳损   E. 旋转暴力

17. 胸腰段压缩骨折发生的部位多见于（　　　）

    A. T10   B. T10～11   C. T11～12

    D. T12～L1   E. L1～2

18. "屈肘位截瘫"损伤的节段可能为（　　　）

    A. C3   B. C4   C. C5

    D. C6   E. C7

19. 从高处坠落，身体向前倾，臀部着地受伤，出现腰背部疼痛，最可能造成脊柱损伤的类型是（　　　）

    A. 稳定型   B. 伸直型   C. 屈曲型

    D. 旋转型   E. 以上都不是

20. 首先采用悬吊整复治疗脊柱骨折的医生是（　　　）

    A. 晋代的葛洪   B. 隋代的巢元方   C. 明代的薛己

    D. 元代的危亦林   E. 唐代的蔺道人

21. 脊髓损伤在颈膨大及其以上者出现的瘫痪是（　　　）

    A. 四肢瘫痪   B. 双下肢瘫痪   C. 双上肢瘫痪

    D. 单侧瘫痪   E. 以上都不是

22. 脊髓损伤在颈膨大以下者出现的瘫痪是（　　　）

    A. 四肢瘫痪   B. 双下肢瘫痪   C. 双上肢瘫痪

    D. 单侧瘫痪   E. 以上都不是

23. 损伤的脊髓仅在功能上暂时传导中断，损伤平面以下运动、感觉不完全障碍，一般1～3周后可完全恢复，属于（　　　）

    A. 脊髓震荡   B. 脊髓受压   C. 脊髓横断

    D. 马尾神经损伤   E. 以上都不是

24. 外伤性截瘫尿闭者留置的导尿管，定期更换间隔时间一般是（　　　）

    A. 1周   B. 2周   C. 3周

    D. 4周   E. 5周

25. 为判断脊柱骨折脱位是否并发脊髓损伤，应先作的检查（　　　）

    A. B超   B. CT扫描   C. MRI

D. 神经系统检查　　E. X 线摄片

26. 脊髓损伤中预后最好的类型是(　　)

A. 脊髓断裂　　　　B. 脊髓受压　　　　C. 脊髓横断

D. 马尾神经损伤　　E. 脊髓震荡

(二) B 型题

27. (1) 脊髓有两个扩张部，颈膨大位于(　　)

(2) 脊髓腰膨大位于(　　)

A. C1 ~ 3 之间　　　B. C4 ~ T1 之间　　C. C4 ~ T1 之间

D. T9 ~ 12 之间　　　E. T12 ~ S2 下列之间

28. (1) 颈椎的旋转活动主要发生在(　　)

(2) 颈椎屈伸活动主要发生在(　　)

A. 寰枢椎之间　　　B. 枢椎与第 3 颈椎间　C. 第 3 ~ 7 颈椎

D. 上颈段椎体　　　E. 下颈段椎体

29. (1) 《医宗金鉴·正骨心法要旨》中所记载的"通木"是用于(　　)

(2) 《医宗金鉴·正骨心法要旨》中记载的"腰柱"是用于(　　)

A. 桡骨下端骨折　　B. 股骨干骨折　　　C. 胸腰椎骨折

D. 腰肌劳损　　　　E. 长骨干骨折

(三) X 型题

30. 维护脊柱稳定、运动和承重功能的韧带有(　　)

A. 前纵韧带　　　　B. 后纵韧带　　　　C. 棘上韧带

D. 棘间韧带　　　　E. 黄韧带

31. 有椎体、椎弓根、椎板、横突、棘突和关节突等结构的脊椎骨是(　　)

A. 第一 ~ 第二颈椎　B. 第三 ~ 第七颈椎　　C. 胸椎

D. 腰椎　　　　　　E. 骶椎

32. 属于脊柱稳定性骨折脱位的是(　　)

A. 第一腰椎体压缩 1/2 以下的骨折

B. 椎体粉碎性压缩骨折

C. 第一至第三椎横突骨折

D. 第二至第五腰椎棘突骨折

E. 第二腰椎体压缩在 1/3 以下的骨折伴脱位

33. 属于脊柱不稳定性骨折脱位的是（　　）

　　A. 第一腰椎椎体压缩在 1/2 以下的骨折

　　B. 第十二胸椎椎体粉碎性压缩骨折

　　C. 第一～第三腰椎横突骨折

　　D. 第二～第五腰椎棘突骨折

　　E. 第二腰椎椎体压缩在 1/3 以下的骨折伴脱位

34. 椎体的附件是指（　　）

　　A. 椎板　　　　　　B. 椎弓根　　　　　C. 关节突

　　D. 横突　　　　　　E. 棘突

35. 脊柱骨折脱位的好发部位是（　　）

　　A. 第 1～6 颈椎　　B. 第 1～2 胸椎　　C. 第 11～12 胸椎

　　D. 第 1～2 腰椎　　E. 第 4～5 腰椎

36. 脊椎骨折的伸直型骨折脱位好发于（　　）

　　A. 颈椎　　　　　　B. 胸椎　　　　　　C. 腰椎

　　D. 骶椎　　　　　　E. 尾椎

37. 脊椎不稳定型骨折是指（　　）

　　A. 椎体压缩超过 1/2　B. 粉碎性压缩骨折　C. 骨折合并脱位

　　D. 附件骨折　　　　E. 棘突骨折

38. 屈曲型脊柱骨折，除椎体被压缩或折断外，后部的附件可发生（　　）

　　A. 撕脱　　　　　　B. 断裂　　　　　　C. 脱位

　　D. 交锁　　　　　　E. 变形

39. 疑有颈椎骨折脱位的急救搬运时要求有人扶住头部，目的在于（　　）

　　A. 使头部固定　　　B. 方便与伤者交谈　C. 对颈椎略加牵引

　　D. 限制颈椎的旋转　E. 有利于颈椎的复位

40. 屈曲型脊柱压缩骨折常用的复位手法有（　　）

    A. 双踝悬吊法   B. 人背复位法   C. 两桌法

    D. 持续牵引法   E. 挤压推拉法

41. 中枢神经损伤出现的硬瘫的特点是（   ）

    A. 肌肉收缩   B. 肌肉痉挛   C. 肌张力增高

    D. 肌肉轻度萎缩   E. 腱反射亢进

42. 周围神经损伤出现的软瘫的特点是（   ）

    A. 肌肉收缩   B. 腱反射消失   C. 肌张力减低

    D. 肌肉萎缩   E. 腱反射减弱

43. 属于脊髓休克病理表现的有（   ）

    A. 脊髓组织水肿   B. 脊髓无器质性改变

    C. 脊髓周围无压迫因素   D. 损伤平面以下弛缓性截瘫

    E. 反射感觉改变

44. 胸髓损伤的临床表现是（   ）

    A. 下肢呈痉挛瘫痪

    B. 膝、踝反射亢进

    C. 感觉消失平面高者达腋窝，低者达腹股沟

    D. 二便失控

    E. 下肢呈弛缓性瘫痪

45. 胸腰椎骨折或骨折脱位，在 X 线片上应明确（   ）

    A. 有无脱位及脱位程度   B. 明确压缩程度

    C. 椎管矢径改变   D. 脊椎后突角度

    E. 有无椎板、关节突、横突骨折

46. 屈曲型腰椎骨折整复方法有（   ）

    A. 双踝悬吊法   B. 攀门拽伸法   C. 攀索叠砖法

    D. 两桌法   E. 持续牵引法

47. 脊髓不全挫裂伤由于损伤部位不同，可分为（   ）

    A. 脊髓半伤综合征   B. 前脊髓综合征

    C. 脊髓中央损伤综合征   D. 后脊髓综合征

    E. 脊髓后角损伤

48. 屈曲型的脊柱骨折的整复方法有（   ）

A. 双踝悬吊法　　　B. 攀索叠砖法　　　C. 垫枕法

D. 拔伸足蹬法　　　E. 攀门拽伸法

49. 屈曲型胸腰椎压缩性骨折可采用的练功法为（　　　）

A. 飞燕点水法　　　B. 仰卧架桥法　　　C. 风摆荷叶法

D. 五点支撑法　　　E. 三点支撑法

50. 要明确脊髓损伤的程度，应做哪些检查（　　　）

A. 肌力　　　　　　B. 感觉　　　　　　C. 反射

D. 大小便　　　　　E. 植物神经功能

51. 第二腰椎以下骨折脱位可导致马尾神经损伤，表现为（　　　）

A. 感觉消失　　　　　　　　B. 反射消失

C. 早期反射亢进，后期消失　D. 肌力降低

E. 膀胱无张力

52. 外伤性截瘫患者，长期卧床易导致的并发症为（　　　）

A. 褥疮　　　　　　B. 尿路感染　　　　C. 关节强直

D. 关节畸形　　　　E. 肺炎

53. 对截瘫患者应注意（　　　）检查

A. 感觉　　　　　　B. 肌肉运动　　　　C. 反射

D. 括约肌功能　　　E. 植物神经功能

54. 尿道损伤的表现是（　　　）

A. 尿痛　　　　　　B. 尿道出血　　　　C. 排尿困难

D. 膀胱膨胀　　　　E. 会阴部血肿

55. 外伤性截瘫并发症褥疮的好发部位有（　　　）

A. 足跟　　　　　　B. 大粗隆　　　　　C. 骶尾部

D. 外踝　　　　　　E. 小腿后侧

56. 外伤性截瘫并发症褥疮的预防方法有（　　　）

A. 定时翻身　　　　B. 保持皮肤清洁干燥　C. 按摩受压处皮肤

D. 内服中成药　　　E. 骨突部垫以气圈

三、名词解释

57. 脊髓震荡

58. 脊髓半切症

四、简答题

59. 脊柱骨折有哪些分型?

60. 外伤性截瘫有哪些急救措施?

五、论述题

61. 何为硬瘫、软瘫?脊髓震荡、脊髓受压、脊髓断裂的性质有何不同?

一、填空题

1. 33 ~ 34   7   12   5   5   4 ~ 5

二、选择题

（一）A 型题

2. B   3. B   4. A   5. C   6. C   7. E   8. D   9. D   10. C   11. B
12. C   13. A   14. B   15. E   16. A   17. D   18. E   19. C   20. D
21. A   22. B   23. A   24. A   25. C   26. E

（二）B 型题

27. （1）B （2）E   28. （1）A （2）C   29. （1）C （2）C

（三）X 型题

30. ABCDE   31. BCDE   32. ACD   33. BE   34. ABCDE   35. ACD
36. AC   37. ABC   38. ABCD   39. ACD   40. ABCD   41. ABCDE
42. BCDE   43. BCDE   44. BCE   45. ABCDE   46. ABCD   47. ABCD
48. ABCE   49. ABDE   50. ABCDE   51. ABDE   52. ABDE
53. ABCDE   54. ABCDE   55. ABCD   56. ABCE

三、名词解释

57. 脊髓震荡:脊髓遭受强烈震荡后立即发生迟缓性瘫痪,损伤的平面以下感觉,运动反射及括约肌功能全部丧失。因为在组织形态学上并没有病理变化发生,只是暂时性功能抑制,可以在数分钟或数小时内完全恢复。

58. 脊髓半切症：损伤平面以下同侧上运动神经元瘫痪，对侧的痛温觉障碍，同侧的深感觉障碍。

四、简答题

59. 屈曲型、过伸型、垂直压缩型、侧屈型、屈曲旋转型、水平剪力型、撕脱性。

60. 答案参见前文。

五、论述题

61. "软瘫"是下运动神经元受到损害，所支配的肌肉力量减弱，肌肉松弛，并逐渐萎缩，同时腱反射减弱束消失，故此类瘫痪又称"弛缓性瘫痪"。"硬瘫"是上运动神经元，即大脑的神经细胞和它发出的纤维受到损害。由于高级中枢失去对低级中枢的控制，肌肉无法随意动作，感觉减退或消失，但肌肉张力增大，摸上去发硬，对刺激极为敏感，很容易发生不自主收缩。此类瘫痪称痉挛性瘫痪。脑瘫或高位截瘫便属这类。

脊髓震荡与脑震荡相似，是最轻微的脊髓损伤，指脊髓损伤后发生的一种可逆性功能紊乱，其特点为损伤平面以下脊髓功能的迅速、完全恢复。

脊髓受压：骨折移位，碎骨片与破碎的椎间盘挤入椎管内可以直接压迫脊髓，而褶皱的黄韧带与急速形成的血肿亦可以压迫脊髓，使脊髓产生一系列脊髓损伤的病理变化。及时手术去除压迫物后脊髓的功能可望部分或全部恢复；如果压迫时间过久，脊髓因为血液循环障碍而发生坏死软化萎缩或斑痕形成，则瘫痪难以恢复。

脊髓断裂：脊髓的连续性中断，可以为连续性的或不完全性的，不完全性的常伴有挫伤，又称挫裂伤。脊髓断裂后恢复无望，预后恶劣。

骨 盆 骨 折

【考点重点点拨】

1. **掌握**：骨盆骨折的概念、诊断要点、治疗。
2. **熟悉**：局部解剖特点、其骨折的合并损伤。

一、概述

（一）概念

（1）病因：多为强大暴力直接作用所致。

（2）分型$\left\{\begin{array}{l}侧方压缩型 \\ 前后压缩型 \\ 垂直压缩型 \\ 混合型 \\ 撕脱性骨折\end{array}\right.$

（二）解剖特点

（1）髋骨是由髂骨、坐骨及耻骨联合组成的不规则骨骼。

（2）骨盆的关节包括耻骨联合、骶髂关节及骶尾关节。

（3）骨盆的主要韧带有骶骨、尾骨与坐骨结节间的骶结节韧带和骶骨、尾骨与坐骨棘之间的骶棘韧带。

（三）合并症

可合并有失血性休克、脏器破裂、脂肪栓塞和 DIC。

二、诊断要点

（1）外伤史：多为高能量外力所致。

（2）临床表现$\left\{\begin{array}{l}①伤后脊柱疼痛，肿胀，活动功能障碍，皮下瘀血和皮肤搓擦伤痕 \\ ②压痛，撕脱性骨折常可触及移位的骨折块 \\ ③无下肢损伤而两下肢不等长或有旋转畸形\end{array}\right.$

（3）X 线检查：骨盆前后位、出口位、入口位 X 线片，必要时可做 CT 扫描。

三、治疗

急救处理 { ①迅速控制出血，补充血容量
② 临时固定

（一）非手术治疗

方法	内　　容
复位	①前后压缩型骨折：双手从两侧向中心对挤髂骨翼，使之复位 ②侧方压缩型骨折：将两侧髂前上棘向外推按，分离骨盆使之复位 ③髂前上、下棘撕脱骨折：捏挤按压骨折块使之复位，局麻下，钢针经皮交叉固定
固定	①牵引固定：垂直移位明显的骨盆骨折——股骨髁上骨牵引 ②骨盆外固定器固定
功能锻炼	①未损伤骨盆后部负重弓 伤后第1周：下肢肌肉收缩及踝关节屈伸活动 伤后第2周：髋、膝关节的屈伸活动 伤后第3周：扶拐下地站立活动 ②骨盆后弓损伤 牵引期间：加强肌肉舒缩和关节屈伸活动 解除固定后：开始扶拐站立与步行锻炼
药物治疗	①早期：活血化瘀、消肿止痛——复元活血汤 ②中后期：强筋壮骨、舒筋通络——健步虎潜丸

（二）手术治疗

（1）手术适应证 { ①开放性骨折
②撕脱性骨折

（2）手术方法：切开复位内固定。

巩固与练习

一、填空题

1. 骨盆骨折最重要的体征是_____。

2. 骨盆骨折造成尿道损伤的位置多发生在_____。

二、选择题

（一）A 型题

3. 骨盆骨折向上移位超过多少，应作下肢骨牵引（　　　）

    A. 0.5cm   B. 1cm   C. 2cm

    D. 3cm   E. 4cm

4. 骨盆骨折应优先处理的是（　　　）

    A. 止痛   B. 复位   C. 镇静

    D. 切开复位   E. 抢救休克

5. 骨盆骨折最重要的体征是（　　　）

    A. 反常活动   B. 局部压痛及间接挤压痛

    C. 骨擦音或骨擦感   D. 畸形

    E. 弹性固定

6. 骨盆骨折最严重的并发症是（　　　）

    A. 盆腔大出血   B. 膀胱破裂   C. 尿道损伤

    D. 直肠损伤   E. 神经损伤

7. 不出现在骨盆骨折中的并发症是（　　　）

    A. 尿道破裂   B. 膀胱破裂   C. 肾脏挫裂伤

    D. 直肠破裂   E. 盆腔大出血

8. 骨盆骨折移位严重，向上移位超过多少者，应采用骨牵引（　　　）

    A. 2cm   B. 1cm   C. 3cm

    D. 2.5cm   E. 4cm

9. 未损伤骨盆后部负重弓者，伤后几周练习下肢肌肉收缩及踝关节屈伸运动（　　　）

    A. 第 1 周   B. 第 2 周   C. 第 3 周

    D. 第 4 周   E. 第 6 周

10. 骨盆骨折中坐骨结节骨折有移位者，应使患者（　　　）

    A. 侧卧   B. 平卧   C. 仰卧

    D. 俯卧   E. 保持损伤时的体位

（二）B 型题

11. （1）属于骨盆环单弓断裂的骨折为（ ）

　　（2）属于骨盆环双弓断裂的骨折为（ ）

A. 髂前上、下棘骨折

B. 骶骨骨折

C. 一侧耻骨上、下支骨折

D. 耻骨联合分离并髂骨骨折

E. 尾骨骨折

（三）X 型题

12. 属于骨盆弓无断裂的骨盆骨折有（ ）

A. 耻骨联合分离　　B. 髂前上棘骨折　　C. 髂前下棘骨折

D. 尾骨骨折脱位　　E. 髂骨翼骨折

13. 属于骨盆单弓断裂的骨盆骨折有（ ）

A. 耻骨联合分离　　B. 髂前上棘骨折　　C. 髂前下棘骨折

D. 骶髂关节脱位　　E. 髂骨翼骨折

14. 骨盆为一个环状结构由下列何项连接而成（ ）

A. 骶骨　　　　　　B. 尾骨　　　　　　C. 髂骨

D. 耻骨　　　　　　E. 坐骨

15. 骨盆骨折的并发症可有（ ）

A. 血管损伤　　　　B. 腹腔脏器损伤　　C. 膀胱损伤

D. 直肠损伤　　　　E. 尿道损伤

16. 骨盆骨折经治疗后的第二周应做哪些锻炼（ ）

A. 下肢肌肉　　　　B. 踝关节屈伸　　　C. 膝关节屈伸

D. 髋关节屈伸　　　E. 扶双拐行走

17. 下列各项中属于骨盆环单弓断裂骨折的有（ ）

A. 骶骨骨折

B. 尾骨骨折

C. 一侧或双侧耻骨上、下支骨折

D. 耻骨联合分离

E. 髂骨骨折

三、名词解释

18. 骶股弓

19. 骶坐弓

四、简答题

20. 骨盆骨折的紧急处理措施是什么？

五、论述题

21. 骨盆骨折的诊断要点是什么？

参考答案

一、填空题

1. 局部压痛及间接压痛

2. 后尿道

二、选择题

（一）A 型题

3. C　4. E　5. B　6. A　7. C　8. A　9. A　10. A

（二）B 型题

11.（1）C（2）D

（三）X 型题

12. BCDE　13. AD　14. ABCDE　15. ABCDE　16. CD　17. CD

三、名词解释

18. 骶股弓：人体站立时，重力通过髋臼向上，经骶髂关节传达到骶骨，称为骶股弓。

19. 骶坐弓：人体座位时，重力由坐骨结节经坐骨体、骶髂关节传达到骶骨，称为骶坐弓。

四、简答题

20. ①迅速控制出血，补充血容量；②临时固定。

五、论述题

答案可参见前文。

骨骺损伤

【考点重点点拨】

1. 掌握：骨骺损伤的概念、诊断要点、治疗。
2. 熟悉：骨骺的解剖特点、其损伤的合并症。

一、概述

（一）概念

（1）病因：多为间接外力所致。

（2）分型：临床通常将其分为 6 型。

（二）解剖特点

（1）骨骺位于长骨两端，在出生时为完全软骨结构，称为软骨骺。

（2）位于骨骺二级骨化中心与长骨干骺端之间的软骨结构称为骺板。

（3）骨骺与骺板均有两种供血方式。

（三）合并症

可合并有关节畸形、肢体短缩。

二、诊断要点

（1）外伤史：常见由摔伤后的传达暴力、成角暴力和肌肉收缩所致。

（2）临床表现 $\begin{cases} ①受伤关节及其附近疼痛，肿胀，活动功能障碍 \\ ②肢体畸形，神经损伤 \\ ③轻者仅见患肢不能持物或负重 \end{cases}$

（3）X 线检查：常规 X 线摄片。

三、治疗

（一）非手术治疗

（1）复位：手法应轻柔稳妥，在充分麻醉下进行。

（2）固定：夹板或石膏固定，3～4 周即可。

（二）手术治疗

（1）手术适应证 $\begin{cases} ①个别不稳定骨折 \\ ②手法复位不成功者 \end{cases}$

（2）手术方法：切开复位克氏针内固定。

巩固与练习

一、选择题

（一）A 型题

1. 骨骺损伤以（　　）型损伤诊断较困难

    A. Ⅰ型　　　　　　　　B. Ⅱ型　　　　　　　　C. Ⅴ型

    D. Ⅳ型　　　　　　　　E. Ⅲ型

2. Ⅴ型骨骺损伤唯一的处理措施是（　　）

    A. 延期负重　　　　　　B. 手术治疗　　　　　　C. 手法整复

    D. 切开复位　　　　　　E. 坚强的固定

3. 骨骺损伤后，可出现迟发性畸形，肱骨外髁骨折易出现的畸形是（　　）

    A. 肘外翻　　　　　　　B. 肘内翻　　　　　　　C. 肘内旋

    D. 肘外旋　　　　　　　E. 以上都不是

二、简答题

4. 简述骨骺损伤的病理分型。

参考答案

一、选择题

1. C　2. A　3. A

二、简答题

参考答案见教材。

第七章 脱 位

第一节 脱位概论

【考点重点点拨】

1. 掌握：脱位的概念、分类、诊断要点、治疗。
2. 熟悉：脱位的病因及并发症。

一、概念

关节脱位又称脱臼，古称脱骱、脱臼、掉环、脱髎，凡构成关节的骨端关节面脱离正常位置，引起关节功能障碍者称脱位。失去部分正常对合关系者称半脱位。

二、病因

外因 $\begin{cases} ①直接暴力：较少见，可引起脊柱或骶髂关节脱位 \\ ②间接暴力：较多见，是引起四肢关节脱位的常见原因 \end{cases}$

内因 $\begin{cases} ①年龄和健康状况、性别、体质、局部解剖结构特点 \\ ②关节内病变或近关节的病变，可引起骨端或关节面损坏，引起病理性关节脱位 \\ ③习惯性脱位因关节囊和关节周围其他装置的损坏未得到修复，而变得薄弱，受轻微外力，即可发生关节脱位 \end{cases}$

三、脱位的分类

分类依据	内　　　容
按脱位产生的原因	①损伤性脱位 ②先天性脱位 ③病理性脱位 ④习惯性脱位
按脱位的时间	①新鲜脱位：一般指脱位时间未满3周者 ②陈旧性脱位：脱位时间超过3周。由于脱位时间长，筋肉挛缩，整复困难，预后较差
按脱位的方向	①内侧脱位；②外侧脱位；③前方脱位；④后方脱位；⑤上方脱位；⑥下方脱位；⑦中心性脱位
按关节腔是否与外界相通	①闭合性脱位 ②开放性脱位
按脱位程度分类	①完全脱位；②不完全脱位；③单纯性脱位；④复杂性脱位

四、诊断要点

（1）一般症状：疼痛、压痛、肿胀及关节功能障碍。

（2）特有体征

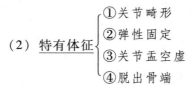

①关节畸形
②弹性固定
③关节盂空虚
④脱出骨端

（3）X线检查：对确定脱位的方向、程度、有无合并骨折、骨化性肌炎等有重要作用。

五、脱位的并发症

（1）早期：骨折、神经损伤、血管损伤、感染。

（2）晚期：关节僵硬、骨化性肌炎、骨缺血性坏死、创伤性关节炎。

六、脱位的治疗

（一）非手术治疗

方法	内　容
复位	①新鲜脱位：欲合先离、原路返回、杠杆作用、松弛肌肉 ②陈旧性脱位：伤后 1～3 个月以内，关节有一定活动范围，用手牵拉时，脱位的骨端能随之移动
固定	①将患肢固定于功能位或关节稳定的位置上 ②常用牵引带、胶布、绷带、托板、三角巾、石膏等固定 ③一般脱位应固定 2～3 周
功能锻炼	练功活动范围由小到大，循序渐进并持之以恒，避免粗暴的被动活动
药物治疗	①初期：活血化瘀——活血止痛汤 ②中期：和营生新、接骨续筋——壮筋养血汤 ③后期：补养气血、补益肝肾、强壮筋骨——补肾壮筋汤

（二）手术治疗

（1）手术适应证 $\begin{cases} 关节复位后功能不理想 \\ 陈旧性脱位，关节软骨面已明显破坏 \end{cases}$

（2）手术方法 $\begin{cases} 关节融合术 \\ 关节成形术 \\ 截骨术 \\ 人工关节置换术 \end{cases}$

巩固与练习

一、选择题

（一）A 型题

1. 关节脱位的病因中以哪项为多见（　　）

　　A. 持续劳损　　　　　B. 肌肉强烈收缩　　　C. 直接暴力

　　D. 间接暴力　　　　　E. 感染

2. 下列脱位分类哪种是错误的（　　）

　　A. 外伤性脱位，病理性脱位　　　B. 新鲜脱位，陈旧性脱位

C. 完全脱位，单纯脱位　　　　D. 先天性脱位，习惯性脱位

E. 前脱位，感染性脱位

3. 多次反复发生的脱位称为(　　)

　　A. 先天性脱位　　　　B. 陈旧性脱位　　　　C. 复杂性脱位

　　D. 完全性脱位　　　　E. 习惯性脱位

4. 关节脱位的固定时间一般不超过(　　)

　　A. 2 周　　　　　　　B. 2～3 周　　　　　　C. 3 周

　　D. 3～4 周　　　　　　E. 4 周

5. 脱位导致骨的缺血性坏死，大多出现在伤后(　　)

　　A. 6～12 个月　　　　B. 5～6 个月　　　　　C. 3～4 个月

　　D. 10～15 个月　　　　E. 15～21 个月

6. 新鲜与陈旧性关节脱位的时间界限是(　　)

　　A. 1～2 周　　　　　　B. 2～3 周　　　　　　C. 3～4 周

　　D. 5 周　　　　　　　E. 5～6 周

7. 关节脱位的早期并发症除以下何病以外都是(　　)

　　A. 血管损伤　　　　　B. 骨化性肌炎　　　　C. 韧带撕裂

　　D. 关节囊破裂　　　　E. 近关节骨折

8. "肩甲骨出" 的椅背复位法最早记载于(　　)

　　A. 《仙授理伤续断秘方》　　　　B. 《备急千金要方》

　　C. 《外台秘要》　　　　　　　　D. 《刘涓子鬼遗方》

　　E. 《内经》

9. 最常见易并发骨化性肌炎的脱位是(　　)

　　A. 髋关节脱位　　　　B. 膝关节脱位　　　　C. 肩关节脱位

　　D. 肘关节脱位　　　　E. 指间关节脱位

10. 不能用于判断关节脱位整复成功的标志是(　　)

　　A. 肿胀消失　　　　　B. 畸形消失　　　　　C. 被动活动正常

　　D. X 线检查正常　　　E. 弹性固定消失

11. 脱位治疗中，练功锻炼的关键是(　　)

　　A. 尽早功能锻炼　　　B. 越晚锻炼越好　　　C. 低强度锻炼

　　D. 高强度锻炼　　　　E. 中强度锻炼

12. 陈旧性脱位的复位固定过程中，最关键的步骤是（　　）

    A. 牵引松筋　　　　B. 活动解凝　　　　　C. 手法复位

    D. 支架外固定　　　E. 中药外治

13. 关节脱位手术复位的适应证除何病以外都是（　　）

    A. 关节囊和肌腱的骨端绞锁　　B. 有骨折等并发症

    C. 畸形明显　　　　　　　　　D. 并发严重的神经血管损伤

    E. 开放性脱位

14. 脱位复位固定后应早期功能锻炼，其目的是（　　）

    A. 避免骨质疏松　　　　　　B. 避免关节僵硬

    C. 增加血循环，促进组织修复　D. 避免发生肌肉萎缩

    E. 以上全都是

15. 陈旧性脱位手法复位的步骤，首先应用的方法是（　　）

    A. 麻醉　　　　　　B. 复位　　　　　　C. 牵引

    D. 松解　　　　　　E. 按摩

16. 脱位初期内治宜活血祛瘀，消肿止痛，常用方是（　　）

    A. 舒筋活血汤　　　B. 活血止痛汤　　　C. 五加皮汤

    D. 理气止痛汤　　　E. 跌打丸

17. 陈旧性骨折、脱位患者常见形态是（　　）

    A. 患肢缩短与外旋畸形　　　　B. 患肢增粗和缩短

    C. 脊柱侧弯畸形　　　　　　　D. 患肢筋肉萎缩和细弱

    E. 膝关节僵直畸形

18. 关节脱位在整复成功时发出的响声是（　　）

    A. 肌腱弹跳声　　　B. 关节弹响声　　　C. 入白声

    D. 骨擦音　　　　　E. 摩擦声

19. 关节脱位后采用的摸诊方法（　　）

    A. 摸肿块　　　　　B. 摸肤温　　　　　C. 摸弹性固定

    D. 摸脉象　　　　　E. 摸异常活动

（二）B 型题

20. （1）《备急千金要方》记有何种脱位的复位方法（　　）

    （2）《仙授理伤续断秘方》记有何种脱位的复位方法（　　）

A. 肩关节　　　　　　B. 肘关节　　　　　　C. 膝关节

D. 髋关节　　　　　　E. 下颌关节

21.（1）脱位的早期并发症是（　　　）

（2）属于脱位后期并发症的是（　　　）

A. 关节畸形　　　　　B. 肿胀　　　　　　　C. 神经损伤

D. 关节僵硬　　　　　E. 弹性固定

22.（1）年老体弱或关节局部结构变异者易出现（　　　）

（2）关节本身病变后出现的脱位属于（　　　）

A. 外伤性脱位　　　　B. 病理性脱位　　　　C. 先天性脱位

D. 开放性脱位　　　　E. 习惯性脱位

（三）X 型题

23. 关节脱位多由直接暴力和间接暴力所致，如（　　　）

A. 跌扑　　　　　　　B. 挤压　　　　　　　C. 刺伤

D. 冲撞　　　　　　　E. 扭转

24. 关节脱位与哪项有着密切的关系（　　　）

A. 年龄　　　　　　　B. 性别　　　　　　　C. 职业

D. 体质　　　　　　　E. 精神

25. 关节脱位时，必然伴有轻重不同的关节周围的何项挫裂伤（　　　）

A. 韧带　　　　　　　B. 肌腱　　　　　　　C. 肌肉

D. 骨骼　　　　　　　E. 关节囊

26. 脱位的早期并发症有（　　　）

A. 骨折　　　　　　　B. 关节僵硬　　　　　C. 骨化性肌炎

D. 神经损伤　　　　　E. 血管损伤

27. 脱位的晚期并发症有（　　　）

A. 神经损伤　　　　　B. 肌无力　　　　　　C. 创伤性关节炎

D. 关节僵硬　　　　　E. 骨的缺血性坏死

28. 关节脱位手术复位的适应证是（　　　）

A. 脱位并发骨折、韧带和肌腱断裂

B. 关节僵硬

C. 骨化性肌炎

D. 脱位并发严重血管、神经损伤者

E. 开放性脱位者

29. 新鲜外伤性脱位的治法包括(　　　)

A. 麻醉　　　　　　　　　　B. 复位

C. 固定　　　　　　　　　　D. 练功

E. 药物

30. 关节脱位后固定的益处有(　　　)

A. 减少出血　　　　　　　　B. 有利组织修复

C. 防止再脱位　　　　　　　D. 防止骨化性肌炎

E. 避免出现感染

31. 关于关节脱位治疗中的锻炼方法中，正确的是(　　　)

A. 复位后尽早进行锻炼　　　B. 以被动锻炼为主

C. 以主动锻炼为主　　　　　D. 各方向的活动都要进行

E. 早期锻炼以未固定的关节和肌肉为主

32. 陈旧性脱位具备的体征有(　　　)

A. 肿胀　　　　　　　　　　B. 疼痛

C. 弹性固定　　　　　　　　D. 畸形

E. 关节盂空虚

33. 属于陈旧性脱位手法复位适应证的是(　　　)

A. 脱位时间在3个月以上　　B. 关节无一定的被动活动度

C. X线检查无合并骨折　　　D. 无明显的骨质疏松

E. 无神经损伤

34. 属于陈旧性脱位手法复位禁忌证的是(　　　)

A. 脱位时间在3个月以上　　B. 关节无主动活动度

C. 伴有高血压　　　　　　　D. 有明显骨质疏松

E. 年老体弱

35. 关于陈旧性外伤性脱位，正确的是(　　　)

A. 指新鲜脱位未得到及时治疗，时间超过3周以上者

B. 关节的弹性固定和脱位特有的畸形已经消失

C. 所有陈旧性脱位均可试用手法闭合复位

D. 对骨质疏松、心脏病等患者，不宜采用手法整复，可用药物熏洗、按摩等方法治疗

E. 关节的弹性固定和畸形仍然存在

36. 关于新鲜外伤性脱位的治疗，下列说法正确的是(　　)

A. 手法复位时，应先顺畸形方向牵拉

B. 脱位复位后的固定，一般上肢固定在屈曲位，下肢固定在伸直位

C. 固定时间一般以2~3天为限，时间过长，易导致软组织粘连

D. 药物治疗早期以活血祛瘀为主，佐以行气止痛

E. 晚期如遗留有关节萎软或僵硬，应以和营生新，舒筋活络为主

37. 关于脱位的并发症，下述说法正确的是(　　)

A. 脱位的并发症是指因构成关节的骨端移位而引起的其他损伤

B. 早期并发症与脱位同时发生，晚期并发症脱位当时并未发生

C. 早期与晚期并发症均与脱位同时发生，只是症状出现的时间不同

D. 骨折是脱位的早期并发症，治疗时应先处理骨折，再整复脱位

E. 创伤性关节炎是脱位的晚期并发症

二、简答题

38. 关节脱位的并发症都有哪些？

一、选择题

(一) A 型题

1. D　2. E　3. E　4. B　5. A　6. B　7. B　8. A　9. D　10. A　11. A

12. B　13. C　14. E　15. C　16. B　17. D　18. C　19. C

（二）B 型题

20.（1）E（2）A　21.（1）C（2）D　22.（1）E（2）B

（三）X 型题

23. ABDE　24. ABCD　25. ABCE　26. ADE　27. CDE　28. ADE

29. ABCDE　30. ABCD　31. ACE　32. CDE　33. CDE　34. ACDE

35. ADE　36. ABD　37. ABE

二、简答题

38. 组成关节的骨端移位可引起其他组织的损伤，分为早期并发症和晚期并发症两种。

　　早期并发症：骨折、神经损伤、血管损伤、感染。晚期并发症：关节僵硬、骨化性肌炎、骨缺血性坏死、创伤性关节炎。

第二节　颞颌关节脱位

【考点重点点拨】

1. 掌握：颞颌关节脱位的概念、诊断要点、治疗。
2. 熟悉：局部解剖特点、颞颌关节脱位合并损伤。

一、概述

（一）概念

（1）病因 $\left\{\begin{array}{l}\text{过度张口} \\ \text{外力打击} \\ \text{杠杆作用} \\ \text{肝肾亏虚}\end{array}\right.$

（2）易发人群：老年人多见。

（3）分型 $\begin{cases} 双侧前脱位 \\ 单侧前脱位 \end{cases}$

（二）解剖特点

（1）颞颌关节由一对髁状突、颞骨的一对下颌关节窝组成。

（2）关节囊较薄弱而松弛，前壁为甚。

（3）颞颌关节属左右联动关节。

（三）合并症

后脱位可合并关节后壁骨折，临床很少见。

二、诊断要点

（1）外伤史：多有过度张口或暴力外伤史。

（2）临床表现 $\begin{cases} ①双侧前脱位：下颌骨下垂，向前突出。口不能张 \\ \quad 开，言语不清，口流涎唾，双侧耳屏前方触及下 \\ \quad 颌关节凹陷，颧弓下方触及下颌髁状突 \\ ②单侧前脱位：口角歪斜，颏部也向前突出，并向健 \\ \quad 侧倾斜，患侧颧弓下方触及下颌髁状突，患侧耳屏 \\ \quad 前方触及一凹陷 \end{cases}$

三、治疗

（一）非手术治疗

方法	内　容
复位	①口腔内复位法 ②口腔外复位法 ③软木复位法
固定	①用四头带兜住下颌部，固定 2 ~ 3 天。固定期间嘱患者不要用力张口，不吃硬食 ②如果固定时间短暂，则可继发复发性脱位和颞颌关节紊乱症
药物治疗	①初期：理气活血舒筋——复元活血汤 ②中后期：补气养血，益肝肾，壮筋骨——壮筋养血汤

（二）手术治疗

（1）手术适应证 $\begin{cases}①手法复位不成功者\\②陈旧性脱位关节周围粘连严重者\end{cases}$

（2）手术方法 $\begin{cases}①切开复位\\②髁状突切除术\end{cases}$

巩固与练习

一、选择题

（一）A 型题

1. 颞颌关节双侧脱位，面部的畸形是（   ）

　　A. 口半开位　　　　　　　B. 吞咽困难

　　C. 下颏骨向前下突出　　　D. 口角歪斜

　　E. 下颌向健侧倾斜

2. 临床上对颞颌关节脱位的确诊哪一项是不必要的（   ）

　　A. 有典型病史　　　　　　B. 下颏骨下垂向前突出

　　C. 口半开　　　　　　　　D. 耳屏前触及明显凹陷

　　E. X 线摄片

3. 颞颌关节脱位的临床表现哪一项不是主要的（   ）

　　A. 面部畸形　　　　　　　B. 剧烈疼痛

　　C. 语言不清　　　　　　　D. 吞咽困难

　　E. 流涎不止

4. 临床上颞颌关节脱位常见类型是（   ）

　　A. 前脱位　　　　　　　　B. 后脱位

　　C. 上脱位　　　　　　　　D. 下脱位

　　E. 颞颌关节脱位合并髁状突骨折

5. 关于颞颌关节单侧脱位，正确说法为（   ）

　　A. 下颌骨向健侧偏斜且高于健侧

　　B. 下颌骨向健侧偏斜且低于健侧

　　C. 下颌骨向患侧偏斜且低于健侧

D. 下颌骨向患侧偏斜且高于健侧

E. 以上都不对

（二）X 型题

6. 颞颌关节脱位根据髁状突脱出时处于颞颌关节窝的位置，分为（　　）

A. 前脱位　　　　　　B. 后脱位　　　　　　C. 单侧脱位

D. 双侧脱位　　　　　　E. 新鲜脱位

二、简答题

7. 简述颞颌关节脱位的预防和调护。

参考答案

一、选择题

（一）A 型题

1. C　　2. E　　3. B　　4. A　　5. B

（二）B 型题

6. AB

二、简答题

7. 每天进行数次叩齿动作，使嚼肌得到运动，增强肌肉张力，以维持与加强下颌关节的稳定。在固定期间，患者不应用力张口、大声讲话，宜吃软食，避免咬嚼硬食、四头带不宜捆扎过紧，应允许张口超过1cm。

第三节　上肢脱位

肩关节脱位

【考点重点点拨】

1. 掌握：肩关节脱位的概念、诊断要点、治疗。

2. 熟悉：局部解剖特点、肩关节脱位合并损伤。

一、概述

（一）概念

（1）病因 $\begin{cases} 直接暴力 \\ 间接暴力 \begin{cases} 传达暴力 \\ 杠杆作用力 \end{cases} \end{cases}$

（2）易发人群：好发于 20～50 岁的男性。

（3）分型 $\begin{cases} 前脱位 \\ 后脱位 \end{cases}$

（二）解剖特点

（1）肩关节是全身关节脱位中最常见的部位之一。

（2）关节囊较薄弱而松弛，前壁尤为明显。

（3）肩胛盂小且浅，只占肱骨头关节面的 1/3～1/4。

（三）合并症

（1）肩袖损伤。

（2）肱骨大结节骨折。

（3）肱二头肌长头肌腱滑脱。

（4）肱动脉、腋神经损伤。

（5）肱骨外科颈骨折。

二、诊断要点

（1）外伤史：多有肩部外伤史。

（2）临床表现 $\begin{cases} ①肩部疼痛、肿胀、畸形，肩关节活动明显受限 \\ ②前脱位：搭肩试验（Dugas 征）阳性 \\ ③后脱位：上臂呈轻度外展及明显内旋畸形，喙突突出 \\ \quad 明显，肩前部塌陷扁平，肩胛冈下触到突出的肱骨头 \end{cases}$

（3）X线检查 $\begin{cases}①前脱位：肩部正位和穿胸侧位，可明确诊断类型\\ \quad 及是否合并骨折\\ ②后脱位：肩部上下位，可明确显示后脱位\end{cases}$

三、治疗

（一）非手术治疗

方法	内　容
复位	①牵引推拿法 ②手牵足蹬法 ③拔伸托入法 ④牵引回旋法
固定	①将上臂保持在内收内旋位，肘屈曲90°，前臂横行依附在胸前壁，以纱布垫置于腋下及肘内侧。再用三角巾及绷带固定患肢 ②固定2～3周
功能锻炼	①固定期间：鼓励患者练习手腕、手指活动。但须防止上臂外旋 ②二周后：去除绷带仅保留三角巾，开始练习肘伸屈活动 ③再二周后：除去三角巾开始肩关节自主活动。禁止被动强制活动
药物治疗	新鲜脱位： ①初期：活血祛瘀、消肿止痛——舒筋活血汤，消肿止痛膏 ②中期：舒筋活血、强壮筋骨——壮筋养血汤，舒筋活络膏 ③后期：补益肝肾、强壮筋骨——八珍汤，苏木煎 习惯性脱位： ①补肝肾、壮筋骨——补肾壮筋汤 ②合并骨折：骨折三期用药 ③合并神经损伤：祛风通络——地龙、僵蚕、全蝎 ④合并血管损伤：加强活血祛瘀通络——合用当归四逆汤

（二）手术治疗

（1）手术适应证 $\begin{cases}①手法复位不成功者\\ ②合并肱二头肌长头腱向后滑脱、肱骨外科颈骨\\ \quad 折、关节盂大块骨折、肱骨大结节骨折，腋部\\ \quad 神经、血管损伤者\end{cases}$

$$
（2）\ 手术方法\begin{cases} ①肩胛下肌关节囊重叠缝合术 \\ ②肩胛下肌止点外移术 \\ ③切开复位 \\ ④肱骨头切除术 \\ ⑤人工肱骨头置换术 \\ ⑥肩关节融合术 \end{cases}
$$

巩固与练习

一、选择题

（一）A 型题

1. 肩关节前脱位中，最常见的脱位类型是（　　）

    A. 肩峰下型　　　　　B. 盂下型　　　　　C. 喙突下型

    D. 锁骨下型　　　　　E. 胸壁内型

2. 不符合肩关节解剖结构及功能特点的选项是（　　）

    A. 肩关节是球窝关节

    B. 肩关节囊松弛

    C. 运动幅度最大

    D. 关节囊前方缺乏韧带和肌肉的覆盖

    E. 以上都不是

3. 下列不符合肩关节脱位表现的是（　　）

    A. 肩部疼痛、肿胀

    B. "方肩" 畸形

    C. 在喙突下、腋窝内或锁骨下可触及肱骨头

    D. "靴样" 畸形

    E. 搭肩试验阳性

4. 在肩关节脱位中，表现为阳性的检查为（　　）

    A. 托马征　　　　　　B. "4" 字征　　　　　C. 搭肩试验

    D. 胸廓挤压试验　　　E. 上臂外展试验

5. 陈旧性肩关节脱位的主要病理改变除哪项以外是（　　）

    A. 血肿机化、疤痕组织形成

B. 关节囊破口被疤痕组织封闭

C. 周围组织粘连

D. 血管、神经变性

E. 关节周围肌肉痉挛

6. 肩关节脱位常见的神经损伤是（　　　）

A. 臂丛神经　　　　　B. 桡神经　　　　　C. 尺神经

D. 腋神经　　　　　　E. 正中神经

7. 肩关节脱位常见的血管损伤是（　　　）

A. 肱动脉　　　　　　B. 腋动脉　　　　　C. 旋肱前动脉

D. 旋肱后动脉　　　　E. 肩胛下动脉

8. 肩关节脱位常合并的骨折是（　　　）

A. 肱骨头骨折　　　　　　　　B. 肱骨解部颈骨折

C. 肱骨外科颈骨折　　　　　　D. 肱骨大结节骨折

E. 肱骨小结节骨折

9. 陈旧性肩关节脱位施行手法复位的适应证除哪项以外是（　　　）

A. 年轻体壮脱位时间在 3 个月以内

B. 无神经损伤　　　　　　　　C. 无血管损伤

D. 无并发骨折　　　　　　　　E. 无骨化性肌炎

10. 陈旧性肩脱位手法复位不当会造成的并发症是（　　　）

A. 肱骨大结节骨折

B. 更严重的血肿机化

C. 腋部血管损伤

D. 臂丛神经损伤

E. 骨化性肌炎

11. 习惯性肩关节脱位的原因除哪项之外是（　　　）

A. 首次脱位后合并骨折畸形愈合

B. 首次脱位复位后未加妥当固定

C. 关节囊破裂口未修复

D. 关节囊松弛

E. 盂唇骨折及肱骨头凹陷骨折未修复

12. 判断肩关节脱位整复成功的试验标志有( )

    A. 挺胸试验阴性

    B. 肩外展试验阴性

    C. 搭肩试验阴性

    D. 疼痛弧试验阴性

    E. 肱二头肌腱反射阳性

13. 肱骨外科颈骨折合并肩关节脱位,整复时( )

    A. 先整复骨折、后整复脱位

    B. 先整复脱位、后整复骨折

    C. 骨折与脱位同时整复

    D. 只整复骨折、不整复脱位

    E. 以上都不是

14. 肩关节后脱位复位后需固定于( )

    A. 外旋内收位   B. 内旋内收位   C. 外旋外展位

    D. 内旋外展位   E. 内收外展位

15. 肩关节前脱位复位后固定时上臂的正确位置是( )

    A. 内收内旋屈肘   B. 内收外旋屈肘   C. 外展内旋屈肘

    D. 外展外旋屈肘   E. 内收外展屈肘

16. 肩关节脱位整复固定后早期功能锻炼的目的是( )

    A. 防止肌肉萎缩   B. 防止组织粘连   C. 促进韧带修复

    D. 促进血管修复   E. 促进神经修复

(二) X 型题

17. 肩关节脱位的临床表现是( )

    A. 肩部疼痛、肿胀、功能障碍

    B. "方肩"畸形

    C. 搭肩试验阳性

    D. 盂下脱位时患肢较健侧短

    E. 患肢呈外展、外旋畸形

18. 肩关节脱位手法复位后应检查( )

    A. 搭肩试验阴性   B. 方肩畸形消失

C. 肩关节活动自如　　　　　D. 摸不到脱位的肱骨头

E. 折 X 线显示肩关节已复位

19. 肩关节前脱位分为（　　　）

　　A. 喙突下脱位　　　　　B. 肩胛下脱位　　　　　C. 锁骨上脱位

　　D. 盂下脱位　　　　　E. 锁骨下脱位

20. 肩关节脱位的分类中，正确的说法是（　　　）

　　A. 可分为前脱位、后脱位

　　B. 后脱位临床常见

　　C. 后脱位又分为肩峰下型和肩胛骨下型

　　D. 前脱位中以盂下型多见

　　E. 前脱位分为盂下型、喙突下型、锁骨下型

21. 导致肩关节脱位的外力有（　　　）

　　A. 扭转暴力　　　　　B. 传达暴力　　　　　C. 杠杆暴力

　　D. 垂直压缩力　　　　　E. 直接暴力

22. 搭肩试验阴性时，动作应包括（　　　）

　　A. 患侧手置于对侧肩部

　　B. 检查者手置于患者肩部

　　C. 患侧肘内侧贴紧同侧胸壁

　　D. 患者手置于检查者肩上

　　E. 双侧手搭于对侧肩部

23. 肩关节脱位的并发症有（　　　）

　　A. 腋神经损伤　　　　　B. 臂丛神经损伤　　　　　C. 肱骨头骨折

　　D. 肱骨大结节骨折　　　E. 肱骨干骨折

24. 肩关节前脱位整复后的固定方法有（　　　）

　　A. 胸壁胶布绷带固定　　　　　B. 肩人字石膏固定

　　C. 肩外展位石膏固定　　　　　D. 胸壁石膏固定

　　E. 以上方法均可

25. 肩关节脱位手法复位的方法有（　　　）

　　A. 拔伸牵引法　　　　　B. 拔伸足蹬法　　　　　C. 椅背整复法

　　D. 拔伸托入法　　　　　E. 牵引回旋法

二、简答题

26. 肩关节前脱位的诊断要点是什么？

参考答案

一、选择题

（一）A 型题

1. C　2. A　3. D　4. C　5. D　6. D　7. B　8. D　9. E　10. D　11. A
12. C　13. B　14. C　15. A　16. B

（二）X 型题

17. ABC　18. ABDE　19. ADE　20. AE　21. BCE　22. AC
23. ABCD　24. AB　25. BCDE

二、简答题

答案参见前文。

肘关节脱位

【考点重点点拨】

1. 掌握：肘关节脱位的概念、诊断要点、治疗。
2. 熟悉：局部解剖特点、肘关节脱位合并损伤。

一、概述

（一）概念

（1）病因：间接暴力 { 传达暴力 / 杠杆作用力

（2）易发人群：好发于青壮年。

（3）<u>分型</u> { 后脱位 / 侧后方脱位 / 前脱位

（二）解剖特点

（1）肘关节是全身关节脱位中最常见的部位之一。

（2）肘关节是<u>屈戌关节，由肱桡关节、肱尺关节和桡尺近侧关节组成</u>。

（3）肱骨滑车、尺骨上端半月切迹、肱骨小头和桡骨头共同在肘关节腔中。

（4）<u>肘部三点骨突标志：肱骨内、外上髁和尺骨鹰嘴——伸肘成一直线，屈肘成一等边三角形</u>。

（三）合并症

（1）肱骨内外上髁撕脱骨折。

（2）尺骨冠状突骨折、鹰嘴骨折。

（3）桡骨头和桡骨颈骨折。

（4）肘内外侧副韧带断裂。

（5）桡神经或尺神经牵拉性损伤、肱动静脉压迫性损伤。

（6）侧副韧带骨化、损伤性骨化性肌炎、创伤性关节炎、肘关节僵直。

二、诊断要点

（1）外伤史：跌倒时肘关节伸直位（后脱位）；屈曲位（前脱位）。

（2）临床表现

①肘部疼痛、肿胀、畸形，弹性固定，肘关节活动明显受限

②前脱位：肘窝部隆起，前臂掌侧较健肢明显变长，肘窝部触及脱出的尺桡骨上端，肘后触到肱骨下端及游离的尺骨鹰嘴骨折片

③后脱位：肘关节弹性固定于45°半屈曲位，呈靴状畸形；肘窝前饱满，肘后空虚凹陷；前臂掌侧明显缩短，肘前触到肱骨下端，肘后尺骨鹰嘴后突；肘后三点骨性标志改变；关节前后径增宽

（3）X 线检查：肘关节正侧位 X 线片可明确骨折类型和程度。

三、治疗

（一）非手术治疗

方法	内 容
复位	术者双拇指向前下方推住尺骨鹰嘴，在牵引下逐渐屈肘即可复位
固定	整复后以绷带或直角托板固定屈肘 90°，以三角巾悬吊患肢于胸前，固定 2～3 周
功能锻炼	在固定期间即开始早期练习肩腕及手术指活动。去除固定后逐渐开始主动活动，禁忌粗暴的被动活动
药物治疗	损伤三期辨证施治

（二）手术治疗

（1）手术适应证 $\begin{cases} ①手法复位不成功者 \\ ②伤后数月且无骨化性肌炎及明显骨萎缩者 \end{cases}$

（2）手术方法 $\begin{cases} ①肘关节切除或成形术 \\ ②人工关节置换术 \\ ③后外侧关节囊及侧副韧带紧缩术 \end{cases}$

巩固与练习

一、选择题

（一）A 型题

1. 肘关节后脱位可出现的畸形有（　　）

    A. 方肩畸形　　　　B. 枪刺样畸形　　　　C. 靴状畸形

    D. 驼峰样畸形　　　E. 餐叉样畸形

2. 下列哪项不符合肘关节后脱位的表现（　　）

    A. 肘关节疼痛、肿胀、功能障碍

    B. 肘关节明显畸形

    C. 肘后三点骨性标志发生变化

    D. 前臂较健侧显长

E. 前臂明显缩短

3. 下列症状体征中，对肘关节后脱位诊断无特征性意义的是（　　）

A. 肘部明显畸形

B. 肘部严重肿胀和瘀斑

C. 肘关节弹性固定于半屈伸位

D. 前臂缩短，肘周径增大

E. 以上都不是

4. 肘关节后脱位伴有侧方脱位时最常合并的是（　　）

A. 尺骨喙突骨折　　　B. 尺神经损伤　　　C. 血管损伤

D. 侧副韧带损伤　　　E. 尺骨鹰嘴骨折

5. 肘关节脱位后如果不进行固定易引起（　　）

A. 关节粘连　　　　　B. 血肿机化　　　　C. 血管损伤

D. 神经损伤　　　　　E. 再脱位

6. 肘关节后脱位常见的神经损伤是（　　）

A. 尺神经　　　　　　B. 桡神经　　　　　C. 正中神经

D. 腋神经　　　　　　E. 臂外侧皮神经

7. 肘脱位复位后解除固定后要避免强力被动活动其目的是（　　）

A. 防止再脱位　　　B. 防止血管损伤　　　C. 防止神经损伤

D. 防止骨化性肌炎　　E. 防止发生撕裂骨折

8. 陈旧性肘脱位的病理改变除哪项之外是（　　）

A. 血肿机化　　　　　B. 疤痕组织形成　　　C. 周围组织萎缩

D. 周围组织粘连　　　E. 血管神经变性

（二）X型题

9. 下列关于肘后三角的描述，正确的有（　　）

A. 肱骨内、外上髁及尺骨鹰嘴凸出部分，在伸肘时形成三角形

B. 肱骨内、外上髁及尺骨鹰嘴凸出部分，在屈肘时形成三角形

C. 肱骨内、外髁及尺骨鹰嘴凸出部分，在伸肘时形成三角形

D. 肱骨内、外髁及尺骨鹰嘴凸出部分，在屈肘时形成三角形

E. 肱骨髁上骨折时肘三角正常

10. 肘关节脱位的体征是( )

    A. 肘关节疼痛、肿胀、功能障碍

    B. 肘前窝饱满、可摸到肱骨下端

    C. 前臂较健侧长

    D. 肘关节弹性固定在90度左右屈曲位

    E. 肘后三点骨性标志发生改变

11. 肘关节前脱位临床可见( )

    A. 肘关节自动伸屈功能丧失

    B. 肘三角关系失常

    C. 前臂较健侧变长

    D. 肘前可触到尺骨鹰嘴

    E. 前臂可有不同程度的旋前和旋后畸形

12. 肘关节脱位容易出现的并发症有( )

    A. 关节僵硬   B. 骨化性肌炎   C. 骨缺血坏死

    D. 血管损伤   E. 神经损伤

13. 肘关节脱位晚期易出现的并发症有( )

    A. 关节僵硬   B. 创伤性关节炎   C. 迟发性神经炎

    D. 肘内翻畸形   E. 骨化性肌炎

二、填空题

14. 肘关节由_____、_____和_____组成。

15. 肘部三点骨突标志：_____、_____和尺骨鹰嘴。伸肘成一_____，屈肘成一_____，因此又称_____。

三、简答题

16. 肘关节脱位的诊断要点是什么？

17. 肘关节后脱位与肱骨髁上骨折的鉴别要点是什么？

参考答案

一、选择题

（一）A型题

1. C 2. D 3. B 4. D 5. E 6. A 7. D 8. E

（二）X 型题

9. BE　10. ABE　11. ABCDE　12. AB　13. AB

二、填空题

14. 肱桡关节、肱尺关节、桡尺近侧关节

15. 肱骨内、肱骨外上髁；直线，等边三角形

三、简答题

16. 患者除有外伤史，疼痛、肿胀、功能障碍等一般症状外因前、后脱位不同，其临床体征各异：①肘关节后脱位的体征肘窝前饱满，可摸到肱骨下端；尺骨鹰嘴后突，肘后部空虚，呈靴状畸形，肘关节呈45°左右的半屈位；肘后三角正常关系破坏；与健侧相比，前臂掌侧面明显缩短，关节前后径增宽。②肘关节前脱位的特有体征肘关节过伸，屈曲受限；肘前隆起，可触到脱出的尺桡骨上端；前臂掌侧面较健侧长。

17. 脱位多见于青壮年，而骨折好发于 10 岁以下儿童。脱位时，压痛较广泛，肘后三角关系失常，伴有弹性固定；而骨折后，多伴有皮下瘀斑，压痛位于髁上且明显，肘后三角关系正常，有骨擦音或异常活动，但无弹性固定。

小儿桡骨头半脱位

【考点重点点拨】

1. 掌握：桡骨头半脱位的概念、诊断要点、治疗。

2. 熟悉：局部解剖特点、桡骨头半脱位合并损伤。

一、概述

（一）概念

（1）病因：多因患儿肘关节在伸直位，腕部受到纵向牵拉所致。

（2）易发人群：多发生于 5 岁以下幼儿。

（二）**解剖特点**

（1）儿童桡骨头、颈几乎等直径，环状韧带松弛。

（2）肱二头肌止于桡骨粗隆，可因其收缩将桡骨头拉向前方。

（三）**合并症**

处理不当可导致习惯性桡骨头半脱位。

二、诊断要点

（1）外伤史：患肢有纵向牵拉损伤史。

（2）临床表现

①因疼痛而啼哭，拒绝使用患肢，怕别人触动

②肘关节半屈曲位，不肯屈肘、举臂；前臂旋前，不敢旋后

③触及伤肢肘部和前臂时，患儿哭叫疼痛，桡骨头有压痛，屈肘无明显肿胀

（3）X线检查：X线片不能发现异常。

三、治疗

（1）复位：一手握住其肱骨下端及肘关节、拇指压住桡骨头，另一手握住患儿前臂及腕轻轻旋后屈肘，一般即可复位。

（2）固定：一般无需特殊固定，可用颈腕吊带或三角巾悬吊前臂2～3天。

巩固与练习

一、选择题

（一）**A型题**

1. 牵拉肘的好发人群是（　　）

    A. 幼儿　　　　　　　B. 男性　　　　　　　C. 体力劳动者

    D. 年老体弱者　　　　E. 女性

2. 桡骨头半脱位的病因主要是（　　）

A. 前臂被牵拉　　　B. 前臂被扭转　　　C. 前臂被打击

D. 前臂被碾压　　　E. 以上都不是

3. 小儿桡骨头半脱位的临床表现是（　　　）

A. 肿痛、功能障碍　　　　B. 轻度畸形为主

C. 功能障碍为主　　　　　D. 弹性固定为主

E. 关节盂空虚为主

4. 小儿桡骨头半脱位的诊断依据除哪项以外是（　　　）

A. 有牵拉损伤史　　　　　B. 患肢不能活动

C. 患肢半屈旋前位　　　　D. 肘外侧压痛

E. X线平片异常

（二）X 型题

5. 关于小儿桡骨头半脱位，正确的说法有（　　　）

A. 又称牵拉肘　　　　　　B. 多见于 10 岁以下儿童

C. 摄片显示肘部骨关节正常　D. 手法复位时不需麻醉

E. 复位后应适当固定

6. 小儿桡骨头半脱位的诊断要点是（　　　）

A. 多发生于幼儿　　　　　B. 局部明显肿胀

C. 局部明显畸形　　　　　D. 肘部疼痛

E. 肘关节呈半屈曲

7. 牵拉肘的临床表现包括（　　　）

A. 前臂被牵拉史　　　　　B. 前臂不能上举及取物

C. 桡骨头处压痛　　　　　D. 肘关节半屈伸

E. X 线检查异常

二、简答题

8. 桡骨头半脱位如何手法复位？

9. 桡骨头半脱位的诊断依据是什么？

参考答案

一、选择题

（一）A 型题

1. A　2. A　3. C　4. E

（二）X 型题

5. ACDE   6. ADE   7. ABCD

二、简答题

答案参考前文。

月 骨 脱 位

【考点重点点拨】

1. 掌握：月骨脱位的概念、诊断要点、治疗。
2. 熟悉：局部解剖特点、月骨脱位合并损伤。

一、概述

（一）概念

（1）病因：多由间接外力引起，患者跌倒，手掌着地，腕部极度背伸，头状骨与月骨相对挤压，关节囊破裂，月骨掌侧脱位，即月骨前脱位；若月骨留于原位，其他腕骨完全脱位，称为月骨周围脱位。

（2）分型 $\begin{cases} 月骨前脱位 \\ 月骨周围脱位 \end{cases}$

（二）解剖特点

（1）月状骨形状特殊，掌侧宽背侧窄。

（2）月骨近端与桡骨形成关节，远端与头状骨、一小部分钩骨形成关节，桡侧与舟骨、尺侧与三角骨形成关节。

（3）月状骨的血运，来自前韧带和后韧带。

（三）合并症

（1）月骨缺血性坏死。

（2）创伤性关节炎。

（3）正中神经损伤。

（4）合并舟状骨骨折。

二、诊断要点

（1）外伤史：患者跌倒，手掌着地，腕部极度背伸。

（2）临床表现 $\begin{cases}①腕部疼痛、肿胀、隆起、局部压痛、活动受限 \\ ②腕关节屈曲位，中指不能完全伸直，五指自然分开\end{cases}$

（3）X线检查：腕关节正侧位X线片可明确显示脱位的月骨呈三角形，半月形凹面转向掌侧。

三、治疗

（一）非手术治疗

方法	内　　容
复位	①患者坐位，肘关节屈曲90°，腕部极度背伸 ②第一助手手握肘部，第二助手握食指与中指，对抗牵引，前臂逐渐旋后3～5分钟 ③术者两手四指握住腕部，向掌侧端提，两拇指指尖推压月骨凹面远端，第二助手使腕关节掌屈，患者中指可以伸直即复位成功
固定	塑型夹板或石膏托将腕关节固定于掌屈30°～40°，1周后改中立位，再固定2周
功能锻炼	①固定期间：做掌指关节及指间关节屈伸活动 ②解除固定后：做腕关节主动屈伸活动
药物治疗	按骨折三期辨证施治，消肿后，补益肝肾；拆除外固定后，中药熏洗

（二）手术治疗

（1）手术适应证 $\begin{cases}①手法复位不成功者 \\ ②陈旧性月骨脱位\end{cases}$

（2）手术方法 $\begin{cases}①切开复位 \\ ②月骨切除术\end{cases}$

巩固与练习

一、选择题

（一）A 型题

1. 关于月骨脱位的表现中，正确的说法是（　　　）

A. 血运障碍导致手指感觉异常

B. 神经受压导致手指感觉异常

C. 肌腱受压导致手指屈曲障碍

D. 肌腱坏死导致手指屈曲障碍

E. 神经受压导致手指屈曲障碍

2. 月骨脱位后，若出现手指感觉障碍，常为（　　　）

A. 拇指　　　　　　　B. 示指　　　　　　　C. 中指

D. 环指　　　　　　　E. 小指

3. 关于月骨脱位，错误的是（　　　）

A. 掌腕横纹处有压痛

B. 腕关节功能障碍

C. 腕关节呈背伸位，手指伸直困难

D. 握拳时第 3 掌骨头明显塌陷

E. X 线正位片显示月骨由正常的四方形变成三角形。

4. 不符合月骨脱位临床表现的是（　　　）

A. 腕部掌侧隆起、疼痛

B. 掌腕横纹处有压痛

C. 腕关节呈屈曲位

D. 叩击第 2 掌骨头有明显疼痛

E. 手指屈曲困难

5. 关于月骨脱位中出现手指屈曲障碍，其原因是（　　　）

A. 血运障碍　　　　　B. 神经受压　　　　　C. 肌腱受压

D. 弹性固定　　　　　E. 韧带受压

6. 月骨脱位的晚期严重并发症主要是（　　　）

A. 腕关节强直　　　　B. 神经损伤　　　　　C. 创伤性关节炎

D. 骨化性肌炎　　　E. 缺血性坏死

（二）X 型题

7. 关于月骨脱位的表现中，正确的说法是(　　)

A. 血运障碍导致手指感觉异常

B. 神经受压导致手指感觉异常

C. 肌腱受压导致手指屈曲障碍

D. 肌腱坏死导致手指屈曲障碍

E. 神经受压导致手指屈曲障碍

8. 月骨脱位后，若出现手指感觉障碍，常为(　　)

A. 拇指　　　　　　B. 示指　　　　　　C. 中指

D. 环指　　　　　　E. 小指

二、简答题

9. 临床依据哪些诊断标准诊断月骨脱位？

一、选择题

（一）A 型题

1. D　2. B　3. C　4. D　5. C　6. E

（二）X 型题

7. BC　8. ABC

二、简答题

答案参考前文。

掌指关节及指间关节脱位

【考点重点点拨】

1. 掌握：掌指及指间关节脱位的概念、诊断要点、治疗。

2. 熟悉：局部解剖特点、掌指及指间关节脱位合并损伤。

一、概述

（一）概念

（1）病因 $\begin{cases} 掌指关节脱位：掌指关节过度背伸暴力 \\ 指间关节脱位：关节极度过伸、扭转、侧方挤压外力 \end{cases}$

（2）分型 $\begin{cases} 掌指关节脱位 \\ 指间关节脱位 \end{cases}$

（二）解剖特点

（1）掌指关节由掌骨头和近节指骨基底构成。

（2）指间关节由近节指骨滑车与远节指骨基底构成，为屈戌关节。

（三）合并症

（1）侧副韧带损伤。

（2）撕脱骨折。

二、诊断要点

（1）外伤史：掌部或手指外伤史。

（2）临床表现 $\begin{cases} ①脱位关节梭形肿胀、疼痛、过度背伸畸形、弹性 \\ \quad 固定、自动伸屈活动障碍 \\ ②指间关节脱位伴侧副韧带断裂：异常侧方活动 \\ \quad （分离试验阳性） \\ ③掌指关节脱位：掌指关节功能丧失，掌横纹处可 \\ \quad 触及高突的掌骨头 \end{cases}$

（3）X线检查：X线片可明确诊断。

三、治疗

（一）非手术治疗

方法	内　　容
复位	①掌指关节脱位：适当用牵引，拇指向背侧推按脱位的掌骨头，逐渐屈曲掌指关节即可复位 ②指间关节脱位：适当用牵引，轻度屈曲或扳正侧偏的手指即可复位
固定	①掌指关节屈曲位，固定患指于轻度对掌位1~2周 ②近侧指间关节脱位合并侧副韧带损伤或撕脱性骨折者，关节固定于伸直位3周
功能锻炼	①固定期间：做掌指关节及指间关节屈伸活动 ②解除固定后：做腕关节主动屈伸活动
药物治疗	①早期：活血化瘀、消肿止痛——舒筋活血汤 ②解除固定后：舒筋活络类中药熏洗患手——上肢损伤洗方

（二）手术治疗

（1）**手术适应证** {
①合并骨折，手法复位不成功者
②合并侧副韧带断裂者
③陈旧性指间关节脱位

（2）**手术方法** {
①切开复位
②细钢针内固定
③侧副韧带修补术
④关节融合术

巩固与练习

一、选择题

（一）A 型题

1. 不符合掌指关节脱位临床表现的是（　　）

　　A. 局部肿胀，关节屈伸活动消失

　　B. 脱位的掌指关节侧面隆起

C. 掌指关节过伸畸形，并弹性固定

D. 指节长度缩短

E. 远侧掌横纹皮下可摸到脱位的掌骨头

2. 掌指关节脱位复位后应固定在（　　　）

A. 掌指关节伸直位

B. 掌指关节伸直对掌位

C. 掌指关节轻度屈曲位

D. 掌指关节轻度屈曲对掌位

E. 握拳位

3. 掌指关节脱位后临床表现典型的畸形是（　　　）

A. 掌指关节和指间关节呈过伸位

B. 掌指关节屈曲指间关节过伸

C. 掌指关节过伸指间关节屈曲

D. 掌指关节和指间关节呈屈曲位

E. 以上都不是

4. 掌指关节脱位复位后正确的固定方法为（　　　）

A. 固定患指于伸直位2周

B. 固定患指于伸直位1周

C. 固定患指于屈曲对掌位1～2周

D. 固定患指于屈曲位3周左右

E. 固定患指于背伸位1～2周

（二）X型题

5. 关于掌指关节脱位，正确的说法有（　　　）

A. 多见于背侧脱位

B. 拇指掌指关节脱位最多见

C. 多由于过伸暴力引起

D. 掌指关节呈过度屈曲而弹性固定

E. 复位后保持掌指关节屈曲位固定一周

参考答案

一、选择题

（一）A 型题

1. B　　2. D　　3. A　　4. C

（二）X 型题

5. ABCE

第四节　下肢脱位

髋关节脱位

【考点重点点拨】

1. 掌握：髋关节脱位的概念、诊断要点、治疗。

2. 熟悉：局部解剖特点、髋关节脱位合并损伤。

一、概述

（一）概念

（1）病因：常为强大直接、间接暴力所致，以后者多见。

（2）易发人群：好发于活动力强的青壮年男性。

（3）分型 $\begin{cases} 后脱位 \\ 前脱位 \\ 中心性脱位 \\ 陈旧性脱位 \end{cases}$

（二）解剖特点

（1）髋关节由髋臼和股骨头组成，股骨头 2/3 纳入髋臼内。

（2）髋关节关节囊坚韧，前后均有韧带加强。

（三）合并症

（1）股动、静脉受压。
（2）闭孔神经受压。
（3）髋臼底骨折。
（4）股骨干骨折。

二、诊断要点

（1）**外伤史**：常有强大直接、间接暴力外伤史。
（2）**临床表现**：患髋疼痛、肿胀、功能障碍、畸形、弹性固定。

①后脱位：患肢屈曲、内收、内旋及缩短畸形，大粗隆向后上移位
②前脱位：患肢外展、外旋，轻度屈曲畸形，较健肢长，闭孔附近或腹股沟韧带附近可及股骨头
③中心性脱位：患肢短缩，大转子不易扪及，阔筋膜张肌及髂胫束松弛，骨盆分离及挤压试验阳性，有纵向叩击痛
④陈旧性脱位：局部血肿机化，股骨头颈部骨质疏松或有关节面呈不规则改变

（3）X线检查。

三、治疗

（一）非手术治疗

方法	内 容
复位	①后脱位：屈髋拔伸法、回旋法、拔伸足蹬法、俯卧下垂法 ②前脱位：屈髋拔伸法、侧牵复位法、反回旋法 ③中心性脱位：拔伸扳拉法、牵引复位法 ④陈旧性脱位：充分牵引后松解粘连，再按新鲜脱位进行手法复位
固定	皮牵引或骨牵引——患者两侧置砂袋防止内、外旋，牵引重量 5～7kg，3～4 周。中心性脱位 6～8 周

方法	内　　容
功能锻炼	①在固定期间：应进行股四头肌及踝关节功能锻炼 ②前、后脱位：3 周后即可扶双拐下地活动，但 3 个月内患肢不能负重 ③中心性脱位：在痊愈后，应根据局部病理变化的轻重，适当地限制下肢负重或步行活动以减轻或推迟创伤性关节炎的发生
药物治疗	①初期：活血化瘀——活血舒肝汤、消肿散 ②中期：理气活血，调理脾胃——四物汤 ③后期：补益肝肾、利筋健骨——健步虎潜丸、海桐皮汤

（二）手术治疗

（1）手术适应证 $\begin{cases} ①手法复位不成功者 \\ ②神经血管受压手法不能解除者 \end{cases}$

（2）手术方法 $\begin{cases} ①切开复位内固定 \\ ②截骨术 \end{cases}$

巩固与练习

一、选择题

（一）A 型题

1. 外伤性髋关节脱位的好发年龄是（　　）

　　A. 幼年　　　　　　　　B. 少年　　　　　　　　C. 青壮年

　　D. 中年　　　　　　　　E. 老年

2. 髋关节脱位的临床常见类型是（　　）

　　A. 前脱位　　　　　　　B. 后脱位　　　　　　　C. 中心性脱位

　　D. 上脱位　　　　　　　E. 下脱位

3. 髋关节脱位后根据股骨头的移位情况可分为（　　）

　　A. 上脱位、下脱位、中心性脱位

　　B. 前脱位、后脱位、上脱位、下脱位

　　C. 上脱位、下脱位、前脱位、后脱位、中心性脱位

　　D. 前脱位、后脱位、中心性脱位

　　E. 以上都不是

4. 不符合髋关节后脱位体征的是（　　　）

    A. 患肢呈屈曲、内收、内旋和短缩畸形

    B. 患侧臀部和股骨大粗隆异常突出

    C. 在髂前上棘与坐骨结节连线后上方可触及股骨头

    D. 患肢不能主动活动，作外展、外旋动作时呈弹性固定

    E. X 线检查可见股骨头位于髋臼内下方

5. 髋关节后脱位复位后维持患肢正确的位置是（　　　）

    A. 轻度内收伸直中立位　　　　B. 轻度外展伸直内旋位

    C. 轻度外展伸直中立　　　　　D. 轻度内收伸直外旋位

    E. 以上都不是

6. 髋关节后脱位正确治疗后患肢逐步负重的时间应是（　　　）

    A. 1 个月后　　　　　B. 2 个月后　　　　　C. 3 个月后

    D. 4 个月后　　　　　E. 5 个月后

7. 髋关节后脱位复位后不能过早负重的主要理由是（　　　）

    A. 防止再脱位　　　　　　　　B. 防止神经损伤

    C. 使并发骨折顺利愈合　　　　D. 防止发生骨化性肌炎

    E. 防止股骨头缺血坏死和创伤性关节炎

8. 当髋关节处于下列哪种位置时易发生前脱位（　　　）

    A. 过度内收、外旋位　　　　　B. 过度外展内脱位

    C. 过度内收内旋位　　　　　　D. 过度外展外旋位

    E. 以上都不是

9. 髋关节脱位后，当股骨头在耻骨横支水平时易引起（　　　）

    A. 闭孔神经损伤　　　　　　　B. 闭孔动脉损伤

    C. 坐骨神经损伤　　　　　　　D. 股动、静脉损伤

    E. 股深动脉损伤

10. 髋关节前脱位复位后伤肢必须固定在（　　　）

    A. 外展外旋伸直位　　　　　　B. 外展内收伸直位

    C. 内收外旋伸直位　　　　　　D. 内收内旋伸直位

    E. 以上都不是

11. 髋关节中心型脱位不能过早负重的主要理由是（　　　）

A. 防止发生再脱位　　　　B. 防止神经损伤

C. 防止韧带拉伤　　　　　D. 使并发骨折顺利愈合

E. 防止发生创伤性关节炎和股骨头坏死

12. 髋关节中心型脱位宜采用持续牵引治疗，时间一般是（　　　）

A. 3～4 周　　　　　B. 4～6 周　　　　　C. 6～8 周

D. 8～10 周　　　　E. 3 个月以上

13. 髋关节脱位中，需要采用持续骨牵引方可复位的是（　　　）

A. 前脱位　　　　　B. 后脱位　　　　　C. 中心性脱位

D. 以上都需要　　　E. 以上都不需要

14. 某男，25 岁，创伤后右髋疼痛、活动受限，右大腿后侧及右小腿后外侧麻木感。查：右下肢短缩、屈曲、内旋、内收畸形。手法复位后畸形消失，活动恢复正常，但感觉麻木仍存在，小腿和足部肌力Ⅲ级。X 线显示右髋臼后上缘有 1cm×2cm 骨块，无移位最可能的诊断是（　　　）

A. 髋关节前脱位并髋臼骨折

B. 髋关节后脱位并髋臼骨折

C. 髋关节中心性脱位

D. 髋关节后脱位并髋臼骨折及坐骨神经损伤

E. 以上都不是

15. 5 岁男孩，左髋部疼痛，活动受限伴全身高热寒战半月，关节穿刺抽出黄稠脓液，X 线提示髋关节脱位，诊断应为（　　　）

A. 先天性脱位　　　　B. 病理性脱位　　　　C. 习惯性脱位

D. 混合性脱位　　　　E. 外伤性脱位

16. 1 岁女孩，无诱因出现右下肢短缩、跛行，X 线提示髋关节脱位，诊断应为（　　　）

A. 病理性脱位　　　　B. 先天性脱位　　　　C. 混合性脱位

D. 习惯性脱位　　　　E. 外伤性脱位

17. 某男，4 年前曾有左髋关节后脱位病史，复位后未行固定。此次因无外伤出现髋关节隐痛，活动后加重半年，活动受限 2 月而就诊，X 线显示股骨头有塌陷，请问最可能的诊断是（　　　）

A. 创伤性关节炎　　　　　B. 关节僵硬

C. 骨化性肌炎　　　　　　D. 股骨头缺血性坏死

E. 习惯性脱位

（二）B 型题

18. （1）髋关节前脱位的复位主要手法是（　　　）

（2）髋关节后脱位的复位主要手法是（　　　）

A. 拔伸牵引　　　　B. 屈伸回旋　　　　C. 端提捺正

D. 屈髋拔伸　　　　E. 足蹬膝顶

19. （1）髋关节前脱位整复后固定位置是（　　　）

（2）髋关节中心性脱位整复后固定位置是（　　　）

A. 轻度外展旋中位　　B. 内收伸直位　　　C. 外展外旋位

D. 外展旋中位　　　　E. 伸直中立位

20. （1）髋关节后脱位的整复后固定位置是（　　　）

（2）髋关节前脱位的整复后固定位置是（　　　）

A. 轻度外展旋中位　　　　B. 内收内旋伸直位

C. 外展外旋伸直位　　　　D. 外展旋后位

E. 外展旋前位

（三）X 型题

21. 髋关节脱位临床上根据股骨头所处位置，分为（　　　）

A. 髋关节上脱位　　B. 髋关节前脱位　　C. 髋关节后脱位

D. 髋关节下脱位　　E. 髋关节中心性脱位

22. 髋关节前脱位的体征是（　　　）

A. 外展畸形　　　　B. 外旋畸形　　　　C. 屈曲畸形

D. 内收畸形　　　　E. 轻度屈曲畸形

23. 髋关节后脱位的体征是（　　　）

A. 患肢呈屈曲、内收、内旋和短缩畸形

B. 患肢呈外展、外旋及轻度屈曲畸形

C. 在髂前上棘及坐骨结节连线后上方可触及股骨头

D. 有时在腹股沟处可触及股骨头

E. 在作外展、外旋动作时呈弹性固定

24. 髋关节后脱位可出现的并发症是（　　　）
   A. 坐骨神经损伤　　　B. 股骨颈骨折　　　　C. 股骨头骨折
   D. 髋白骨折　　　　　E. 同侧股骨干骨折

25. 髋关节后脱位复位手法有（　　　）
   A. 屈髋拔伸法　　　　B. 回旋法　　　　　　C. 拔伸足蹬法
   D. 俯卧下垂法　　　　E. 反回旋法

26. 髋关节前脱位复位手法有（　　　）
   A. 屈髋拔伸法　　　　B. 回旋法　　　　　　C. 拔伸足蹬法
   D. 俯卧下垂法　　　　E. 反回旋法

二、名词解释

27. 申通线

三、填空题

28. 髋关节后脱位的整复手法有 _____、_____、_____、_____。

29. 回旋法用于整复髋关节 _____，反回旋法用于整复髋关节 _____。

四、简答题

30. 试述股骨颈骨折与髋关节脱位的鉴别诊断要点。

参考答案

一、选择题

（一）A 型题

1. C　2. B　3. D　4. E　5. C　6. C　7. E　8. D　9. D　10. D　11. E
12. C　13. C　14. D　15. B　16. B　17. D

（二）B 型题

18.（1）D（2）D　19.（1）B（2）D　20.（1）A（2）B

（三）X 型题

21. BCE　22. ABE　23. ACE　24. ABCDE　25. ABCDE　26. ACE

二、名词解释

27. 申通线：在骨盆正位片上，股骨颈内侧缘与闭孔上缘所连的弧线。

三、填空题

28. 屈髋拔伸法、回旋法、拔伸足蹬法、俯卧下垂法

四、简答题

30. 股骨颈骨折与髋关节脱位要从以下几方面进行鉴别：①发病年龄：股骨颈骨折多见于老年人，髋关节脱位多发生于青壮年。②病因：股骨颈骨折有外伤史，但暴力不大；髋关节脱位系由强大的暴力所引起。③伤肢情况：股骨颈骨折伤肢缩短、呈外旋、外展畸形，功能障碍；髋关节后脱位时伤肢功能障碍，呈屈曲、内收、内旋、缩短畸形；前脱位时患肢呈外展、外旋、屈曲、变长畸形。④大转子位置：股骨颈骨折大转子轻度上移或不变；髋关节后脱位大转子上移，前脱位时下移或触不清。⑤骨擦音：股骨颈骨折有时可闻及骨擦音；髋关节脱位无骨擦音。⑥X线检查：股骨颈骨折可见骨折部位及类型；髋关节脱位可见脱位类型及是否合并骨折。

膝关节脱位

【考点重点点拨】

1. 掌握：膝关节脱位的概念、诊断要点、治疗。
2. 熟悉：局部解剖特点、膝关节脱位合并损伤。

一、概述

（一）概念

（1）病因：常为直接暴力撞击股骨下端或胫骨上端；股骨下端固定而作用于胫骨的旋转暴力使膝关节过伸所致，以后者多见。

（2）易发人群：好发青壮年。

（3）**分型** $\begin{cases} 前脱位 \\ 后脱位 \\ 内侧脱位 \\ 外侧脱位 \\ 旋转脱位 \end{cases}$

（二）解剖特点

（1）膝关节是人体最大、结构最复杂的关节，由股骨远端、胫骨近端和髌骨组成，属屈戌关节。

（2）膝关节借助关节囊、内外侧副韧带、前后十字韧带等连接和加固。

（三）合并症 $\begin{cases} ①十字韧带断裂 \\ ②内外侧副韧带断裂 \\ ③腘动脉损伤 \\ ④腓总神经损伤 \end{cases}$

二、诊断要点

（1）外伤史：多有严重膝关节或大腿外伤史。

（2）临床表现 $\begin{cases} ①膝关节疼痛、肿胀、功能丧失 \\ ②患膝畸形，下肢缩短，侧方活动与弹性固定 \\ ③筋肉在膝部松软堆积，患膝前后或侧方可摸到脱 \\ \quad 出的胫骨上端与股骨下端 \end{cases}$

（3）X线检查：膝部正侧位X线片可明确诊断及移位方向，并可了解是否合并骨折。

三、治疗

（一）非手术治疗

方法	内　　容
复位	对抗牵引，术者用手按脱位的相反方向推挤或提托股骨下端及胫骨上端，听到入臼声，畸形消失即复位
固定	膝关节加压包扎，长腿夹板或石膏托屈曲20°~30°位，固定6~8周
功能锻炼	①在固定期间：应进行股四头肌及踝、趾关节功能锻炼 ②4~6周后：在夹板固定下，扶双拐不负重步行锻炼 ③8周后解除外固定：练习膝关节屈伸，逐步负重走
药物治疗	①初期：活血化瘀，消肿止痛——桃红四物汤，消肿止痛膏 ②中后期：强筋壮骨——健步虎潜丸，苏木煎熏洗

（二）手术治疗

（1）手术适应证 $\begin{cases} ①手法复位不成功者 \\ ②并发肌腱、韧带、血管损伤及骨折者 \end{cases}$

（2）手术方法：切开复位内固定。

巩固与练习

一、选择题

（一）A 型题

1. 膝关节脱位早期严重并发症是（　　　）

  A. 侧副韧带损伤　　　　　　B. 十字韧带损伤

  C. 半月板损伤　　　　　　　D. 腘窝血管神经损伤

  E. 胫骨棘骨折

2. 膝关节脱位合并十字韧带断裂后，表现为阳性的检查是（　　　）

  A. 研磨试验　　　　　　　　B. 抽屉试验

  C. 侧向试验　　　　　　　　D. 旋转提拉试验

  E. "4"字试验

3. 膝关节脱位抽屉试验阳性时，其并发症是（　　　）

A. 内侧副韧带断裂　　　　　　B. 外侧副韧带断裂

C. 十字韧带断裂　　　　　　　D. 半月板撕裂

E. 胫骨棘骨折

4. 膝关节脱位原因下列哪一项是错误的（　　　）

　　A. 结构欠稳定　　　　　　　B. 关节囊坚强

　　C. 关节内韧带坚固　　　　　D. 关节外韧带坚固

　　E. 伸膝装置完善

5. 膝关节脱位后侧向试验阳性时其并发症是（　　　）

　　A. 十字韧带断裂　　　　　　B. 侧副韧带断裂

　　C. 半月板断裂　　　　　　　D. 胫骨平台骨折

　　E. 胫骨棘骨折

6. 膝关节前脱位最常并发的韧带损伤为（　　　）

　　A. 内侧副韧带断裂　　　　　B. 外侧副韧带断裂

　　C. 后交叉韧带断裂　　　　　D. 前交叉韧带断裂

　　E. 以上都不是

（二）B 型题

7. （1）膝关节脱位整复后固定位置是（　　　）

　（2）肘关节脱位的整复后固定位置是（　　　）

　　A. 15°～30°　　　　B. 30°～50°　　　　C. 90°

　　D. 100°～110°　　　E. 170°～180°

8. （1）膝关节后脱位整复后固定位置是（　　　）

　（2）肘关节前脱位整复后固定位置是（　　　）

　　A. 4～5 周　　　　　B. 5～6 周　　　　　C. 6～8 周

　　D. 1～2 周　　　　　E. 2～3 周

（三）X 型题

9. 膝关节脱位根据移位的方向，可分为（　　　）

　　A. 前脱位　　　　　B. 后脱位　　　　　C. 旋转脱位

　　D. 内侧脱位　　　　E. 外侧脱位

10. 膝关节脱位复位后在固定期间应积极锻炼（　　　）

　　A. 股四头肌　　　　B. 髋关节　　　　　C. 膝关节

D. 踝关节　　　　　E. 股二头肌

二、填空题

11. 膝关节脱位整复后，若无血循环障碍，可采用_____固定膝关节于_____位置。

三、简答题

12. 膝关节脱位有哪些临床表现？
13. 简述膝关节脱位内外中药治疗。

参考答案

一、选择题

（一）A 型题

1. D　2. B　3. C　4. A　5. B　6. C

（二）B 型题

7.（1）A（2）C　8.（1）C（2）E

（二）X 型题

9. ABCDE　10. ABD

二、填空题

11. 夹板　15°～30°。

三、简答题

答案参见前文。

髌 骨 脱 位

【考点重点点拨】

1. 掌握：髌骨脱位的概念、诊断要点、治疗。
2. 熟悉：局部解剖特点、髌骨脱位合并损伤。

一、概述

（一）概念

（1）病因：多由外来暴力或局部骨及软组织缺陷所致。

（2）分型 $\begin{cases} 外伤性脱位 \\ 习惯性脱位 \end{cases}$

（二）解剖特点

（1）髌骨位于膝关节前方，股骨的下端前面，是人体内最大的籽骨，包埋于股四头肌腱内，为三角形的扁平骨。底朝上，尖向下，前面粗糙，后面为光滑的关节面，与股骨的髌面相关节，参与膝关节的构成。

（2）髌骨上缘与股四头肌腱相连，下缘通过髌韧带止于胫骨结节。

（三）合并症

（1）创伤性滑膜炎。

（2）膝关节畸形。

（3）肌腱、韧带受伤。

二、诊断要点

（1）外伤史：多有膝部外伤史。

（2）临床表现 $\begin{cases} ①外伤性脱位：膝关节半屈曲位，不能伸直，髌骨 \\ \quad 内上缘之股内侧肌止点处有明显压痛 \\ ②习惯性脱位：膝关节畸形，髌骨部位塌陷或低平， \\ \quad 股骨外髁前外侧有明显异常骨性隆起，局部压痛， \\ \quad 轻度肿胀 \end{cases}$

（3）X线检查 $\begin{cases} ①外伤性脱位：X线侧、轴位可见髌骨移出于股骨 \\ \quad 髁间窝之外 \\ ②习惯性脱位：X线轴位可见股骨外髁低平 \end{cases}$

三、治疗

（一）非手术治疗

方法	内 容
复位	使患膝在微屈状态下逐渐伸直，同时用拇指将髌骨向内推挤使其越过股骨外髁即可复位
固定	长腿石膏托或夹板固定
功能锻炼	①在固定期间：抬高患肢并积极做股四头肌舒缩运动 ②解除外固定后：加强股内侧肌锻炼，逐步锻炼膝关节屈伸
药物治疗	①初期：活血消肿止痛——活血舒肝汤，活血止痛膏 ②中期：养血通经活络——活血止痛丸 ③后期：补肝肾、强筋骨——健步虎潜丸，苏木煎

（二）手术治疗

（1）**手术适应证**$\begin{cases}①严重股四头肌扩张部或股内侧肌撕裂及股四头\\\quad 肌腱、髌韧带断裂\\②习惯性脱位\end{cases}$

（2）**手术方法**$\begin{cases}①切开复位内固定\\②截骨矫形术\end{cases}$

巩固与练习

一、选择题

（一）A 型题

1. 髌骨习惯性脱位好发的人群是（　　）

　　A. 幼儿　　　　　　　　　B. 青年男性

　　C. 青年女性　　　　　　　D. 老年人或体弱者

　　E. 成年人

（二）X 型题

2. 髌骨习惯性脱位发病原因包括（　　）

　　A. 股骨外髁发育不良　　　B. 膝外翻畸形

　　C. 股内侧肌肌力弱　　　　D. 膝关节囊松弛

　　E. 外伤后固定不善

3. 能引起髌骨习惯性脱位的原因有(　　)

　　A. 髌骨发育异常　　　　　　　B. 髌骨周围软组织异常

　　C. 胫骨的异常　　　　　　　　D. 股骨的异常

　　E. 膝关节异常

4. 造成习惯性髌骨脱位的因素有(　　)

　　A. 股骨外髁发育不良　　　　　B. 股骨内髁发育不良

　　C. 髌骨比常人大　　　　　　　D. 髌骨比常人小

　　E. 膝外翻畸形

一、选择题

(一) A 型题

1. C

(二) X 型题

2. ABCDE　　3. ABCDE　　4. ADE

跖跗关节脱位

【考点重点点拨】

1. 掌握：跖跗关节脱位的概念、诊断要点、治疗。

2. 熟悉：局部解剖特点、跖跗关节脱位合并损伤。

一、概述

(一) 概念

(1) 病因：多由急剧的直接暴力所致。

(2) 跖骨可整体向同方向脱位，也可第 1 跖骨向内侧脱位，其余四个向外侧脱位。

(二) 解剖特点

(1) 跗跖关节是前中足之间的关节，1～3 跖骨和相应楔骨形成关节，骰骨与第 4、5 跖骨相关节，组成足的横弓结构。

（2）关节的背后面及足底面有均匀长短不一的韧带将足骨紧密地连接在一起，跖跗关节跖侧有丰富的软组织保护，在结构上较牢固。而背侧仅有关节囊及韧带覆盖，在结构上较薄弱，受到外力作用易发生背侧损伤或脱位。

（三）合并症

（1）足背动脉损伤。

（2）胫后血管痉挛。

（3）足背软组织受伤及距骨、跗骨骨折。

二、诊断要点

（1）外伤史：多有足部外伤史。

（2）临床表现

①损伤后前足或背部肿胀、疼痛、功能丧失，足部畸形呈弹性固定

②分离脱位者，足呈外旋、外展畸形，足宽度增大，足弓塌陷

③开放性骨折脱位者软组织损伤严重，可有骨端外露或骨擦音

④有血管损伤者，前足变冷、苍白

（3）X 线检查：足部正、侧位 X 线可明确诊断及了解是否合并骨折。

三、治疗

（一）非手术治疗

方法	内　　容
复位	对抗牵引，用手直接推压跖骨基底部即可复位
固定	①直角足底后腿托板，连脚固定踝关节背伸 90°中立位，3～4 周 ②小腿石膏管型制动，8～10 周
功能锻炼	去除固定后，加强踝部背伸、跖屈锻炼，并可用有足弓垫的皮鞋练习行走

续表

方法	内容
药物治疗	①早期：活血消肿止痛——舒筋活血汤，消肿散 ②中后期：养血通经活络，补肝肾、强筋骨——健步虎潜丸，海桐皮汤熏洗

（二）手术治疗

（1）手术适应证 { ①手法整复多次未成功或开放性脱位者
②陈旧性损伤致畸形者

（2）手术方法 { ①切开复位术
②跖跗关节融合术

巩固与练习

一、名词解释

1. 跖跗关节脱位

二、填空题

2. 跖跗关节脱位常见的并发症 ＿＿＿＿＿＿、＿＿＿＿＿＿、＿＿＿＿＿＿、＿＿＿＿＿＿等。

三、简答题

3. 跖跗关节脱位有哪些临床表现？

参考答案

一、名词解释

1. 跖跗关节脱位：跗跖关节是前中足之间的关节，1～3 跖骨和相应楔骨形成关节，骰骨与第 4、5 跖骨相关节，组成足的横弓结构；在第二跖骨基底和内侧楔骨间跖侧有一较强壮韧带，称 Lisfranc 韧带。当此韧带损伤后会出现跗跖关节脱位，即 Lisfranc 脱位。

二、填空题

2. 足背动脉损伤、胫后血管痉挛、足背软组织受伤、跖、跗骨骨折。

三、简答题

3. 症状：中足疼痛、肿胀，明显的足底、足背瘀斑，站立或行走时疼痛加剧。

体征：局部压痛，单足站立试验、应力试验、旋转试验（提第一跖骨头，压第二跖骨头，对第二跖跗关节施加应力引起 Lisfranc 关节疼痛）。

X 片检查：足部正侧位 X 线摄片可明确脱位类型、跖骨移位方向及是否伴有骨折。

跖趾关节及趾间关节脱位

【考点重点点拨】

1. 掌握：跖趾及趾间关节脱位的概念、诊断要点、治疗。
2. 熟悉：局部解剖特点、跖趾及趾间关节脱位合并损伤。

一、概述

（一）概念

（1）病因：多由奔走急迫，足趾踢碰硬物或重物砸压所致。
（2）跖趾关节脱位多见于第一跖趾关节；趾间关节脱位多见于踇趾与小趾。

（二）解剖特点

（1）跖趾关节由跖骨小头、第 1 节趾骨组成，跖趾关节关节囊薄弱，两侧有侧副韧带加强。
（2）趾间关节由近节趾骨与远节趾骨组成。

（三）合并症

（1）侧副韧带损伤。
（2）跖骨或趾骨骨折。

（3）创伤性关节炎。

二、诊断要点

（1）外伤史：多有足部踢碰硬物外伤史。

（2）临床表现
- ①局部肿胀、疼痛较剧，患足不敢触地
- ②踇趾背伸过度、短缩，关节屈曲，弹性固定
- ③第一跖骨头在足底突出，踇趾近节趾骨基底部向背侧突出
- ④趾间关节脱位之趾缩短，前后径增大

（3）X线检查：足部正、侧位X线可明确诊断及了解是否合并骨折。

三、治疗

（一）非手术治疗

方法	内　　容
复位	①跖趾关节脱位：向背牵引，加大畸形，握足背的踇指用力将脱出的趾骨基底部向远端推出，当滑到跖骨头处，在维持牵引下，将踇趾迅速跖屈即可复位 ②趾间关节脱位：水平牵拉拔伸一般即可复位
固定	绷带包扎患处数圈，再以夹板或压舌板固定踇趾关节伸直位2~3周
功能锻炼	①早期：可作踝关节屈伸活动 ②一周后：可扶拐以足跟负重行走 ③4周后：解除外固定，逐步练习负重行走
药物治疗	①早期：活血消肿止痛——舒筋活血汤，消肿散 ②中后期：养血通经活络，补肝肾、强筋骨——健步虎潜丸，海桐皮汤熏洗

（二）手术治疗

（1）手术适应证
- ①手法整复多次未成功或开放性脱位者
- ②陈旧性损伤致畸形或创伤性关节炎者

（2）手术方法
- ①切开复位术
- ②矫形术

巩固与练习

一、填空题

1. 跖趾关节由 _____、_____ 组成，跖趾关节关节囊薄弱，两侧有 _____ 加强。

2. 跖趾关节脱位的并发症 _____、_____、_____。

二、简答题

3. 跖趾及趾间关节脱位如何手法复位？

参考答案

一、填空题

1. 跖骨小头、第 1 节趾骨，侧副韧带

2. 侧副韧带损伤、跖骨或趾骨骨折、创伤性关节炎

二、简答题

答案参见前文。

第八章 筋 伤

第一节 筋伤概论

【考点重点点拨】

1. 掌握：筋伤的概念、病因、分类、诊断要点、治疗。
2. 熟悉：筋伤的并发症、鉴别诊断。

一、概述

各种暴力或慢性劳损等原因所造成筋的损伤，统称为筋伤。

二、病因病机

(1) 外因 $\begin{cases} ①直接外力 \\ ②间接外力 \\ ③慢性劳损 \end{cases}$

(2) 内因 $\begin{cases} ①体质强弱 \\ ②年龄 \\ ③解剖结构 \\ ④人体组织的病变 \end{cases}$

三、分类

分类依据	内容
根据暴力形式分类	①扭伤；②挫伤；③碾伤

分类依据	内容
根据病理变化分类	①瘀血凝滞——筋膜、肌肉、韧带的络脉受伤血离脉外 ②筋位异常——肌腱韧带位置改变 ③断裂伤——肌肉、肌腱、韧带的断裂
根据病程分类	①急性筋伤——不超过 2 周 ②慢性筋伤——超过 2 周

四、诊断要点

（1）筋伤初期剧烈疼痛，迅速肿胀，出现瘀斑，不同程度的功能障碍。

（2）筋伤中期肿胀开始消退，疼痛明显减轻，功能部分恢复。

（3）筋伤后期瘀肿大部分消退，疼痛渐不明显，功能轻度障碍。

五、鉴别诊断

急性筋伤、风湿肿痛与湿热流注鉴别

	共　同　点	不　同　点
急性筋伤	三者均有疼痛、肿胀、功能功能障碍。	有外伤史
风湿肿痛		多无外伤史，局部红肿无青紫，全身发热
湿热流注		发热、汗出而热不解、神疲纳呆

慢性筋伤、骨痨与骨肿瘤鉴别要点

	共　同　点	不　同　点
慢性筋伤	三者均有关节微肿疼痛	急性筋伤失治或治疗不当超过两周或劳损性筋伤
骨痨		低热，乏力等全身症状或有结核病史；X 线及理化检查可协助诊断
骨肿瘤		全身情况，局部症状；X 线及理化检查可协助诊断

六、筋伤并发症

（1）小骨片撕脱：多由间接暴力造成。

（2）神经损伤：肢体运动、感觉障碍。

（3）损伤性骨化：关节严重扭挫伤→血肿→机化→关节周围组织钙化、骨化→关节功能障碍。多见于肘关节。

（4）关节内游离体：关节内软骨损伤→软骨脱落、钙化形成游离体，随关节活动发生位置改变。多见于膝关节。

（5）骨性关节炎：关节部位筋伤处理不当→关节软骨面退行性变→承重失衡→关节疼痛，功能障碍。

七、治疗

（一）理筋手法

1. 理筋手法——理筋手法是治疗筋伤的最主要方法。

2. 理筋手法 { 舒筋活络法：按摩法、揉法、击打法、拿捏法、点压法、搓抖法等

活络关节法：屈伸法、旋转摇晃法、腰部背伸法、拔伸牵引法、踩跷法等

3. 手法治疗的原理和作用

（1）活血化瘀。

（2）消肿止痛。

（3）整复错位。

（4）调整骨缝。

（5）消除狭窄。

（6）舒筋活络。

（7）松解粘连。

（8）软化瘢痕。

（9）温经散寒。

（10）滑利关节。

（11）调和气血。

目的 { ①治病疗伤 ②整复愈伤 ③强壮身体

4. 手法的适应证

（1）筋损伤 { ①急性筋伤 ②慢性筋伤 ③劳损性筋伤

（2）骨错缝 { ①关节错缝 ②关节半脱位 ③滑膜嵌顿

（3）骨疾病 { ①创伤后关节僵硬 ②粘连及组织挛缩、痿软 ③骨关节炎引起的肢体疼痛、活动不利

5. 手法的禁忌证

（1）诊断尚不明确的急性脊柱损伤伴有脊髓症状者。

（2）急性筋伤局部肿胀严重者。

（3）有严重心、脑、肺疾患者。

（4）有出血倾向的血液病患者。

（5）可疑或已明确诊断有骨关节、软组织肿瘤的患者。

（6）骨关节感染性疾病的患者。

（7）妊娠期妇女。

（8）传染性皮肤病及精神病不能合作者。

6. 手法治疗顺序

（1）准备手法：点穴、按压、镇痛等。

（2）治疗手法：展筋、拿筋、利节等。

（3）结束手法：舒筋、镇痛、捋顺等。

（二）药物治疗

筋伤分期	筋伤初期		筋伤中期		筋伤后期	
	治法	方剂	治法	方剂	治法	方剂
内服药	活血化瘀、行气止痛	桃红四物汤、复元活血汤、血府逐瘀汤等	舒筋活血、和营止痛	舒筋活血汤、和营止痛汤、补筋汤	养血和络、补肝肾、强筋骨、祛风宣痹	大活络丹、小活络丹、独活寄生汤、补肾壮筋汤
外用药	消瘀退肿、理气止痛	消瘀止痛膏、三色敷药	消瘀退肿、理气止痛	三色敷药、定痛膏	活血温经止痛	宝珍膏；海桐皮汤、腾药

（三）针灸治疗

（1）损伤初期："以痛为腧"与邻近部位取穴→以泻法为主→留针 5~10 分钟→止痛、消肿、舒筋。

（2）损伤中、后期与"慢性劳损者"："以痛为腧"与循经取穴→用平补平泻法→消肿止痛、舒筋活络→促使血脉通畅，肌肉、关节功能恢复。

（3）损伤后期有风寒湿邪者：针刺后加艾灸、拔火罐→温经止痛。

（四）小针刀疗法

小针刀→剥离粘连、缓解痉挛、松解瘢痕→疏通阻滞，柔筋通脉，促使气血运行→使人体的经络、气血、脏腑功能恢复正常。

（五）水针疗法

（1）通过对筋伤的部位及临近腧穴直接注射药物→以达到抑制炎症渗出、改善局部营养状况、消肿止痛的作用→同时有针刺穴位的作用。

（2）常用注射药物 ①复方丹参注射液 2~6ml，复方当归注射液 2~6ml，隔日 1 次，10 次为一疗程 ② 0.5%~2% 盐酸普鲁卡因 2~10ml 加醋酸泼尼松龙 12.5~25mg，每周 1 次，3 次为一疗程

（3）严格无菌操作，防止感染，注射部位准确。

（六）固定治疗

（1）较严重的筋伤→固定→损伤的组织休息→解除痉挛，减轻痛苦→为筋伤的恢复创造有利的环境。

（2）常用的固定方法
{
①绷带固定法
②弹力绷带固定法
③胶布固定法
④纸板固定法
⑤木夹板固定法
⑥石膏固定法
}

（七）功能锻炼

功能锻炼→加速损伤愈合，防止肌肉萎缩、关节粘连、骨质疏松→有助于肢体功能恢复。

巩固与练习

一、选择题

（一）A 型题

1. 造成慢性伤筋最常见的原因是（　　）

　　A. 直接暴力　　　　　　　　B. 间接暴力

　　C. 持续劳损　　　　　　　　D. 肌肉强烈收缩

　　E. 挫压

2. 伤筋初期的治疗原则是（　　）

　　A. 活血和营，舒筋活络　　　B. 活血祛瘀，理气止痛

　　C. 温经止痛，滑利关节　　　D. 温经散寒，祛风止痛

　　E. 补益肝肾，宣痹通络

3. 以下哪一病变不是伤筋的常见并发症（　　）

　　A. 神经损伤　　　　　　　　B. 缺血性肌挛缩

　　C. 骨性关节炎　　　　　　　D. 损伤性骨化

　　E. 关节内游离体

（二）B 型题

4. A. 筋断   B. 筋柔   C. 筋寒

    D. 筋翻   E. 筋强

（1）无筋膜、肌肉、韧带断裂的络脉受伤所致瘀血凝滞的伤筋，古医籍所载称为（   ）

（2）损伤后肌腱、韧带位置有所改变的伤筋，古医籍所载称为（   ）

5. A. 扭伤   B. 挫伤   C. 碾伤

    D. 筋撕裂   E. 筋断裂

（1）间接暴力使肢体和关节突然发生超出正常生理范围的活动，外力远离损伤部位，发病却在关节周围的是指（   ）

（2）直接暴力打击或跌仆撞击、重物挤压等作用于人体，引起该处皮下、筋膜、肌肉、肌腱等组织损伤的是指（   ）

（三）X 型题

6. 筋的范围包括（   ）

    A. 关节囊   B. 关节   C. 关节软骨

    D. 肌腱   E. 筋膜

7. 属于急性伤筋中期临床表现的是（   ）

    A. 疼痛剧烈   B. 疼痛渐减   C. 瘀斑青紫

    D. 瘀斑红紫   E. 局部肿胀渐消

8. 伤筋常见的并发症有（   ）

    A. 血管损伤   B. 神经损伤   C. 撕脱性骨折

    D. 坠积性肺炎   E. 骨性关节炎

9. 属于筋的范畴的组织有（   ）

    A. 肌腱   B. 肌肉   C. 关节囊

    D. 关节软骨   E. 韧带

10. 伤筋可能出现的并发症有（   ）

    A. 撕脱性骨折   B. 损伤性骨折   C. 骨性关节炎

    D. 关节内游离体   E. 关节僵硬

二、简答题

11. 手法治疗筋伤的适应证有哪些?

12. 急、慢性筋伤的鉴别。

13. 筋伤的范围及其并发症有哪些?

一、选择题

（一）A 型题

1. C　　2. B　　3. B

（二）B 型题

4.（1）E（2）D　　5.（1）A（2）B

（三）X 型题

6. ACDE　　7. BCE　　8. BCE　　9. ABCDE　　10. ABCDE

二、简答题

答案参见前文。

第二节　颈部筋伤

颈部扭挫伤

【考点重点点拨】

1. 掌握：颈部扭挫伤的概念、诊断、治疗。

2. 熟悉：颈部扭挫伤的并见症状。

一、概述

（1）各种暴力：颈部扭挫伤→疼痛、肿胀、活动障碍。

（2）兼有骨折、脱位，严重者伤及颈髓：危及生命，仔细区别，以免误诊。

二、诊断要点

（1）有明显外伤史，颈部一侧疼痛，头多偏向患侧，颈部活动受限。

（2）颈部肌肉痉挛，在痛处可触及肿块或条索状硬结。

（3）检查时注意有无手臂麻痛等神经根刺激症状。

（4）必要时拍摄 X 线片以排除颈椎骨折、脱位。

三、治疗

1. 非药物治疗

治疗方法	内　　容
理筋手法	①点压、按摩、滚法、拿捏、提端摇转颈部——消散瘀血，松解肌肉痉挛，通络止痛 ②颈部歪斜者可做颌枕带牵引或手法牵引
物理疗法	电疗、磁疗、超声波——局部透热，缓解肌肉痉挛
练功活动	疼痛缓解后练习头颈部的前屈后伸、左右旋转以舒筋活络，强壮颈部肌肉

2. 药物治疗

	治法	方　　药
内服药	祛瘀生新	防风芎归汤
外用药	祛瘀止痛	肿胀者外敷祛瘀止痛类药膏，不肿者外贴伤湿止痛膏

疼痛缓解后练习头颈部的前屈后伸、左右旋转以舒筋活络，强壮颈部肌肉。

落　　枕

【考点重点点拨】

1. 掌握：落枕的原因、诊断、手法治疗。

2. 熟悉：落枕的其他疗法。

一、概述

睡眠姿势不良头颈部过度弯转 } 局部肌肉处于长 } 持续牵拉而发生
睡眠时枕头过高、过低或过硬 } 时间紧张状态 } 静力性损伤

风寒外邪侵袭颈背部→局部肌肉气血凝滞，经络痹阻→僵硬疼痛，功能障碍。

二、诊断要点

（1）晨起突感颈部疼痛不适，头歪向患侧，活动不利，不能旋转后顾。

（2）颈部肌肉痉挛压痛，可触及条索状硬结。

（3）风寒外束者兼有恶寒、发热、头痛等表证表现。

三、治疗

1. 非药物治疗

治疗方法	内　　容
理筋手法	①对肩颈部及上背部点按、揉、拿捏等缓解肌肉痉挛，消除疼痛 ②端项旋转法
物理疗法	电疗、磁疗、超声波等以局部透热，缓解肌肉痉挛
练功活动	练习头颈部的前屈后伸、左右旋转以舒筋活络，强壮颈部肌肉

2. 药物治疗

用药方法	治法	方药
内服药	疏风祛寒、宣痹通络	葛根汤、桂枝汤
外用药	温经通络	外贴伤湿止痛膏

颈 椎 病

【考点重点点拨】

1. 掌握：颈椎病的概念、分型诊断、手法治疗。
2. 熟悉：颈椎病的鉴别诊断及其他疗法。

一、概述

慢性劳损、急性外伤、肝肾不足→颈椎骨质增生、小关节紊乱、椎体半脱位、颈椎间盘萎缩退化、椎间孔变窄、黄韧带肥厚、变性、项韧带钙化→刺激、压迫颈部神经、脊髓、血管→产生的症状、体征的综合征。

二、分型及诊断

	机　制	症　状	查　体	辅助检查
神经根型	①项韧带钙化；②椎间盘萎缩退化；③骨质增生→椎间孔变窄、脊神经根受压和刺激→出现与脊神经根分布一致的感觉、运动障碍及反射变化	①颈部酸痛向肩、臂、手指放射，有麻木感；②上肢沉重，酸软无力；颈后伸、咳嗽，增加腹压时疼痛加重	①颈部活动受限、僵硬；②颈椎横突尖前侧有放射性压痛，肩胛骨内上角常有压痛点，可摸到条索状硬结；③受压神经根皮肤节段分布感觉减退，腱反射异常，肌力减退；④颈5~6椎间病变时刺激颈7神经根引起拇指、示指感觉减退；⑤臂丛神经牵拉试验阳性，椎间孔挤压试验阳性	X线：椎体增生，钩椎关节增生，椎间隙变窄，颈椎生理曲度减小，轻度滑脱，项韧带钙化，椎间孔变小等

续表

	机 制	症 状	查 体	辅助检查
脊髓型	脊髓受损，损害平面以下感觉减退及运动神经元损害症状	①缓慢进行性双下肢麻木、发冷、疼痛，无力，打软腿、易绊倒，不能跨越障碍物；②休息时缓解，劳累时加重；③晚期下肢或四肢瘫痪，二便失禁	①颈部活动受限不明显，上肢活动欠灵活；②受压脊髓节段以下感觉障碍，肌张力增高，反射亢进，锥体束征阳性	①X线：颈椎生理曲度改变，椎间隙狭窄，椎体后缘骨质增生，椎间孔变小；②CT：椎间盘变性，颈椎增生，椎管前后径缩小，脊髓受压；③MRI：受压节段脊髓有信号改变，脊髓受压呈波浪样压迹
椎动脉型	钩椎关节增生→压迫、刺激椎动脉→脑供血不足	①单侧颈枕部或枕顶部发作性头痛，视力减退、耳鸣、听力下降、眩晕，可见猝倒；②头颈旋转时引起眩晕是本病最大的特点	被动旋转颈部时可诱发眩晕发作	①动脉血流检测及椎动脉造影可辨别椎动脉是否受压、迂曲、变细；②X线：椎节不稳及钩椎关节侧方增生
交感神经型	颈椎间盘退变及继发改变→刺激交感神经	①头痛，伴恶心、呕吐，颈肩部酸困疼痛，上肢发凉发绀，视物模糊，眼窝胀痛，眼睑无力，瞳孔扩大或缩小，常有耳鸣、听力下降；②心前区持续性压迫痛，心律不齐，心跳过速。头颈部旋转时症状加重	颈部活动受限不明显，可无特殊体征	X线：椎体增生，钩椎关节增生，椎间隙变窄，颈椎生理曲度减小，轻度滑脱，项韧带钙化等

三、鉴别诊断

神经根型颈椎病、尺神经炎、胸廓出口综合征与腕管综合征鉴别

	相 同 点	不 同 点
神经根型颈椎病		颈部酸痛向肩、臂、手指放射，有麻木感
尺神经炎	均有手臂或手指的麻木疼痛	无颈部症状
胸廓出口综合征		
腕管综合征		

脊髓型颈椎病、脊髓肿瘤与脊髓空洞症鉴别

	相 同 点	不 同 点
脊髓型颈椎病	均有脊髓受损症状	X 线、CT、MRI 可协助明确诊断
脊髓肿瘤		
脊髓空洞症		

椎动脉型颈椎病、眼源性眩晕、耳源性眩晕与脑部肿瘤鉴别表

	相 同 点	不 同 点
椎动脉型颈椎病	均有眩晕	椎动脉血流检测及椎动脉造影可辨别椎动脉是否受压、迂曲、变细。X 线：脊柱不稳及钩椎关节侧方增生
眼源性眩晕		无颈部症状，闭目后眩晕可减轻或消失。视力减退，复视，眼球震颤以水平性为特点，振幅大，无快慢相。视力、屈光度、眼底、眼肌功能等检查可发现异常
耳源性眩晕		除眩晕外还有眼震和前庭功能改变，伴有耳鸣和听力减退，无其他神经系统体征。多无颈部症状
脑部肿瘤		可伴其他神经系统体征，颅脑 CT 可协助诊断

交感神经型颈椎病、冠状动脉供血不足与神经官能症鉴别

	相 同 点	不 同 点
交感神经型颈椎病	均可出现心慌、恶心等症状	多有颈部症状、体征
冠状动脉供血不足		心电图检查可协助诊断
神经官能症		焦虑、恐惧、失眠、记忆力下降等

四、治疗

1. 非药物治疗

治疗方法	内 容
理筋手法	①在颈项部用点压、拿捏、弹拨、搓法、按摩 ②颈项旋扳法 ③最后用放松手法
牵引治疗	颌枕带牵引法
练功活动	作颈项前屈后伸、左右侧屈、左右旋转及前伸后缩等锻炼，还可作颈椎操、太极拳等运动

2. 口服药物治疗

症状	药物
肝肾亏虚、感受风寒者	内服补肾壮筋汤、颈痛灵、颈复康等
麻木明显者	内服全蝎粉，早晚各1.5g，开水调服
眩晕明显者	口服愈风宁心片
急性发作，颈臂痛较重者	内服舒筋汤以活血舒筋

巩固与练习

一、选择题

（一）A型题

1. 痹痛型颈椎病也称为（　　）

   A. 颈型颈椎病　　　　B. 神经根型颈椎病　　C. 脊髓型颈椎病

   D. 椎动脉型颈椎病　　E. 混合型颈椎病

2. 下列哪项不是落枕的发病原因的是（　　）

   A. 睡觉时枕头过高　　　　　　B. 睡觉时枕头过低

   C. 睡觉时头颈过度偏转　　　　D. 睡觉时颈部遭受暴力打击

   E. 睡觉时枕头过硬

3. 下列不是颈椎病受压并引起症状的组织是（　　）

   A. 椎动脉　　　　　　B. 脊髓　　　　　　　C. 神经根

   D. 项韧带　　　　　　E. 颈部神经

4. 只出现猝倒症状的颈椎病类型是（　　）

   A. 椎动脉型　　　　　B. 脊髓型　　　　　　C. 神经根型

   D. 项韧带型　　　　　E. 混合型

5. 一般不宜采用手法治疗的颈椎病类型是（　　）

   A. 神经根型　　　　　B. 脊髓型　　　　　　C. 交感神经型

   D. 混合型　　　　　　E. 痹痛型

6. 落枕往往起病较快，病程较短，几周内多能痊愈（　　）

   A. 3天　　　　　　　B. 1周　　　　　　　C. 2周

   D. 3周　　　　　　　E. 4周

7. 颈椎病的主要治法是（　　　）

   A. 外用敷药　　　　　B. 内服药　　　　　　C. 针灸治疗

   D. 理筋手法　　　　　E. 手术治疗

8. 枕颌牵引法治疗颈椎病，每次牵引时间约（　　　）

   A. 15 分钟　　　　　B. 30 分钟　　　　　C. 45 分钟

   D. 60 分钟　　　　　E. 90 分钟

（二）B 型题

9. A. 旋颈诱发试验　　　B. 压头试验　　　　C. 屈腕试验

   D. 叩击实验　　　　　E. 搭肩试验

（1）用于诊断神经根型颈椎病的体格检查方法是（　　　）

（2）用于诊断椎动脉型颈椎病的体格检查方法是（　　　）

10. A. 椎动脉型　　　　　B. 脊髓型　　　　　C. 神经根型

    D. 食管压迫型　　　　E. 交感神经型

（1）比较少见的颈椎病类型是（　　　）

（2）比较多见的颈椎病类型是（　　　）

（三）X 型题

11. 颈椎病主要影响范围包括（　　　）

    A. 颈部皮肤　　　　　B. 颈部骨骼　　　　　C. 颈部血管

    D. 颈部神经根　　　　E. 颈部脊髓

12. 属于颈部劳损性改变的是（　　　）

    A. 颈椎骨质增生　　　B. 脊髓受压　　　　　C. 椎间孔变窄

    D. 项颈韧带钙化　　　E. 颈椎间盘退化

13. 可造成颈椎管狭窄，导致瘫痪型颈椎病的原因有（　　　）

    A. 突出的椎间盘　　　　　　B. 颈椎椎体后缘增生的骨刺

    C. 颈椎椎体前缘增生的骨刺　　　D. 后纵韧带钙化

    E. 黄韧带肥厚

14. 落枕的常见病因是（　　　）

    A. 睡眠时姿势不良　　B. 枕头高度不当　　　C. 颈部感冷受凉

    D. 直接暴力打击　　　E. 飞鞭损伤

15. 颈椎病受压并可引起临床症状的组织有（　　　）

A. 颈神经根   B. 颈部脊髓   C. 椎动脉

D. 交感神经   E. 食管

16. 椎动脉型颈椎病常见的临床症状有( )

A. 猝倒   B. 眩晕   C. 头痛

D. 易跌倒   E. 食管梗阻

17. 落枕常见主要临床表现有( )

A. 晨起双侧颈项疼痛   B. 颈部活动受限

C. 颈肌痉挛   D. 头颈部歪斜

E. 胸锁乳突肌可触及条索状改变

二、填空题

18. 检查颈椎病时，对_____型应拍左右斜位 X 线片，对_____型应作脑血流图，对_____型应作 CT 或 MRI 检查。

三、简答题

19. 为什么颈椎病多发于颈 5、6 和颈 6、7 节段？

20. 神经根型颈椎病的诊断要点是什么？

21. 脊髓型颈椎病的诊断要点是什么？

参考答案

一、选择题

（一）A 型题

1. B　2. D　3. D　4. A　5. B　6. B　7. D　8. B

（二）B 型题

9.（1）B（2）A　10.（1）D（2）C

（三）X 型题

11. CDE　12. ADE　13. ABDE　14. ABC

15. ABCDE　16. ABCD　17. ABCDE

二、填空题

18. 神经根型 椎动脉型 脊髓型

三、简答题

19. 颈 5、6 和颈 6、7 节段在颈椎活动中相对更大。

20. 21. 答案参见前文。

第三节　肩部伤筋

肩部扭挫伤

【考点重点点拨】

1. 掌握：肩部扭挫伤的概念、诊断、理筋手法。

2. 熟悉：肩部扭挫伤的鉴别诊断及其他疗法。

一、概述

跌挫、扭伤→肩关节过度扭转→肩关节囊、筋膜损伤或撕裂 ┐瘀肿疼痛
打击→外力直接作用于肩部肌肉或脉络→损伤或撕裂　　 ┘功能障碍

二、诊断要点

（1）有明显外伤史肩部疼痛肿胀、压痛，活动受限。

（2）冈上肌断裂时，冈上肌肌力消失，无力外展上臂。

（3）如帮助患肢外展至 60°以上后，能自动抬举上臂。

三、鉴别诊断

肩部扭挫伤、肩关节脱位与肩锁关节脱位鉴别

	共　同　点	不　同　点
肩部扭挫伤	三者均有外伤史，均有肩部疼痛肿胀、压痛，活动受限	肩部无明显畸形，无弹性固定，搭肩试验阴性
肩关节脱位		患肩肩峰下空虚，方肩畸形，肩关节弹性固定在外展 20°～30°位，搭肩试验阳性。X 线片可明确诊断
肩锁关节脱位		锁骨外端上翘，按压可有浮动感，X 线片可明确诊断

四、治疗

1. 非药物治疗

治疗方法	内 容
理筋手法	（1）①患者正坐，术者立于患侧，嘱尽量放松上肢肌肉；②一手握住患侧手掌，一手以虎口贴于肩部痛处，并徐徐自肩部向下抚摩至肘部，重复 5~6 次；③术者一手托住患肘，一手握住患腕，将患肢缓缓向上提升，又缓缓下降，可重复数次 （2）术者双手握患侧手腕，肩外展 60°，肘关节伸直，作连续不断的抖动半分钟至一分钟，可使伤处有轻快感
固定方法	扭挫伤较重者，用肩人字绷带包扎，再用三角巾将患肢屈肘 90° 悬挂胸前，以限制患肩活动 2~3 周
练功活动	肿痛缓解后作肩关节前伸后屈、内外运旋、叉手托上及自动耸肩等锻炼，使其尽早恢复活动功能

2. 药物治疗

分期	治 法	内 服 药	外 用 药
初期	散瘀消肿、生新止痛	舒筋活血汤	消瘀止痛膏
中期	散瘀消肿、生新止痛	和营止痛汤	三色敷药
后期	活血舒筋	舒筋丸	海桐皮汤

肩关节周围炎

【考点重点点拨】

1. 掌握：肩关节周围炎的概念、诊断、理筋手法。
2. 熟悉：肩关节周围炎的鉴别诊断及其他疗法。

一、概述

肩关节周围炎又称"漏肩风""冻结肩""五十肩""肩凝症"等。

内因——气血虚弱、血不荣筋
外因——外伤劳损、风寒湿侵袭
}
肩关节的关节囊与关节周围软组织发生较大范围的慢性无菌性炎症反应——肩关节周围软组织广泛粘连——肩关节活动障碍

肩部或上臂部骨折、脱位→固定时间太长、不注意肩关节功能锻炼→诱发肩周炎。

二、诊断要点

（1）多见于中老年人。
（2）慢性发病，多无外伤史。
（3）肩部疼痛加重，夜间尤甚。
（4）肩关节活动障碍。
（5）肩前、后、外侧均有压痛。
（6）肩外展试验阳性。

三、鉴别诊断

肩周炎与颈椎病鉴别

	相 同 点	不 同 点
肩周炎	两者均有肩臂部疼痛	无颈项部疼痛，与神经无关，X线片多阴性
颈椎病		颈部疼痛不适，疼痛与颈神经根支配区域一致，X线片多有颈椎生理曲度变直、颈椎骨质增生、椎间隙变窄、椎间孔变小等

四、治疗

1. 非药物治疗

治疗方法	内 容
理筋手法	①患者端坐位，术者先揉、揉、拿捏肩前、肩后、和肩外侧 ②对三角肌、冈上肌、胸肌等痛点处行弹拨、牵抖等拨络手法 ③牵拉、抖动、旋转患肩 ④帮助患肢作外展、内收、前屈、后伸等动作，解除粘连，帮助功能恢复 ⑤治疗时用力适度，以患者能忍受为度，隔日治疗一次，10次为一疗程

治疗方法	内　容
物理疗法	①可采用超短波、磁疗、蜡疗、光疗、热疗等减轻疼痛、促进恢复 ②老年患者不可长期电疗，以防软组织弹性降低，有碍恢复
练功活动	①加强患肢的外展、上举、内旋、外旋等功能活动 ②粘连僵硬期——作外展、上举、内旋、外旋、前屈、后伸、环转等功能活动，如"内外运旋""叉手托上""手拉滑车""手指爬墙"等动作 ③锻炼必须酌情而行，循序渐进，持之以恒

2. 药物治疗

	治　法	方　药
内服药	补气血、补肝肾、温经络、祛风湿	独活寄生汤或三痹汤
外用药	舒筋活血、通络止痛	海桐皮汤热敷熏洗，外贴伤湿止痛膏

【复习技巧点拨】

肩周炎是老年人的常见病，其概念、诊断、理筋手法以及古书记载内容是常考点，在各类考试中多以选择题出现；清楚肩周炎的古代名称，在 X 型题中常有出现。

冈上肌腱炎

【考点重点点拨】

1. 掌握：冈上肌腱炎的诊断、治疗。

2. 熟悉：冈上肌解剖特点及冈上肌腱炎的鉴别诊断。

一、概述

1. 解剖特点

（1）冈上肌起于肩胛骨冈上窝，在喙突肩峰韧带和肩峰下滑囊的下面、肩关节囊的上面通过，止于肱骨大结节的上方。

（2）冈上肌有协助肩关节外展的作用，肩峰下滑囊将冈上肌腱与肩峰相隔，减轻两者之间的摩擦。

2. 发病机制

$$\left.\begin{array}{l}\text{肩部急性筋伤}\\\text{感受风寒湿邪}\end{array}\right\}\left.\begin{array}{l}\text{中年以后冈上肌发生退行性}\\\text{变，气血瘀滞，筋膜粘连}\end{array}\right\}\left.\begin{array}{l}\text{冈上肌受到挤压和摩擦}\end{array}\right\}\rightarrow\text{冈上肌慢性炎症改变}$$

二、诊断要点

（1）多慢性起病，肩外侧渐进性疼痛，肩外展时疼痛明显。肱骨大结节或肩峰下压痛。

（2）"**疼痛弧**"是冈上肌腱炎的特征，即患肩外展未到60°时疼痛较轻，被动外展至60°～120°范围内时，疼痛较重，当上举超过120°时，疼痛又减轻，且可自主继续上举，对60°～120°这个范围称为"疼痛弧"。

三、鉴别诊断

冈上肌腱炎、肩峰下滑囊炎与肱二头肌长头腱鞘炎鉴别

	共 同 点	不 同 点
冈上肌腱炎		有"疼痛弧"现象
肩峰下滑囊炎	三者均有肩峰部疼痛	无"疼痛弧"现象
肱二头肌长头腱鞘炎		疼痛以肱骨结节间沟处为主，肱二头肌抗阻力屈肘时疼痛加重

四、治疗

1. 非药物治疗

治疗方法	内 容
理筋手法	①患者正坐，术者先用拿法，拿捏冈上部、肩部、上臂部，自上而下，以疏通经络 ②术者用拇指在冈上肌部位作局部弹拨、按揉、分筋法，以舒筋活络 ③最后作肩摇法，以滑利关节
固定方法	急性期肿胀疼痛剧烈者可用三角巾悬吊，作短期制动
练功活动	肿痛缓解后进行肩外展、前屈、外旋、甩手、上举等活动，以舒筋活络，恢复肩臂活动功能

2. 药物治疗

	分期	治法	方药	加 减
内服药	急性期	舒筋活血、通络止痛	舒筋活血汤	疼痛畏寒者内服大活络丹或小活络丹；血虚者可内服当归鸡血藤汤
	慢性期	宣通气血、舒筋活络	舒筋丸	
外用药	急性期	消瘀止痛	消瘀止痛汤	
	后期	通络止痛	伤湿止痛膏	

巩固与练习

一、选择题

（一）A 型题

1. 冈上肌断裂时，上臂哪种活动功能受限（　　）

    A. 外展   B. 内收   C. 外旋

    D. 内旋   E. 前屈

2. 肩关节周围炎可出现的阳性体征是（　　）

    A. 直尺试验阳性   B. 搭肩试验阳性   C. 耸肩征阳性

    D. "疼痛弧" 征阳性 E. 臂丛牵拉试验阳性

3. 人体活动范围最大的关节是（　　）

    A. 肩关节   B. 肘关节   C. 髋关节

    D. 膝关节   E. 踝关节

4. 肩关节周围炎好发的年龄段是（　　）

    A. 20 岁以下   B. 20～30 岁   C. 30～40 岁

    D. 50 岁以上   E. 30 岁以上

5. 肩关节周围炎的病名很多，以下哪个不是（　　）

    A. 漏肩风   B. 露肩风   C. 肩凝风

    D. 肩痹   E. 肩凝症

（二）B 型题

6. A. 肩关节周围炎   B. 冈上肌腱炎   C. 肩部扭挫伤

    D. 冈上肌腱断裂   E. 颈椎病

（1）肩部疼痛，肩关节外展 60°～120°，疼痛较重者是（　　）

（2）肩部疼痛，肩关节外展连带肩胛骨，且外展受限者是（　　　）

7. A. 外展受限　　　　　　　　B. 内收、内旋受限

　　C. 前屈、外旋受限　　　　　D. 后伸、内旋受限

　　E. 被动活动受限

（1）肩关节周围炎出现肩关节活动受限，最先出现受限的活动是（　　　）

（2）肩关节周围炎和冈上肌腱炎活动受限情况共同的为（　　　）

8. A. 小儿　　　　　B. 20 岁以下　　　　C. 青壮年

　　D. 50 岁以上　　E. 50 岁以下

（1）肩关节周围炎多发于（　　　）

（2）肱骨外科颈骨折多发于（　　　）

（三）X 型题

9. 肩关节周围炎的主要临床表现有（　　　）

　　A. 肩部疼痛以白天为甚　　　B. 肩关节活动受限

　　C. 征阳性耸肩　　　　　　　D. 搭肩试验阳性

　　E. 三角肌萎缩

10. 肩关节周围炎的别称有（　　　）

　　A. 五十肩　　　　　B. 漏肩风　　　　　C. 露肩风

　　D. 肩凝风　　　　　E. 肩凝症

11. 肩关节周围炎常用的练功活动方法有（　　　）

　　A. 大云手　　　　　B. 小云手　　　　　C. 手拉滑车

　　D. 蝎子爬墙　　　　E. 飞燕点水

二、名词解释

12. 疼痛弧

13. 漏肩风

三、简答题

14. 肩关节周围炎的诊断要点是什么？

15. 冈上肌腱炎的诊断要点是什么？

一、选择题

（一）A 型题

1. A　2. C　3. A　4. D　5. D

（二）B 型题

6.（1）B（2）A　7.（1）A（2）A　8.（1）D（2）C

（三）X 型题

9. BCE　10. ABCDE　11. CD

二、名词解释

12. 疼痛弧：是冈上肌腱炎的特征，即患肩外展未到 60°时疼痛较轻，被动外展至 60°～120°范围内时，疼痛较重，当上举超过 120。时，疼痛又减轻，且可自主继续上举对 60°～120°这个范围称为"疼痛弧"。

13. 漏肩风：是肩关节周围炎的一种别称，它是根据肩关节周围炎这种疾病的发病多与感受风寒有关的特点故而称之为漏肩风。

三、简答题

答案参见前文。

第四节　肘部伤筋

$$\text{肘关节组成}\begin{cases}\text{肱尺关节}\\\text{肱桡关节}\end{cases}\text{屈戌关节——伸屈 }0°\sim140°\text{之间}\\\text{上尺桡关节（完成前臂的旋转功能）}$$

肘部扭挫伤

【考点重点点拨】

1. 掌握：肘部扭挫伤的诊断、手法及药物治疗。

2. 熟悉：肘部扭挫伤的固定方法及功能锻炼。

一、概述

跌挫、扭转→肘关节过度外展、伸直、屈曲→损伤侧副韧带、环状韧带、关节囊和肌腱。

二、诊断要点

（1）有明显外伤史。
（2）肘部疼痛肿胀、压痛，活动受限，肘关节半屈曲位。
（3）压痛点位于肘关节的内后方和内侧副韧带附着部。
（4）X线片确定有无合并骨折或脱位。

三、治疗

1. 非药物治疗

治疗方法	内　容
理筋手法	①将患侧肘关节作一次 0°～140° 的被动伸屈，这对微细的关节错位可起到整复作用 ②摸到压痛点后，以两手掌环握肘部，轻轻按压以减轻疼痛 ③用轻按摩拿捏手法，以舒适为度，切忌手法粗暴
固定方法	扭挫伤较重者用三角巾将患肢屈肘90°悬挂胸前，以限制肘关节的活动2～3周
练功活动	肿痛缓解后作肘关节的伸屈活动以松解粘连机化，恢复关节功能

2. 药物治疗

分期	治法	内　服　药	外　用　药
初期	散瘀消肿	七厘散或活血止痛胶囊	三色敷药或清营退肿膏
后期	消肿活络	补筋丸或舒筋丸	海桐皮汤

肱骨外上髁炎

【考点重点点拨】

1. 掌握：肱骨外上髁炎的诊断、理筋手法治疗。
2. 熟悉：肱骨外上髁炎的药物及小针刀治疗。

一、概述

慢性劳损→使附着于肱骨外上髁的前臂伸肌腱→部分撕裂、慢性炎症、滑膜增厚、滑囊炎。

二、诊断要点

（1）起病缓慢，肘外侧疼痛，逐渐加重。

（2）拧毛巾、扫地、端壶倒水时疼痛加重，前臂无力，甚至持物落地。

（3）肱骨外上髁及肱桡关节间隙处有明显压痛点。

（4）腕伸肌紧张试验阳性。

（5）前臂伸肌腱牵拉试验阳性：将患肘伸直，腕部屈曲，前臂旋前时，外上髁处出现疼痛。

（6）X线片多阴性，偶见肱骨外上髁处骨质密度增高的钙化阴影或骨膜肥厚影像。

三、治疗

1. 非药物治疗

治疗方法	内　　容
理筋手法	①先用拇指在肘部痛点处及周围作弹拨、分筋手法 ②术者一手由背侧握住腕部，另一手掌心顶托肘后部，拇指按压在肱桡关节处，握腕部之手使桡腕关节掌屈，并使肘关节作屈、伸交替动作 ③同时另一手于肘关节由屈曲变伸直时在肘后部向前顶推，使肘关节过伸，肱桡关节间隙加大，如有粘连，可撕开桡侧腕伸肌之粘连
物理疗法	超短波、磁疗、蜡疗、光疗、离子透入疗法—减轻疼痛、促进炎症吸收
针灸疗法	①以压痛点及周围取穴，隔日一次 ②用梅花针叩打患处，再加拔火罐，3～5天一次
小针刀疗法	局麻后患侧伸肘位——术者左手拇指在桡骨粗隆处将肱桡肌拨向外侧——将小针刀沿肱桡肌内侧缘刺入，直达肱桡关节滑囊和骨面——作切开剥离2～3针刀——无菌纱布覆盖针孔——患肘屈伸数次

续表

治疗方法	内　容
水针疗法	①2%盐酸普鲁卡因2ml加醋酸泼尼松龙12.5mg作痛点封闭，每周一次，连续3次 ②当归注射液2ml作痛点注射，隔日一次，10次为一疗程

2. 药物治疗

	治　法	方　药
内服药	养血荣筋、舒筋活络	活血汤、舒筋汤
外用药		海桐皮汤熏洗，外敷定痛膏

【复习技巧点拨】

　　肱骨外上髁炎的诊断要点是考试要点，应与其他肘部发病原因和发病位置相区分，肱骨外上髁炎的别称要记牢，网球肘、高尔夫球肘等相似名称要熟练掌握并能与诊断名相结合，在各考试的选择题中常出现。

巩固与练习

一、选择题

（一）A 型题

1. 诊断肱骨外上髁炎最有意义的体格检查法是（　　）

　　A. 前臂伸肌群抗阻力试验　　　　B. 压头试验

　　C. 屈腕试验　　　　　　　　　　D. 叩击试验

　　E. 搭肩试验

2. 肱骨外上髁炎又称（　　）

　　A. 高尔夫球肘　　　　　　　　　B. 网球肘

　　C. 台球肘　　　　　　　　　　　D. 矿工肘

　　E. 篮球肘

3. 肱骨外上髁炎检查时作何动作可引起患处的疼痛（　　）

　　A. 抗阻力腕关节掌屈　　　　　　B. 抗阻力腕关节背伸

　　C. 前臂旋后动作　　　　　　　　D. 前臂旋前动作

E. 屈肘动作

（二）B 型题

4. A. 肘部扭挫伤　　　　　　B. 肱骨外上髁炎

C. 颈椎病　　　　　　　　D. 桡侧伸腕肌腱周围炎

E. 颈部扭挫伤

（1）肘外侧疼痛、压痛，抗阻力背伸腕关节和前臂旋后时疼痛明显者属何病（　　）

（2）跌仆滑倒、手掌撑地后肘关节处于屈曲位，呈弥漫性肿胀、疼痛、肘关节活动受限者属何病（　　）

5. A. 肘部扭挫伤　　　　　　B. 肱骨外上髁炎

C. 桡侧伸腕肌腱周围炎　　D. 肱骨内上髁炎

E. 鹰嘴滑囊炎

（1）肘内侧肿痛、压痛、抗阻力屈腕时疼痛明显加重者属何病（　　）

（2）肘后肿痛、压痛，肘关节伸屈轻度受限者属何病（　　）

（三）X 型题

6. 肘部扭挫伤损伤的组织包括（　　）

A. 关节囊　　　　　　　　B. 关节软骨

C. 侧副韧带　　　　　　　D. 环状韧带

E. 肌腱

7. 肱骨外上髁炎还可称作（　　）

A. 网球肘　　　　　　　　B. 弹响指

C. 肘管综合征　　　　　　D. 腕管综合征

E. 肱骨外上髁骨膜炎

8. 肱骨外上髁炎的临床表现主要有（　　）

A. 肘外侧疼痛

B. 肘外侧压痛

C. 热敷肘部疼痛减轻

D. 屈腕试验阳性

E. 前臂伸肌群抗阻力试验阳性

9. 肘部扭挫伤的治疗，正确的有（   ）

  A. 初期治宜散瘀消肿

  B. 后期治宜消肿和络

  C. 以固定、练功为主，配合药物，手法治疗

  D. 初期患肘置于伸直位固定

  E. 初期外敷三色敷药

二、简答题

10. 肘部扭挫伤的诊断要点有哪些？

11. 肘部扭挫伤应与何种疾病相鉴别？

一、选择题

（一）A 型题

1. A   2. B   3. B

（二）B 型题

4.（1）B（2）A   5.（1）D（2）E

（三）X 型题

6. ACDE   7. AE   8. ABE   9. ABCE

二、简答题

10. ①有明显外伤史；②肘部疼痛肿胀、压痛，活动受限，肘关节半屈曲位；③压痛点位于肘关节的内后方和内侧副韧带附着部；④ ×线片确定有无合并骨折或脱位。

11. 本疾病应与肱骨外上髁炎相鉴别，肱骨外上髁炎主要为慢性劳损导致附着于肱骨外上髁的肌腱损伤、炎症增厚等产生一系列临床症状，该疾病理念床主要表现为肘外侧疼痛，拧毛巾、扫地、端壶倒水时疼痛加重，前臂无力，甚至持物落地；肱骨外上髁及肱桡关节间隙处有明显压痛点；腕伸肌紧张试验阳性；前臂伸肌腱牵拉试验阳性——将患肘伸直，腕部屈曲，前臂旋前时，外上髁处出现疼痛。本疾病有明显外伤病史，压痛点多位于肘关节内侧。

第五节 腕部筋伤

腕部扭挫伤

【考点重点点拨】

1. 掌握：腕部扭挫伤的诊断、理筋手法治疗。
2. 熟悉：腕部扭挫伤的鉴别诊断及药物治疗。

一、概述

跌仆、用力过猛→腕部过度背伸、} 腕部韧带、筋膜、关
掌屈及旋转直接暴力→直接暴力 } 节囊损伤或撕裂→瘀
打击作用于腕部 } 肿疼痛→功能障碍

二、诊断要点

（1）有明显外伤史，腕部疼痛肿胀、压痛，活动受限。

（2）伴桡侧副韧带损伤：桡骨茎突疼痛和压痛。

（3）伴尺侧副韧带损伤：尺骨茎突疼痛和压痛。

（4）伴腕背侧韧带损伤：腕掌屈时疼痛。

（5）腕掌侧韧带损伤：腕背伸时疼痛。

（6）伴下尺桡关节韧带损伤：腕部酸痛无力，尺骨小头异常突起，按之有浮动感。

三、鉴别诊断

腕部扭挫伤、无移位的桡骨远端骨折与无移位的腕舟骨骨折鉴别

	共 同 点	不 同 点
腕部扭挫伤		腕关节 X 线片多无明显异常
无移位的桡骨远端骨折	三者均有腕部肿胀疼痛功能障碍	肿胀多不明显，压痛局限在桡骨远端，腕关节 X 线片可帮助明确诊断
无移位的腕舟骨骨折		肿胀压痛局限在阳溪穴处，腕关节斜位 X 线片可明确诊断

四、治疗

1. 非药物治疗

治疗方法	内 容
理筋手法	①先在腕部肿痛处作抚摩、揉、捏等手法——拿住拇指及第一掌骨，自外向里摇晃 6~7 次——拔伸、屈腕 ②按上法依次拔伸 2~5 指 ③将腕关节背伸 ④依肌腱走行理顺筋络数次
固定方法	损伤较重者，用两块夹板将腕关节固定于功能位 2 周。去除固定后，可用弹力护腕保护

2. 药物治疗

分期	治 法	内 服 药	外 用 药
初期	散瘀消肿止痛	七厘散、活血止痛胶囊	三色敷药
后期	消肿和络	舒筋丸	海桐皮汤

桡侧腕伸肌腱周围炎

【考点重点点拨】

1. 掌握：桡侧腕伸肌腱周围炎的诊断、理筋手法治疗。
2. 熟悉：局部解剖特点、药物治疗及固定方法。

一、概述

1. 解剖结构

（1）前臂桡侧伸肌群包括桡侧腕长伸肌腱、桡侧腕短伸肌腱、拇长展肌、拇短伸肌。

（2）在前臂背侧中下 1/3 处，拇长展肌、拇短伸肌从桡侧腕长伸肌、桡侧腕短伸肌上面斜行跨过，两者交叉重叠，该处没有腱鞘，仅有一层疏松的腱膜覆盖。

2. 发病机制

在桡侧腕长、短伸肌将腕关节固定于背伸位时→用力握物或提重物→交叉重叠的拇长展肌、拇短伸肌下相互摩擦→引起腱膜组织的急性炎症反应→桡侧腕伸肌腱及其周围筋膜的损伤。

二、诊断要点

（1）多见于青壮年，起病快，有明显的劳损史。

（2）前臂桡背侧下 1/3 处桡侧腕伸肌腱条索状肿胀、疼痛，压痛明显；腕部活动受限。

（3）患者握拳，腕关节强力伸屈，疼痛加重，可有摩擦感或捻发音。

三、治疗

1. 非药物治疗

治疗方法	内　容
理筋手法	①助手握患肢前臂上端，术者一手握拇指，与助手相对拔伸牵引 ②用另一手拇指沿桡侧腕伸肌腱自下而上反复用推法，直至桡腕关节活动时捻发音减轻或消失 ③肿胀消退后作拿捏和理顺手法
固定方法	①肿痛严重者用硬纸板或夹板两块固定腕关节1～2周 ②捻发音消失后去除外固定

2. 药物治疗

	治　法	方　药
内服药	祛瘀消肿、舒筋止痛	舒筋丸
外用药		海桐皮汤熏洗，外敷消炎止痛膏

腕三角软骨损伤

【考点重点点拨】

1. 掌握：腕三角软骨损伤的诊断、理筋手法治疗。
2. 熟悉：腕三角软骨损伤的鉴别诊断、药物治疗及固定方法。

一、概述

1. 解剖结构

（1）腕三角软骨是纤维软骨组织，略呈三角形，其基底边附着于桡骨远端关节面尺切迹的边缘，软骨尖端附着于尺骨茎突基底部；腕三角软骨边缘较厚，掌侧缘和背侧缘均与腕关节囊相连，中央较薄，呈膜状，容易破裂。

（2）腕三角软骨横隔于桡腕关节与桡尺远侧关节之间，将两关节腔完全分开，具有稳定桡尺远侧关节，增加关节活动和缓冲的作用，并限制前臂过度旋转。

2. 发病机制

过度扭转
长期劳损 } 三角软骨损伤或破裂

外伤重者→掌背侧韧带撕裂、桡尺远侧关节脱位、桡骨远端骨折

二、诊断要点

（1）外伤史。

（2）腕关节尺侧或桡尺远侧关节处肿胀疼痛。

（3）腕屈伸旋转时疼痛加重，活动受限，握力下降。

（4）尺骨小头向背侧翘起，桡尺远侧关节不稳。

（5）腕三角软骨挤压试验阳性，即腕关节尺偏，并作纵向挤压，引起局部疼痛。

（6）腕关节作快速的伸屈旋转可发出弹响声。

（7）并发桡尺远侧关节韧带撕裂或断裂时，可见尺骨小头活动度增大，X线可见桡尺远侧关节间隙增宽。

三、鉴别诊断

腕三角软骨损伤与月骨无菌性坏死鉴别

	共 同 点	不 同 点
腕三角软骨损伤	两者均有外伤史及疼痛、肿胀、功能障碍	腕关节尺侧或桡尺远侧关节处肿胀疼痛
月骨无菌性坏死		压痛点在腕关节正中

四、治疗

1. 非药物治疗

治疗方法	内 容
理筋手法	①患者正坐，掌心朝下，术者先行相对拔伸 ②将腕关节环转摇晃6~7次 ③揉捏、挤压桡骨远端和尺骨小头的侧方以复位 ④将桡尺远侧关节捺正，保持稳定的位置

续表

治疗方法	内 容
固定方法	①损伤初期，手法捺正下尺桡关节后，将腕关节固定于功能位4~6周 ②损伤中、后期如症状加重，可作短期的固定制动
练功活动	在无痛的情况下，逐步进行功能活动

2. 药物治疗

分期	治法	内服药	外 用 药
初期	祛瘀消肿	七厘散	三色敷药、消瘀止痛膏
后期	温经止痛	补筋丸	海桐皮汤

腱 鞘 囊 肿

【考点重点点拨】

1. 掌握：腱鞘囊肿的诊断、理筋手法及针灸治疗。

2. 熟悉：腱鞘囊肿的其他治疗方法。

一、概述

发病原因：劳损，关节囊、韧带、腱鞘中的结缔组织营养不良，退行性变。

二、诊断要点

（1）最常见于腕部，腕舟骨及月骨关节的背侧，拇长伸肌腱及指伸肌腱之间，也可见于踝关节背部和腘窝部。

（2）起势快，增长缓慢，多无自觉疼痛，少数有局部胀痛。

（3）局部见一半球形隆起，肿物突出皮肤，表面光滑，皮色不变，触之有囊性感，与皮肤不相连，周围境界清楚，基底固定或推之可动，压痛轻微或无压痛。

（4）部分患者囊肿经长期慢性炎症刺激，囊壁肥厚变硬，甚至像软骨。

三、治疗

治疗方法	内　　容
理筋手法	①发病时间短，囊壁较薄，囊性感明显者可用按压法挤破囊肿 ②捏破后局部按摩，以便囊内液体充分流出，散于皮下，使之逐渐减少或消失
药物治疗	囊壁已破，囊肿变小，局部肥厚者——擦茴香酒或展筋丹，或者贴万应宝珍膏，并用绷带加压包扎2~3天，使肿块消散
针灸治疗	围针刺法等针灸治疗
手术治疗	局部切开使内容物排出

桡骨茎突狭窄性腱鞘炎

【考点重点点拨】

1. 掌握：桡骨茎突狭窄性腱鞘炎的诊断、理筋手法及针灸治疗。
2. 熟悉：桡骨茎突狭窄性腱鞘炎的发病机制及其他治疗方法。

一、概述

（1）易发人群：多见于中年妇女。

（2）桡骨茎突腱鞘是拇长展肌腱和拇短伸肌腱的共同腱鞘。

（3）发病机制：劳损→腱鞘损伤性炎症→纤维管充血、水肿、鞘壁增厚、管腔变窄、肌腱变粗→肌腱在管腔内滑动困难。

二、诊断要点

（1）多见于中年妇女，发病缓慢。

（2）腕部桡侧疼痛，提物乏力。

（3）桡骨茎突处有隆起，或可有结节。

（4）桡骨茎突及第一掌骨基底部之间有压痛。

（5）部分患者局部微红、微肿、微热，疼痛可放射至手部。

（6）握拳试验（芬克斯坦 Finkalstem 征）阳性。

三、治疗

1. 非药物治疗

治疗方法	内　　容
理筋手法	①于腕部桡侧疼痛处及周围作上下来回的按摩、揉捏 ②按压手三里、阳溪、合谷等穴，并弹拨肌腱 4~5 次 ③在轻度拔伸下缓缓旋转及伸屈腕关节 ④用右手拇、示指捏住患手拇指末节，向远端拉伸，以疏通狭窄 ⑤用轻手法再按摩患处一次，每日或隔日一次
针灸治疗	以阳溪为主穴，配合谷、曲池、手三里、列缺、外关等，得气后留针 15 分钟，隔日一次
小针刀疗法	①小针刀切口和桡动脉呈平行刺入，在鞘内纵行疏剥（切勿损伤桡动脉和神经支） ②病情严重者可刺穿腱鞘使刀口接触骨面，刀身倾斜，将腱鞘从骨面剥离铲起，出针 ③压针孔至不出血为止
腱鞘松解术	①以上方法未见疗效者，在局麻下纵行切开腕背韧带和腱鞘（不缝合），解除对肌腱的卡压，缝合皮肤切口 ②有时拇长展肌与拇短伸肌腱各有一个腱鞘，此种解剖变异，术中应探察清楚

2. 药物治疗

	治　　法	方　　药
内服药	调养气血、舒筋活络	桂枝汤加当归、首乌等
外用药		海桐皮汤熏洗

腕管综合征

【考点重点点拨】

1. 掌握：腕管综合征的诊断、理筋手法及针灸治疗。

2. 熟悉：腕管的局部解剖，腕管综合征的鉴别诊断及其他治疗方法。

一、概述

（1）腕管：掌侧的腕横韧带与腕骨所构成的骨–韧带隧道。

（2）腕管内容 $\left\{\begin{array}{l}\text{正中神经}\\\text{拇长屈肌腱}\\\text{4个手指的指深屈肌、指浅屈肌肌腱}\end{array}\right.$

（3）发病机制：腕部外伤、慢性劳损→腕横韧带增厚。

腕管内有脂肪瘤、腱鞘囊肿→管内腔缩小 $\left.\begin{array}{l}\end{array}\right\}$ 管腔内压力增高→正中神经受压→手指麻痛乏力

二、诊断要点

（1）桡侧3个半手指麻木、刺痛或烧灼样痛。

（2）握力减弱，拇指外展、对掌无力。

（3）夜间、晨起或劳累后加重，劳动或甩手后减轻。

（4）寒冷季节患指可有发冷、发绀等改变。

（5）病程长者大鱼际肌萎缩。

（6）患指感觉减退，出汗减少，皮肤干燥粗糙。

（7）屈腕压迫试验阳性：腕关节掌屈同时压迫正中神经1分钟，患指症状加重。

（8）叩击试验阳性：叩击腕横韧带之正中神经，患指症状加重。

（9）肌电图：大鱼际神经变性。

三、鉴别诊断

腕管综合征、颈椎病与多发性神经炎鉴别

	相同点	不 同 点
腕管综合征	三者均有手指麻痛乏力	屈腕压迫试验阳性、叩击试验阳性
颈椎病		有颈部症状，前臂也有痛觉、腱反射异常
多发性神经炎		多为双侧，正中神经、尺神经、桡神经均受累，呈手套状感觉麻木区

四、治疗

1. 非药物治疗

治疗方法	内 容
理筋手法	①按压、揉摩外关、阳溪、鱼际、合谷、劳宫及痛点等穴 ②将患手在轻度拔伸下，缓缓旋转、屈伸腕关节数次 ③左手握住腕上，右手拇、示二指捏住患手拇、示、中、环指末节，向远心端拔伸，以发生弹响为佳 ④以上手法每日一次
针灸治疗	取阳溪、外关、合谷、劳宫等，得气后留针15分钟，每日或隔日1次
练功活动	练习手指、腕关节的屈伸及前臂旋转活动——防止废用性肌萎缩和粘连
手术治疗	症状严重的患者，保守治疗无效时可切开腕横韧带缓解压迫

2. 药物治疗

	治 法	方 药
内服药	祛风通络	大活络丹
外用药		外贴宝珍膏或万应膏，八仙逍遥汤熏洗患手

【复习技巧点拨】

腕管综合征是骨科常见疾病，也是考试常考内容，机制和诊断要点是该病的重点，压迫正中神经出现的症状要与其他神经受损时出现的症状相比较，并记牢。在各种考试的选择题中常出现。

巩固与练习

一、选择题

（一）A 型题

1. 腕管综合征受到卡压的神经是（　　）

    A. 桡神经　　　　　　　B. 尺神经　　　　　　　　C. 正中神经

    D. 臂丛神经　　　　　　E. 颈神经

2. 桡侧伸腕肌腱周围炎压痛部位在（　　）

    A. 腕部背桡侧　　　　　　　　B. 前臂下段背桡侧

    C. 前臂中下段背桡侧　　　　　D. 前臂中段背桡侧

    E. 手背桡侧

3. 腕三角软骨损伤可出现（　　）

    A. 屈腕试验阳性　　　　　　　B. 叩击试验阳性

    C. 握拳尺偏试验阳性　　　　　D. 腕关节尺偏挤压试验阳性

    E. 腕关节桡偏挤压试验阳性

4. 对桡骨茎突狭窄性腱鞘炎临床诊断有意义的体格检查法是（　　）

    A. 前臂伸肌群抗阻力试验　　　B. 压头试验

    C. 屈腕试验　　　　　　　　　D. 握拳尺偏试验

    E. 直尺试验

5. 行走于桡骨茎突桡侧的腱鞘内的肌腱有（　　）

    A. 桡侧腕屈肌腱　　　　B. 伸拇短肌腱　　　　　　C. 拇长屈肌腱

    D. 外展拇短肌腱　　　　E. 伸指总肌腱

6. 在桡侧伸腕肌腱周围炎患者前臂中下断可触（闻）及（　　）

    A. 捻发感　　　　　　　B. 骨擦感　　　　　　　　C. 关节弹响

    D. 骨擦音　　　　　　　E. 条索状物

7. 腕管综合征受压并引起临床症状的组织是（　　）

    A. 正中神经　　　　　　B. 桡神经　　　　　　　　C. 尺神经

    D. 腋神经　　　　　　　E. 腕骨

8. 对腕管综合征诊断有意义的体格检查方法是（　　）

    A. 前臂伸肌群抗阻力试验   B. 压头试验

    C. 屈腕试验   D. 握拳尺偏试验

    E. 搭肩试验

9. 腕管综合征病程日久易出现萎缩的肌肉是(   )

    A. 大鱼际肌   B. 小鱼际肌   C. 骨间肌

    D. 蚓状肌   E. 拇外展肌

10. 腕三角软骨能限制前臂活动方式是(   )

    A. 过度旋转   B. 过度屈曲   C. 过度伸直

    D. 过度侧偏   E. 无活动限制

11. 腕三角软骨损伤是由于腕关节过度遭受(   )

    A. 旋转暴力   B. 尺偏暴力   C. 桡偏暴力

    D. 屈曲暴力   E. 伸直暴力

12. 对腕三角软骨损伤诊断有意义的体格检查方法是(   )

    A. 尺偏挤压试验   B. 压头试验   C. 屈腕试验

    D. 握拳尺偏试验   E. 直尺试验

13. 急性腕三角软骨损伤应将腕关节固定于(   )

    A. 尺偏位   B. 桡偏位   C. 功能位

    D. 背伸位   E. 掌屈位

14. 腱鞘囊肿常发生部位为(   )

    A. 腕背部   B. 腕掌部   C. 足背部

    D. 踝前部   E. 前臂

15. 桡骨茎突部有外展拇长肌腱和何肌的共同腱鞘(   )

    A. 桡侧屈腕肌   B. 桡侧伸腕肌   C. 伸拇长肌腱

    D. 伸拇短肌腱   E. 掌长肌

16. 桡骨茎突腱鞘炎检查时将拇指尽量屈曲握于掌心，同时怎样可引起患处剧痛(   )

    A. 腕关节背伸   B. 腕关节掌屈   C. 腕关节尺倾

    D. 腕关节桡偏   E. 前臂旋转

（二）B 型题

17. A. 拇指背伸   B. 拇指屈曲   C. 前臂旋前

D. 腕关节尺倾　　　E. 腕关节桡偏

（1）桡骨茎突腱鞘炎检查时先作何检查动作（　　）

（2）再作何检查动作（　　）

18. A. 桡骨茎突腱鞘炎　　　　B. 肱骨外上髁炎

　　C. 肱骨内上髁炎　　　　　D. 腕三角软骨损伤

　　E. 腕管综合征

（1）腕三角软骨挤压试验阳性见于（　　）

（2）前臂伸肌群抗阻试验阳性见于（　　）

（三）X 型题

19. 腕管综合征的阳性体征有（　　）

　　A. 握拳尺偏试验阳性　　　B. 叩击试验阳性

　　C. 屈腕试验阳性　　　　　D. 大鱼际肌萎缩

　　E. 小鱼际肌萎缩

20. 腕管中通过的神经、肌腱有（　　）

　　A. 桡神经　　　　　　　　B. 尺神经

　　C. 正中神经　　　　　　　D. 拇长屈肌腱

　　E. 食、中、环、小指的指屈深、指屈浅肌腱

21. 桡骨茎突狭窄性腱鞘炎的临床表现主要有（　　）

　　A. 腕部桡侧疼痛　　　　　B. 桡骨茎突处压痛

　　C. 用力时腕部疼痛加重　　D. 屈腕试验阳性

　　E. 鼻咽窝处压痛

22. 腕管综合征局部的主要病理改变有（　　）

　　A. 腕横韧带增厚

　　D. 腕管内容物增多

　　C. 正中神经自身的炎症

　　D. 正中神经与尺、桡骨发生摩擦

　　E. 正中神经与肌腱发生摩擦

23. 腕管综合征临床常用的体格检查方法有（　　）

　　A. 旋颈诱发试验　　　　　B. 压头试验

　　C. 神经根牵拉试验　　　　D. 叩击试验

E. 屈腕试验

24. 腕管综合征手指麻木常发生在(　　)

A. 拇指 　　　　B. 示指 　　　　　C. 中指

D. 环指 　　　　E. 小指

25. 腕管综合征临床表现主要有(　　)

A. 手指麻木乏力 　　　　B. 手指刺痛或灼痛

C. 拇指症状尤重 　　　　D. 屈腕试验阳性

E. 研磨试验

二、名词解释

26. Finkalstem 征

27. 腕三角软骨挤压试验

三、简答题

28. 腕管综合征的临床表现有哪些?

29. 腕关节扭挫伤的诊断要点是什么?

30. 腕关节扭挫伤当与何种疾病相鉴别?

31. 简述腱鞘囊肿形成的病因病理。

参考答案

一、选择题

（一）A 型题

1. C　2. C　3. D　4. D　5. B　6. A　7. A　8. C　9. A　10. A　11. A

12. A　13. C　14. A　15. D　16. C

（二）B 型题

17. (1)B (2)D　18. (1)D (2)B

（三）X 型题

19. BCD　20. CDE　21. ABCE　22. AB　23. DE　24. ABCD　25. ABD

二、名词解释

26. Finkalstem 征：又称握拳试验，是诊断桡骨茎突狭窄性腱鞘炎的一种特殊检查方法。检查时先将拇指握于掌心，然后用力使腕关节尺偏，若出现腕桡侧疼痛即为阳性。

27. 腕三角软骨挤压试验：腕关节尺偏，并作纵向挤压，引起局部疼痛即为阳性。

三、简答题

答案参见前文。

第六节　手指筋伤

指间关节扭挫伤

【考点重点点拨】

1. 掌握：指间关节扭挫伤的诊断、理筋手法。
2. 熟悉：指间关节扭挫伤的药物治疗。

一、概述

外伤→手指过度伸屈或侧偏→指关节伸屈肌腱、侧副韧带、关节软骨损伤。

二、诊断要点

（1）明显的外伤史。

（2）指间关节肿胀、剧痛，几乎强直于伸直位。

（3）患指关节明显压痛。

（4）被动侧向活动时疼痛加重。

（5）侧副韧带断裂或关节囊撕裂则指间关节不稳，有侧向异常活动。

三、治疗

1. 非药物治疗

治疗方法	内　容
理筋手法	①拉宽关节间隙——将卷曲的筋膜舒顺 ②轻揉、伸屈、微微旋转患指——滑利关节 ③侧副韧带断裂者，顺韧带的方向轻轻推压，将分离的组织推回原位 ④局部推揉按摩，以舒适轻松为度
固定治疗	①有小骨片撕脱者，将患指近侧指间关节尽量屈曲，远侧指间关节过伸位固定4~6周 ②伸指肌腱断裂者，可手术缝合
练功活动	解除固定后，锻炼手指的屈伸功能，循序渐进，以不痛为度，禁止被动猛烈屈伸

2. 药物治疗

	治　法	方　药
内服药	活血祛瘀，消肿止痛	七厘散
外用药		海桐皮汤熏洗

指伸肌腱、指屈肌腱断裂

【考点重点点拨】

1. 掌握：指伸肌腱、指屈肌腱断裂的诊断、固定疗法。

2. 熟悉：局部解剖特点及指伸肌腱、指屈肌腱断裂的药物治疗。

一、概述

1. 解剖结构

（1）指伸肌腱抵止于末节指骨的基底部背面，在近侧指间关节的背面。

（2）分为中央束和两侧束，并有骨间肌和蚓状肌的肌腱加入侧束，形成腱帽。

（3）指深屈肌腱止于末节指骨基底部的掌侧面。

（4）指浅屈肌腱止于中节指骨干的掌侧面。

2. 机制

锐器切割
暴力冲击→指伸、屈肌腱强烈收缩 } 指伸、屈肌腱断裂

二、诊断要点

1. 指伸肌腱断裂
- ①有明显外伤史
- ②在掌指关节近端断裂，掌指关节不能伸直，指间关节仍可伸直
- ③中央束断裂，近侧指间关节不能伸直，远侧指间关节被侧腱束拉成过伸畸形
- ④在远侧指间关节断裂时，末节手指下垂屈曲畸形，不能主动伸直→"锤状指"

2. 指屈肌腱断裂
- ①有明显外伤史
- ②指深屈肌腱断裂时，指深屈肌试验阳性→固定近侧指间关节，末节不能屈曲
- ③指浅屈肌腱断裂时，指浅屈肌试验阳性→固定其他三手指于伸直位，患指近节不能屈曲
- ④指浅、深屈肌腱断裂时，上述两试验手指关节均不能屈曲

三、治疗

1. 非药物治疗

治疗方法	内　　容
手术治疗	①新鲜的手指肌腱完全断裂者，力争一期手术缝合 ②晚期由于肌腱断裂的粘连及断端的回缩，手术困难增加
固定疗法	①闭合性手指远节伸肌腱全断者，术后将患指近侧指骨间关节尽量屈曲，远侧指骨间关节过伸位固定 4~6 周 ②指浅、深屈肌腱全断者，术后将患指固定于屈曲位 4~6 周 ③手指肌腱部分断裂者，可按上述方法适当固定
练功活动	解除制动后，练习手指的伸屈活动，一周后逐渐加大活动量

2. 药物治疗

分期	治　　法	内服药	外用药
初期	活血祛瘀，消肿止痛	七厘散	
后期	行气活血，消肿活络	麻桂温经汤	海桐皮汤熏洗

指屈肌腱腱鞘炎

【考点重点点拨】

1. 掌握：指屈肌腱腱鞘炎的诊断、理筋及针刀疗法。
2. 熟悉：指屈肌腱腱鞘炎的发病机制。

一、概述

（1）解剖结构：指屈肌腱腱鞘是掌骨颈和掌指关节掌侧的浅沟与鞘状韧带组成的骨性纤维管，拇长屈肌腱、指深、浅屈肌腱分别从各相应的管内通过，进入拇指和各指。

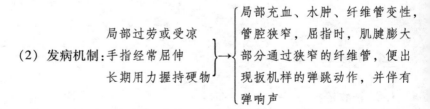

（2）发病机制：
局部过劳或受凉
手指经常屈伸
长期用力握持硬物
→ 局部充血、水肿、纤维管变性，管腔狭窄，屈指时，肌腱膨大部分通过狭窄的纤维管，便出现扳机样的弹跳动作，并伴有弹响声

（3）别名：也称"弹响指""扳机指"。

二、诊断要点

（1）初起患指不能伸屈，用力伸屈时疼痛，并出现弹跳动作。

（2）晨起、劳动后或遇冷后症状加重，活动后或热敷后症状减轻。

（3）掌骨头的掌侧面明显压痛，并可摸到米粒大的结节。

（4）压住此结节，再嘱患者作充分的屈伸活动时，有明显疼痛，并感到弹响由此发出。

（5）严重者患指屈曲后因痛不能自行伸直，须健手帮助伸直。

三、治疗

治疗方法	内 容
理筋手法	①作按揉弹拨、横向推动、纵向拨筋等动作 ②最后握住患指末节向远端迅速拉开，如有弹响声则效果较好。每日或隔日作一次
针灸治疗	取结节部及周围痛点针刺，隔日一次
小针刀疗法	①局麻后，用小针刀平行于肌腱方向刺入结节部 ②沿肌腱走行方向作上下挑割，不要向两侧偏斜，否则可损伤肌腱、神经和血管 ③如弹响已消失，手指活动恢复正常，则表示已切开腱鞘 ④创口小者可不缝合，以无菌纱布加压包扎

【复习技巧点拨】

指屈肌腱腱鞘炎是骨科常见疾病，也是考试常考内容，机制和诊断要点是该病的重点，其别称是常考内容。本病的治疗方法主要以保守治疗为主，针刀治疗的效果尤为突出，所以要清楚针刀操作过程。

巩固与练习

一、选择题

（一）A 型题

1. 指间关节不稳定，有侧向异常活动说明（ ）

    A. 伸指肌腱断裂   B. 屈指深肌腱断裂

    C. 屈指浅肌腱断裂   D. 侧副韧带断裂

    E. 蚓状肌断裂

2. 指屈肌腱腱鞘炎好发的手指是（ ）

    A. 拇指   B. 示指   C. 中指

    D. 环指   E. 小指

3. 指屈肌腱腱鞘炎发病之前多有手部（ ）

A. 急性外伤史　　　　　　B. 慢性劳损史　　　　　C. 感冷受凉史

D. 废用史　　　　　　　　E. 手术史

4. 手指稍事活动后，指屈肌腱腱鞘炎的临床症状会(　　)

A. 明显加重　　　　　　　B. 减轻　　　　　　　　C. 消失

D. 无变化　　　　　　　　E. 加重

5. 手指热敷后，指屈肌腱腱鞘炎的临床症状会(　　)

A. 明显加重　　　　　　　B. 减轻　　　　　　　　C. 消失

D. 无变化　　　　　　　　E. 加重

(二) B 型题

6. A. 中央束断裂　　　　　　　　B. 伸指肌腱断裂

C. 屈指深肌腱断裂　　　　　　D. 屈指浅肌腱断裂

E. 屈指浅、深腱肌均断裂

(1) 掌指关节不能伸直，指间关节仍可伸直，常考虑为什么损伤(　　)

(2) 末节手指下垂屈曲畸形，不能自动伸直，常考虑为什么损伤(　　)

7. A. 指屈肌腱腱鞘炎　　　　　　B. 屈指深肌腱断裂

C. 屈指浅肌腱断裂　　　　　　D. 指间关节扭挫伤

E. 伸指肌腱断裂

(1) 扳机指是指(　　)

(2) 锤状指是指(　　)

(三) X 型题

8. "锤状指" 可见于(　　)

A. 伸指肌腱于掌指关节平面断裂

B. 伸指肌腱于近侧指间关节平面断裂

C. 伸指肌腱于远侧指间关节平面断裂

D. 伸指肌腱于腕关节平面断裂

E. 末节指骨基底部伸肌腱附着处有小骨片被撕脱而伸肌腱未断裂

9. 指屈肌腱腱鞘炎的别称有(　　)

A. 弹响指　　　　　B. 锤状指　　　　　C. 鹅颈指

D. 扳机指　　　　　E. 并指

10. 小针刀治疗指屈肌腱腱鞘炎时，应注意(　　)

A. 平行于肌腱方向刺入结节部

B. 沿肌腱走行方向作上下挑割

C. 不要向两侧偏斜

D. 创口小者可不缝合

E. 弹响消失，手指活动正常者，表示已切开腱鞘

二、简答题

11. 指屈肌腱腱鞘炎进行针刀治疗的具体步骤？

12. 简述指间关节扭挫伤的诊断要点。

一、选择题

（一）A 型题

1. D　2. A　3. B　4. B　5. B

（二）B 型题

6.（1）B（2）B　7.（1）A（2）E

（三）X 型题

8. CE　9. AD　10. ABCDE

二、简答题

答案参见前文。

第七节 髋部筋伤

髋部扭挫伤

【考点重点点拨】

1. 掌握：髋部扭挫伤的诊断、理筋及药物疗法。

2. 熟悉：髋部扭挫伤发病机制。

一、概述

髋关节过度屈曲、伸直、内收或外展姿势 间接暴力或直接暴力使髋关节扭挫 } ⟹ { 髋部周围的肌肉、韧带和关节囊撕裂、水肿→患髋疼痛、肿胀、功能障碍

二、诊断要点

（1）外伤、过度运动史。

（2）患髋疼痛、肿胀、功能障碍，活动时加重，休息时减轻。

（3）患肢不敢负重行走，呈保护性姿势，如跛行、拖拉步态。

（4）患侧腹股沟处有明显压痛，股骨大转子后方压痛。

（5）髋关节各方向被动活动时疼痛加重。

（6）偶有患肢外观变长。

（7）托马斯征可阳性。

（8）X线检查多无异常。

三、治疗

1. 理筋手法

（1）患者俯卧位，术者在髋部痛点按压揉摩。

（2）患者仰卧位，术者在髋部痛处做按摩揉拿等理筋活络手法。

（3）手握膝使其屈髋屈膝边摇转边下压，并外展外旋伸直下肢数次，可使嵌顿的圆韧带或关节囊松解，消除肌肉痉挛，恢复髋关节活动度。

2. 药物治疗

分期	治 法	内服药	外用药
初期	活血祛瘀、消肿止痛、舒筋活络	桃红四物汤、舒筋丸	消肿止痛膏
后期	活血舒筋止痛		海桐皮汤

髋关节暂时性滑膜炎

【考点重点点拨】

1. 掌握：髋关节暂时性滑膜炎的诊断、理筋手法。
2. 熟悉：局部解剖特点及髋关节暂时性滑膜炎的鉴别诊断。

一、概述

（1）易发人群：多见于 10 岁以下儿童。

（2）概念：是一种非特异性炎症引起的短暂的以急性髋关节疼痛、肿胀、跛行为主的病症。

（3）别名：也称为一过性滑膜炎、单纯性滑膜炎、急性短暂性滑膜炎、小儿髋关节扭伤、小儿髋关节半脱位、髋掉环等。

（4）解剖特点：儿童股骨头尚未发育成熟，髋关节活动度大，关节囊比较松弛。

（5）发病机制：髋部过度外展、外旋，股骨头被从髋臼内拉出一部分→关节腔内负压→髋关节内侧松弛的关节滑膜被吸入关节腔内→股骨头恢复到原来位置时部分滑膜嵌顿在关节腔内→髋关节短暂的急性肿痛及渗液的滑膜炎。

二、诊断要点

（1）起病急骤，多有外伤史。

（2）髋关节疼痛、肿胀、跛行，可伴大腿内侧及膝关节疼痛。

（3）髋关节囊前方及后方均可有压痛。

（4）髋关节处于屈曲、内收、内旋位，被动内旋、外展及伸直活动受限，且疼痛加剧，有不同程度的内收肌痉挛。

（5）骨盆倾斜，双下肢不等长。

（6）X 线片检查见髋关节囊阴影膨隆，关节腔积液严重时见股骨头向外侧移位，关节间隙增宽，无骨质破坏。

（7）髋关节穿刺检查：穿刺液透明，细菌培养阴性，关节囊滑膜组织检查为非特异性炎症变化。

（8）实验室检查：白细胞计数和血沉均正常，结核菌素试验阴性，抗链球菌溶血素"O"在正常范围。

三、鉴别诊断

髋关节暂时性滑膜炎、髋关节滑膜结核、化脓性髋关节炎、风湿
热合并髋关节炎、股骨头缺血性坏死鉴别

	相同点	不 同 点
髋关节暂时性滑膜炎	均有髋部疼痛、肿胀、功能障碍	①髋关节穿刺检查：穿刺液透明，细菌培养阴性 ②实验室检查：白细胞计数和血沉均正常，结核菌素试验阴性，抗链球菌溶血素"O"在正常范围
髋关节滑膜结核		①有明显结核中毒症状 ②髋关节屈曲挛缩试验阳性 ③晚期发展为骨关节结核，骨质破坏明显
化脓性髋关节炎		①起病急、高热、寒战，白细胞总数及中性粒细胞升高，血沉加快，可有败血症症状。 ②关节穿刺抽出脓性液体，细菌培养出化脓菌
风湿热合并髋关节炎		①多发性、游走性关节痛伴高热，关节症状重 ②血沉加快，抗链球菌溶血素"O"升高
股骨头缺血性坏死		X线片显示股骨头骨骺密度增高或碎裂，股骨颈变短而宽

四、治疗

1. 理筋手法

（1）患儿仰卧位，术者立于患侧，先用拇指轻柔弹拨患髋股内收肌群，以缓解肌肉痉挛。

（2）手虎口压在腹股沟处，另一手握住小腿下端，将此下肢拔伸环绕摇晃髋关节。

（3）将患侧踝部挟于腋下，在拔伸牵引下尽量屈曲，使膝靠近胸部，足跟接近臀部。

（4）作屈髋、内收、内旋患肢，同时缓缓将伤肢伸直。

（5）若患肢变短者，作屈髋外展外旋手法。

（6）检查双下肢是否等长，骨盆不倾斜者症状可立即消失。仍有残留症状者，可再施手法一次。

2. 药物治疗

一般不必服药，可在腹股沟部用活血消肿止痛中药热敷。

巩固与练习

一、选择题

（一）A 型题

1. 关于髋部扭挫伤的描述，正确的是（   ）

   A. 直接暴力扭伤多见   B. 间接暴力扭伤多见

   C. 扭伤后须严格固定   D. Thomas 征阴性

   E. 扭伤后出现弹性固定

2. 髋关节暂时性滑膜炎多见于（   ）

   A. 10 岁以下   B. 10 岁以上

   C. 50 岁以上   D. 青年人

   E. 50 以下

3. 关于髋部扭挫伤的描述，正确的是（   ）

   A. 有明显的结核中毒症状

   B. 血沉多明显增高

   C. 起病缓慢

   D. X 片显示股骨头骨骼密度增高

   E. 关节穿刺液透明

4. 经手法治疗后一般可一次治愈的是（   ）

   A. 髋部扭挫伤   B. 髋关节暂时性滑膜炎

   C. 扳机指   D. 颈椎病

   E. 网球肘

（二）B 型题

5. A. 髋部扭挫伤   B. 髋关节暂时性滑膜炎

   C. 扳机指   D. 颈椎病   E. 网球肘

（1）多发于 10 岁以下儿童的是（   ）

（2）多发于网球运动员的是（   ）

6. A. 髋关节囊阴影膨隆　　　　　B. 关节间隙变窄

　　C. 关节周围骨质破坏　　　　　D. 多无异常

　　E. 关节周围骨质密度增高

（1）髋部扭挫伤的 X 线表现有（　　）

（2）髋关节暂时性滑膜炎的 X 线表现有（　　）

（三）X 型题

7. 髋部扭挫伤压痛部位多出现在（　　）

　　A. 腹股沟部　　　　　B. 髂前上棘下　　　　　C. 坐骨结节

　　D. 股骨大粗隆后方　　E. 骶髂关节

8. 髋关节暂时性滑膜炎在临床上病名称谓很多，有（　　）

　　A. 一过性滑膜炎　　　　　　B. 单纯性滑膜炎

　　C. 急性短暂性滑膜炎　　　　D. 髋掉环

　　E. 小儿髋关节半脱位

9. 髋关节的活动范围大，能作（　　）

　　A. 屈伸　　　　　B. 内收　　　　　C. 外展

　　D. 内旋、外旋　　E. 环转

10. 下列哪项符合髋部扭挫伤的临床表现（　　）

　　A. 多有外伤史　　　　　　B. 髋部疼痛、肿胀、功能障碍

　　C. 休息后疼痛减轻　　　　D. Thomas 征阴性

　　E. 腹股沟处无明显压痛

二、简答题

11. 简述髋关节扭挫伤的诊断要点。

12. 简述髋关节扭挫伤的损伤机制。

13. 髋关节暂时性滑膜炎主要的治疗方法有哪些？

参考答案

一、选择题

（一）A 型题

1. B　2. A　3. E　4. B

（二）B 型题

5.（1）B （2）E 6.（1）D （2）A

（三）X 型题

7. AD 8. ABCDE 9. ABCDE 10. ABCDE

二、简答题

参考答案见前文。

第八节 膝部筋伤

膝关节组成 $\begin{cases} ①股骨内、外侧髁 \\ ②胫骨平台 \\ ③髌骨 \end{cases}$

膝关节的韧带和肌肉 $\begin{cases} ①膝关节侧方有内、外侧副韧带 \\ ②膝关节之中有前、后交叉韧带 \\ ③膝关节间隙有内、外侧半月板 \\ ④膝关节前方有股四头肌 \\ ⑤膝关节后方有腘肌、股二头肌 \end{cases}$

膝关节侧副韧带损伤

【考点重点点拨】

1. 掌握：膝关节侧副韧带损伤的诊断、理筋手法。

2. 熟悉：局部解剖特点及膝关节侧副韧带损伤的其他治疗方法。

一、概述

1. 膝关节内侧副韧带 $\begin{cases} ①起于胫骨内髁的内侧面，分深、浅两层， \\ 上窄下宽呈扇状 \\ ②其深部纤维与关节囊及内侧半月板相连 \\ ③具有限制膝关节外翻和外旋的作用 \end{cases}$

2. 膝关节外侧副韧带 {
①起于股骨外髁结节，下止于腓骨小头
②为束状纤维束
③具有限制膝关节内翻的作用
}

3. 暴力打击、重物压迫 {
①于膝外侧→膝关节过度外翻、外旋→膝内侧间隙拉宽→内侧副韧带拉伤、撕裂或断裂
②于膝内侧→膝关节过度内翻→膝外侧间隙拉宽→外侧副韧带拉伤、撕裂或断裂
}

4. 膝关节有生理性外翻角，膝外侧易受到暴力打击→内侧副韧带损伤多见。

5. 强大的旋转暴力→<u>内侧副韧带完全断裂易合并内侧半月板和前交叉韧带的损伤→膝关节损伤三联征</u>。

二、诊断要点

（1）明显的外伤史。

（2）膝关节肿胀、疼痛、皮下瘀斑，局部压痛明显。

（3）膝关节伸屈功能障碍。

（4）内侧副韧带损伤 {
膝关节呈半屈曲位，膝关节伸屈功能障碍
压痛点在股骨内上髁
}

（5）外侧副韧带损伤时→压痛点在腓骨小头或股骨外上髁。

（6）<u>膝关节侧方挤压试验阳性</u> {
①内侧副韧带部分撕裂时，在膝伸直位小腿作膝内侧分离试验，膝关节无明显的外翻活动，但膝内侧疼痛加剧
②内侧副韧带完全断裂时，可有异常的外翻活动
③外侧副韧带部分撕裂时，在膝伸直位小腿作膝外侧分离试验，膝关节无明显的内翻活动，但膝外侧疼痛加剧
④外侧副韧带完全断裂时，可有异常的内翻活动
}

（7）合并半月板或交叉韧带损伤者→关节内血肿。

（8）X线检查，在内、外翻应力下摄片，可见侧副韧带损伤处关节间隙增宽，并注意有无骨折。

三、治疗

1. 非药物治疗

治疗方法	内 容
理筋手法	①侧副韧带部分损伤者，在膝关节侧方痛点部位及其上下施以指揉法、摩法、探法 ②再沿侧副韧带走行方向施以理筋手法 ③最后扶膝握踝，伸屈一次膝关节，以恢复轻微的错位，舒顺卷曲的筋膜 ④恢复后期可作局部按摩，解除粘连，恢复关节功能
固定方法	侧副韧带部分断裂者——用石膏托或超膝关节夹板固定膝关节于功能位 3～4 周
物理疗法	超短波、磁疗、蜡疗、光疗、热疗等，减轻疼痛、促进恢复
练功活动	①外固定后作股四头肌舒缩活动 ②解除固定后练习膝关节的屈伸活动
手术治疗	侧副韧带完全断裂者，尽早手术修补，术后屈膝45°位石膏外固定，3周后解除固定

2. 药物治疗

分期	治 法	内 服 药	外 用 药
初期	活血消肿、祛瘀止痛	桃红四物汤	消瘀止痛膏
后期	温经活血、壮筋活络	小活络丹	四肢损伤洗方、海桐皮汤

巩固与练习

一、选择题

（一）A 型题

1. 膝关节侧副韧带损伤可出现（　　　）

A. 抽屉试验阳性　　　　　　　　　B. 侧向分离试验阳性

C. "4" 字试验阳性　　　　　　　D. 髌骨研磨试验阳性

2. 膝关节行走时出现"交锁征"常见于(　　)

A. 膝关节侧副韧带损伤　　　　　B. 半月板损伤

C. 膝交叉韧带损伤　　　　　　　D. 膝关节滑膜炎

E. 髌骨劳损

（二）B 型题

3. A. 1~2 周　　　　　B. 2~3 周　　　　　　C. 3~4 周

D. 4~6 周　　　　　E. 2 个月

（1）膝关节侧副韧带损伤后需要固定的时间为(　　)

（2）膝交叉韧带损伤后膝关节功能位固定为(　　)

二、简答题

4. 简述侧方挤压试验在膝关节侧副韧带损伤中的表现及其意义。

参考答案

一、选择题

（一）A 型题

1. B　　2. B

（二）B 型题

3. (1) C　(2) E

二、简答题

参考答案见前文。

膝关节半月板损伤

【考点重点点拨】

1. **掌握**：膝关节半月板损伤的诊断、理筋手法。

2. **熟悉**：局部解剖特点及膝关节半月板损伤的其他治疗方法。

一、概述

1. 解剖要点

半月板是位于股骨髁与胫骨平台之间的纤维软骨，分内侧半月板和外侧半月板，分别位于膝关节的内、外侧间隙内。

内侧半月板
- ①较大，弯如新月，前后角间距较远，呈"C"形
- ②前角附着于胫骨髁间隆起的前方，在前交叉韧带附着点之前
- ③后角附着于胫骨髁间隆起和后交叉韧带附着点之间
- ④内侧半月板后半部分与内侧副韧带相连，固定的扭转外力易造成交界处损伤

外侧半月板
- ①稍小，前后角间距较近，近似"O"形
- ②前角附着于胫骨髁间隆起的前方，在前交叉韧带附着的后方
- ③后角附着于胫骨髁间隆起的后方
- ④外侧半月板不与外侧副韧带相连，因而外侧半月板活动度比内侧大
- ⑤外侧半月板常有先天性盘状畸形，称先天性盘状半月板。正常膝关节有轻度外翻，胫骨外侧髁负重较大，故外侧半月板承重大，易受损伤

撕裂性外力
- ①膝关节半屈曲外展位时，股骨髁骤然内旋牵拉→内侧半月板撕裂
- ②膝关节半屈曲内收位时，股骨髁骤然外旋伸直→外侧半月板撕裂

研磨性外力→外侧半月板负重较大→加速退变→慢性撕裂损伤，分层断裂。

2. 分型
- ①边缘型撕裂
- ②前角撕裂
- ③后角撕裂
- ④水平撕裂
- ⑤纵行撕裂
- ⑥横行撕裂

二、诊断要点

急性损伤
- ①多有外伤史
- ②伤后膝关节立即剧烈疼痛、关节肿胀、伸屈功能障碍

慢性期或无明显外伤史者
- ①病程漫长，迁延不愈
- ②膝关节活动痛，以行走和上下坡时明显
- ③膝关节间隙处压痛
- ④伸屈膝关节时，膝部有弹响
- ⑤"绞锁征"→行走的情况下突发剧痛，膝关节不能伸屈状如绞锁，将患膝稍作晃动，即可缓解并恢复行走
- ⑥患侧股四头肌较健侧萎缩，以内侧头明显；回旋挤压试验阳性
- ⑦挤压研磨试验阳性
- ⑧关节空气造影、碘溶液造影、关节镜、CT、MRI 可协助诊断

三、治疗

1. 非药物治疗

治疗方法	内容
理筋手法	①急性损伤期：嘱患者仰卧，放松患肢，术者左拇指按摩痛点，右手握踝部，徐徐屈曲膝关节并内外旋转小腿，然后伸直患膝，可使局部疼痛减轻 ②慢性损伤期：每日或隔日作一次局部推拿，先用拇指按压关节边缘的痛点，然后在痛点周围作推揉拿捏，促进局部气血流通，使疼痛减轻

续表

治疗方法	内容
固定方法	急性损伤期，膝关节功能位固定3周
练功活动	①肿痛稍减后，应进行股四头肌舒缩锻炼，以防肌肉萎缩 ②解除固定后，可练习膝关节的伸屈活动和步行锻炼
手术治疗	经上述治疗迁延不见好转者，可考虑手术治疗，以防继发创伤性关节炎

2. 药物治疗

分期	治　法	内 服 药	外 用 药
初期	活血化瘀、消肿止痛	桃红四物汤、舒筋活血汤	消瘀止痛膏
后期	温经通络止痛	健步虎潜丸（现为健步壮骨丸）、补肾壮筋汤、大活络丹	四肢损伤洗方、海桐皮汤

巩固与练习

一、选择题

（一）A 型题

1. 半月板损伤的表现除下列哪项（　　　）

　　A. 麦氏征阳性　　　　　　　　B. 抽屉试验阳性

　　C. 关节弹响　　　　　　　　　D. 关节交锁

2. 通过膝关节弹响声可以诊断为（　　　）

　　A. 骨折　　　　　　　　　　　B. 脱位

　　C. 侧副韧带损伤　　　　　　　D. 膝关节半月板损伤

　　E. 肌腱周围炎

3. 病理变化不在关节软骨的疾病有（　　　）

　　A. 半月板损伤　　　B. 腕三角软骨损伤　　　C. 梨状肌综合征

　　D. 膝骨关节炎　　　E. 髌骨劳损

4. 研磨性外力引起的半月板损伤多见（　　　）

　　A. 内侧半月板　　　B. 外侧半月板　　　　C. 半月板中央

　　D. 半月板边缘　　　E. 全部半月板

（二）B 型题

5. A. 肌腱弹跳声　　　B. 关节弹响声　　　C. 入白声

　　D. 骨擦音　　　　　E. 摩擦声

（1）屈指肌腱狭窄性腱鞘炎患者，在作伸屈手指检查时听到的弹响声是（　　）

（2）膝关节半月板损伤时，作膝关节屈伸旋转时听到的弹响声是（　　）

参考答案

一、选择题

（一）A 型题

1. B　2. D　3. C　4. B

（二）B 型题

5.（1）A　（2）B

膝关节交叉韧带损伤

【考点重点点拨】

1. 掌握：膝关节交叉韧带损伤的诊断、理筋手法。

2. 熟悉：局部解剖特点、损伤机制及膝关节交叉韧带损伤的其他治疗方法。

一、概述

1. 解剖特点
①交叉韧带位于膝关节之中，有前后两条，呈十字交叉，又名十字韧带→起稳定膝关节的作用

②前交叉韧带起于股骨髁间窝的外后部，向前内止于胫骨髁间隆起的前部→限制胫骨向前移位

③后交叉韧带起于股骨髁间窝的内前部，向后外止于胫骨髁间隆起的后部→限制胫骨向后移位

2. 严重暴力

（1）作用于小腿上端的后方→胫骨向前移位→前交叉韧带损伤→可伴有胫骨隆突撕脱骨折、内侧副韧带和内侧半月板损伤。

（2）作用于小腿上端的前方→胫骨向后移位→后交叉韧带损伤→可伴有膝后关节囊破裂、胫骨隆突撕脱骨折、外侧半月板损伤。

二、诊断要点

（1）明显外伤史。

（2）伤时自觉关节内有撕裂感。

（3）膝关节剧烈疼痛，迅速肿胀。

（4）膝关节呈半屈曲状态，活动障碍。

（5）抽屉试验阳性。

（6）X线、膝关节造影及关节镜检查可协助诊断。

三、治疗

1. 非药物治疗

治疗方法	内 容
理筋手法	适应于损伤后期，以膝部和股四头肌部作按摩推拿手法，帮助膝关节作屈伸锻炼，改善膝关节屈伸功能活动度
固定方法	没有完全断裂的交叉韧带损伤，抽尽血肿后将患膝固定于屈膝20°～30°位6周，使韧带处于松弛状态，以便修复重建
练功活动	膝关节制动期间进行股四头肌舒缩锻炼，防止肌肉萎缩。解除固定后，可练习膝关节屈曲，并逐步练习扶拐行走
手术治疗	对于交叉韧带完全断裂或伴有半月板、侧副韧带损伤者，需手术治疗，全面处理

2. 药物治疗

分期	治 法	内 服 药	外 用 药
初期	活血祛瘀、消肿止痛	补养肝肾、舒筋活络	消肿止痛膏或宝珍膏
后期	桃红四物汤、舒筋活血汤	补筋丸	

巩固与练习

一、选择题

（一）A 型题

1. 膝交叉韧带损伤伴胫骨隆突骨折轻度移位者，可将患膝固定于屈膝几度位 6 周（   ）

  A. 10°~15°   B. 20°~30°   C. 30°~45°

  D. 45°~60°   E. 90°

（二）B 型题

2. A. 1~2 周   B. 2~3 周   C. 3~4 周

  D. 4~6 周   E. 2 个月

（1）膝关节侧副韧带损伤后需要固定的时间为（   ）

（2）膝交叉韧带损伤后膝关节功能位固定为（   ）

3. A. 研磨试验   B. 抽屉试验

  C. 浮髌试验   D. 侧向试验

  E. 回旋挤压试验

（1）对膝侧副韧带损伤诊断有意义的体格检查方法是（   ）

（2）对膝交叉韧带损伤诊断有意义的体格检查方法是（   ）

（四）X 型题

4. 胫骨髁骨折常合并（   ）

  A. 腓骨小头骨折   B. 侧副韧带损伤

  C. 半月板损伤   D. 膝关节囊撕裂

  E. 交叉韧带损伤

二、简答题

5. 简述膝关节的基本结构与运动。

参考答案

一、选择题

（一）A 型题

1. B

（二）**B 型题**

2.（1）C（2）F　3.（1）D（2）B

（三）**X 型题**

4. BCE

二、简答题

5. 膝关节是由股骨内、外侧髁，胫骨内、外侧髁和髌骨连接构成。关节囊宽阔而松弛，周围及囊内有韧带加强。囊外前方有髌韧带，外侧有腓侧副韧带，内侧有胫侧副韧带。囊内有前、后交叉韧带，有防止胫骨向前和向后移位的作用。内侧半月板较大，呈"C"形，外侧半月板小，呈"O"形。膝关节主要进行屈、伸运动。当膝关节处于半屈位时还可以作轻微的旋内和旋外运动。

<h2 style="text-align:center">膝关节创伤性滑膜炎</h2>

【考点重点点拨】

1. 掌握：膝关节创伤性滑膜炎的诊断、理筋手法。

2. 熟悉：膝关节创伤性滑膜炎发病机制及其他治疗方法。

一、概述

1. 膝关节滑膜面积广泛，并分泌滑液，滑利关节。其吸收营养，排除代谢产物，增加关节活动范围。

2. 急性创伤性滑膜炎

外力打击、扭伤关节附近骨折或手术 ⇒ 滑膜受伤产生大量滑液、滑膜破裂大量血液渗出→关节内压力增高，阻碍淋巴系统的循环→关节内酸性代谢产物堆积，关节液由碱性变成酸性→滑膜在长期的慢性刺激和炎性反应下增厚、纤维化→关节粘连→影响关节功能活动

3. 慢性损伤性滑膜炎

急性创伤性滑膜炎失治、慢性劳损→滑膜炎症渗出、关节积液。

二、诊断要点

1. 急性滑膜炎
- ①有明显外伤史
- ②膝关节伤后肿胀、疼痛，呈膨胀性胀痛
- ③膝关节伸直或完全屈曲时胀痛难忍
- ④膝关节活动不利，跛行
- ⑤肤温可增高，按之有波动感
- ⑥浮髌试验阳性
- ⑦关节穿刺可抽出血性液体
- ⑧注意有无合并骨折、脱位及半月板的损伤

2. 慢性滑膜炎
- ①有劳损或膝关节疼痛史
- ②膝关节肿胀、疼痛、下蹲困难；上下楼梯疼痛加重
- ③劳累后加重，休息后减轻
- ④肤温正常
- ⑤浮髌试验阳性
- ⑥病程久股四头肌萎缩，滑囊壁增厚，触之有韧厚感
- ⑦关节穿刺可抽出淡黄色清亮渗出液

三、治疗

1. 非药物治疗

治疗方法	内容
理筋手法	①急性损伤期，应将膝关节伸屈1次，先伸直膝关节，然后充分屈曲，再自然伸直——可消散血肿，减轻疼痛 ②肿胀消退后手法以活血化瘀、消肿止痛、预防粘连为主 ③术者将患者髋、膝关节屈曲90°，一手扶膝部，另一手握踝上，在牵引下摇晃膝关节6~7次 ④再将膝关节充分屈曲，再将其伸直 ⑤最后，在膝关节周围施以掖法、揉捻法、散法、捋顺法等

续表

治疗方法	内容
固定方法	急性期——将膝关节固定于伸直位2周，卧床休息，抬高患肢，禁止负重
练功活动	①膝关节制动期间，进行股四头肌的舒缩锻炼，防止肌肉萎缩 ②后期加强膝关节的伸屈锻炼
抽吸积液	抽出炎性渗出物

2. 药物治疗

	分期	治法	方药	加减
内服药	急性期	散瘀生新	桃红四物汤	寒邪偏胜者服乌头汤；风邪偏胜者服蠲痹汤
	慢性期	祛风燥湿、强壮肌筋	羌活胜湿汤、虎潜丸（现为壮骨丸）	
外用药	急性期	消瘀止痛	消瘀止痛膏	
	慢性期	通络止痛	万应宝珍膏、海桐皮汤	

巩固与练习

一、选择题

（一）A 型题

1. 膝关节外伤性滑膜炎关节腔内积液的颜色一般呈(　　)

　　A. 淡黄色　　　　　　B. 草绿色　　　　　　C. 粉红色

　　D. 牛奶白　　　　　　E. 蓝色

2. 对膝关节外伤性滑膜炎有诊断、治疗双重作用的诊疗方法是(　　)

　　A. 理筋手法　　　　　B. 水针疗法　　　　　C. 关节穿刺术

　　D. 药物外敷　　　　　E. 石膏固定

（二）B 型题

3. A. 回旋挤压试验阳性　　　　　B. 抽屉试验阳性

　　C. 浮髌试验阳性　　　　　　　D. 挺髌试验阳性

　　E. 侧向试验阳性

（1）半月板损伤临床常见体征为(　　)

（2）膝关节滑膜炎临床常见体征为（　　）

（三）X 型题

4. 膝关节外伤性滑膜炎的临床表现特点是（　　）

    A. 膝关节肿胀　　　　　　　　B. 关节穿刺液为淡红色

    C. 关节穿刺液有脂肪滴　　　　D. 浮髌试验阳性

    E. 膝关节有异常活动

参考答案

一、选择题

（一）A 型题

1. C　2. C

（二）B 型题

3.（1）A　（2）C

（三）X 型题

4. ABD

髌骨软化症

【考点重点点拨】

1. 掌握：髌骨软化症的诊断、理筋手法。

2. 熟悉：髌骨软化症药物治疗方法。

一、概述

扭伤、劳损→髌股关节软骨磨损，退行性变→膝部乏力、疼痛，劳累后加重。

二、诊断要点

（1）劳损或扭伤史。

（2）膝部乏力、疼痛，髌后显著，劳累后加重，上下楼梯困难。

（3）膝部无明显肿胀，髌骨压痛，髌周挤压痛，髌骨活动时有粗糙的摩擦音。

（4）髌骨研磨试验阳性。

（5）挺髌试验阳性。

（6）下蹲试验阳性。

（7）X线片早期无改变，中、后期可见髌骨边缘骨质增生，髌股关节面粗糙不平、软骨下骨硬化、囊样变，髌股关节间隙变窄。

三、治疗

1. 非药物治疗

治疗方法	内容
理筋手法	①患者仰卧，患肢伸直，股四头肌放松——术者用手掌轻轻按压髌骨体作研磨动作，以不痛为度，每次5～10分钟 ②用拇、示指扣住髌骨两侧，作上下捋顺——松解髌骨周围组织——减轻压力和刺激 ③在膝关节周围施以按法、揉捻法、捋顺法、散法等舒筋手法
固定方法	疼痛较重时——膝关节固定于伸直位制动
练功活动	加强股四头肌舒缩锻炼和髌周自我按摩

2. 药物治疗

	治　法	方　药
内服药	补肝肾、温经通络止痛	健步虎潜丸（现为健步壮骨丸）、补肾壮筋汤
外用药	温经通络止痛	海桐皮汤熏洗

巩固与练习

一、选择题

（一）A型题

1. 对髌骨软化症诊断有临床意义的体格检查法是（　　　）

    A. 研磨试验   B. 抽屉试验

    C. 浮髌试验   D. 下蹲试验

E. 直腿抬高试验

（二）X 型题

2. 髌骨软化症的阳性体征有（　　　）

A. 抽屉试验阳性 　　　B. 侧向分离试验阳性

C. 下蹲试验阳性 　　　D. 髌骨研磨试验阳性

E. 挺髌试验阳性

3. 髌骨软化症膝部疼痛的特点有（　　　）

A. 髌后疼痛 　　　B. 劳累后加重

C. 上下楼梯加重 　　　D. 平地行走时加重

E. 下蹲位加重

4. 髌骨软化症临床表现特点有（　　　）

A. 初起为膝关节隐痛

B. 下蹲试验阴性

C. 后期 X 线照片示髌骨关节面粗糙不平

D. 平地行走时加重

E. 中后期为髌后疼痛

参考答案

（一）A 型题

1. A

（二）X 型题

2. CDE　3. ABCE　4. ACE

第九节　踝部筋伤

踝关节扭挫伤

【考点重点点拨】

1. 掌握：踝关节扭挫伤的诊断、理筋手法。

2. 熟悉：踝关节局部解剖特点及固定方法。

一、概述

踝关节周围韧带：

（1）内侧副韧带 $\begin{cases} 起于内踝 \\ 呈扇形止于足舟骨、胫骨前内侧和跟骨的载距突 \\ 内侧副韧带相对坚强，不易损伤 \end{cases}$

（2）外侧副韧带 $\begin{cases} 距腓前韧带 \\ 跟腓韧带 \\ 距腓后韧带 \end{cases}$ 相对薄弱，容易损伤

（3）下胫腓韧带——保持踝穴间距，稳定踝关节

内翻扭伤 $\begin{cases} ①跖屈内翻损伤多见→损伤距腓前韧带 \\ ②单纯内翻损伤→损伤跟腓韧带 \end{cases}$

外翻扭伤→较少发生→可引起下胫腓韧带撕裂

二、诊断要点

（1）明显外伤史

（2）内翻损伤 $\begin{cases} 外踝前下方肿胀，压痛明显 \\ 足作内翻动作时→外踝前下方发生剧痛 \end{cases}$

（3）外翻损伤 $\begin{cases} 内踝前下方肿胀，压痛明显 \\ 足做外翻动作时→内踝前下方发生剧痛 \end{cases}$

（4）严重扭伤怀疑韧带断裂或合并骨折脱位者，X 线检查可协助明确诊断。

三、治疗

1. 非药物治疗

治疗方法	内　　容
理筋手法	①瘀肿严重者，手法宜轻 ②患者平卧，术者一手握住足跟，一手握住足尖，缓缓作踝关节的背伸、跖屈及内翻、外翻动作 ③两掌心对握内外踝，轻轻用力加压 ④由上而下理顺筋络，反复数次 ⑤按摩商丘、解溪、丘墟、昆仑、太溪、足三里等穴
固定方法	①内翻损伤——外翻位固定3周左右，抬高患肢，限制行走 ②外翻损伤——内翻位固定3周左右，抬高患肢，限制行走 ③韧带完全断裂者——固定4~6周
练功活动	①固定期间——做足趾伸屈活动 ②解除固定后——锻炼踝关节的伸屈功能，并逐步练习走路

2. 药物治疗

分期	治　法	内　服　药	外　用　药
初期	活血祛瘀、消肿止痛	七厘散及舒筋丸	五黄散、三色敷药
后期	舒筋活络、温经止痛	小活络丹	四肢损伤洗方

巩固与练习

一、选择题

（一）A 型题

1. 踝关节扭挫伤多见的类型是（　　　）

　　A. 内翻扭伤　　　　　B. 外翻扭伤　　　　　C. 背伸扭伤

　　D. 纵向挤压伤　　　　E. 跖屈扭伤

（二）B 型题

2. 踝关节扭挫伤患者的 X 线检查显示内外踝间隙增宽，提示损伤

的组织是( )

    A. 三角韧带   B. 下胫腓韧带   C. 腓距前韧带

    D. 腓跟韧带   E. 腓距后韧带

（二）B 型题

3. A. 内翻位   B. 外翻位   C. 背伸位

    D. 跖屈位   E. 中立位

（1）内翻型踝关节扭挫伤早期可用绷带固定踝关节于( )

（2）外翻型踝关节扭挫伤早期可用绷带固定踝关节于( )

二、简答题

4. 踝关节扭挫伤的临床表现如何？

5. 试论述踝关节扭挫伤的治疗原则。

一、选择题

（一）A 型题

1. A   2. B

（二）B 型题

3. (1) B (2) A

二、简答题

4. 踝关节扭伤的临床表现有：①伤后踝部明显肿胀疼痛，可出现跛行，局部可有皮下瘀血。②内翻扭伤时，在内踝前下方肿胀，压痛明显，若将足作外翻动作时，则内踝前下方发生剧痛。③外翻扭伤时，在内踝前下方肿胀、压痛明显，若将足部作外翻动作时，则内踝前下方发生剧痛。④严重扭伤疑有韧带断裂或合并骨折脱位者，应作与受伤姿势相同的内翻或外翻位 X 线摄片检查，一侧韧带撕裂往往显示患侧关节间隙增宽，下胫腓韧带断裂，可显示内外踝间隙间距增宽。

5. 原则：RICE 原则包括 rest 休息，近一步理解就是免除负重，ice 冰敷，compression 加压包扎，elevation 抬高患肢。

跟 腱 损 伤

【考点重点点拨】

1. 掌握：跟腱损伤的诊断、理筋手法。
2. 熟悉：跟腱损伤的药物治疗及固定方法。

一、概述

跟腱——腓肠肌和比目鱼肌联合组成，止于跟骨→使踝关节跖屈。

（1）直接暴力（锐器割裂伤）→跟腱断裂。

（2）剧烈运动→小腿三头肌突然收缩→跟腱受到强烈牵拉→跟腱部分或完全断裂。

二、诊断要点

（1）有明显的外伤史。

（2）跟腱断裂时，可有断裂声。

（3）跟腱部疼痛、肿胀、压痛，有皮下瘀斑。

（4）足跖屈无力，活动受限，跛行，但由于足趾的屈肌和胫后肌腱的代偿，跖屈功能不一定完全丧失。

（5）完全断裂损伤，在断裂处可摸到凹陷空虚感，足背伸时更明显。

（6）跟腱近段由于小腿三头肌的收缩而向上回缩，在腓肠肌肌腹内可摸到隆起物。

（7）捏小腿三头肌试验阳性。

（8）跟腱部分撕裂损伤，各项症状均较轻。

三、治疗

1. 非药物治疗

治疗方法	内 容
理筋手法	适用于跟腱部分撕裂损伤者。将患足跖屈，在肿痛部位做较轻的按压、顺推，并在小腿三头肌肌腹处做按压揉拿，使肌肉松弛以减轻近段肌肉回缩，促进功能恢复。亦适用于手术后期
固定方法	①跟腱部分撕裂损伤者——理筋手法后——用夹板或石膏托将踝关节固定于跖屈位 3～4 周 ②跟腱修补缝合术后，应用管型石膏将膝关节屈曲、踝关节跖屈位固定 4～6 周
手术治疗	适用于新鲜的跟腱完全性断裂损伤或开放性断裂损伤，宜早期施行手术修补缝合

2. 药物治疗

分期	治 法	内 服 药	外 用 药
初期	活血祛瘀止痛	续筋活血汤、舒筋丸	
后期	补益肝肾，强壮筋骨	壮筋续骨丸	四肢损伤洗方、海桐皮汤熏洗

巩固与练习

一、选择题

（一）A 型题

1. 跟腱损伤后石膏固定的位置应采用（   ）

    A. 踝关节内翻位

    B. 踝关节外翻位

    C. 踝关节跖屈位

（二）X 型题

2. 跟腱损伤的临床表现特点有（   ）

    A. 踝关节背伸活动受限

    B. 受伤时常听到断裂声

    C. 损伤局部压痛明显

    D. 捏挤小腿三头肌不能引发足跖屈

    E. 跟腱局部疼痛

 参考答案

一、选择题

（一）A 型题

1. C

（二）X 型题

2. BCDE

跟 痛 症

【考点重点点拨】

1. 掌握：跟痛症的诊断、治疗。

2. 熟悉：跟痛症的发病机制及鉴别诊断。

一、概述

1. 病因 { ①中、老年肝肾不足
②久病体虚，气血衰少，筋脉懈惰
③久行久站，足底部皮肤、皮下脂肪、跖腱膜负担过重

2. 发病机制

跖腱膜的跟骨结节附着处发生慢性劳损，或骨质增生，炎症刺激引起疼痛。

二、诊断要点

1. 足跟部疼痛，行走加重。

2. 晨起或久坐后站立足跟疼痛加重，行走片刻后疼痛减轻，稍劳后疼痛加重。

3. 跟骨的跖面和侧面有压痛。

4. 若跟骨骨质增生较大时，可触及骨性隆起。

5. X 线摄片常见有骨质增生，但临床表现常与 X 线征象不符，不成正比，有骨质增生者可无症状，有症状者可无骨质增生。

三、鉴别诊断

跟痛症、足跟部软组织化脓感染、骨结核与骨肿瘤鉴别

	相　同　点	不　同　点
跟痛症		无局部红、肿、热、痛
足跟部软组织化脓感染	均有跟痛症状	局部有红、肿、热、痛，严重者有全身症状
骨结核		多发于青少年，局部微热，肿痛范围大
骨肿瘤		多有全身症状，实验室及放射检查可协助诊断

四、治疗

1. 理筋手法

按压、推揉跖腱膜的跟骨结节附着处→温运气血，使气血疏通，减轻疼痛。

2. 药物治疗

	治　法	方　药	加　减
内服药	养血舒筋、温经止痛	当归鸡血藤汤	肾虚者治宜滋补肝肾、强壮筋骨，内服六味地黄丸、金匮肾气丸
外用药		八仙逍遥汤熏洗患足、熨风散作热熨	

第十节　腰部筋伤

腰部扭挫伤

【考点重点点拨】

1. 掌握：腰部扭挫伤的诊断、理筋手法治疗。

2. 熟悉：腰部扭挫伤的发病机制及鉴别诊断。

一、概述

腰部扭伤——间接暴力→腰肌筋膜、腰部韧带损伤、小关节错缝→疼痛、活动受限。

腰部挫伤——直接暴力 { 肌肉挫伤、血脉破损、筋膜损伤→瘀血肿胀、疼痛、活动受限
严重者可合并肾脏损伤→血尿合并肾挫伤

二、诊断要点

（1）明显的外伤史。

（2）腰部剧烈疼痛，呈持续性，深呼吸、咳嗽、喷嚏时疼痛加剧。

（3）患者两手撑腰，防止因活动而发生更剧烈的疼痛。

（4）活动后加剧，休息后缓解但不消除，遇寒冷加重。

（5）脊柱多呈强直位，腰部僵硬，腰肌紧张，生理前凸改变。

（6）严重者辗转困难，卧床难起。

（7）腰肌及筋膜损伤时 { ①腰部各方向活动均受限
②棘突旁骶棘肌处、腰椎横突或髂嵴后部压痛

（8）棘上韧带、棘间韧带损伤时 $\begin{cases}①脊柱屈曲时疼痛加剧\\②棘突或棘突间压痛\end{cases}$

（9）髂腰韧带损伤时 $\begin{cases}①屈曲旋转脊柱时疼痛加剧\\②压痛点在髂嵴部与第5腰椎间三角区\end{cases}$

（10）椎间小关节损伤时 $\begin{cases}①腰部被动旋转活动受限并疼痛加剧\\②脊柱可有侧弯\\③棘突可有偏歪，棘突两侧深处有压痛\end{cases}$

（11）合并肾脏损伤者，可有血尿。

（12）可出现反射性下肢痛。

三、鉴别诊断

腰部扭挫伤与腰椎间盘突出症之下肢痛鉴别

	相 同 点	不 同 点
腰部扭挫伤	均可出现下肢痛	直腿抬高试验阳性，加强试验阴性
腰椎间盘突出症		直腿抬高试验阳性，加强试验阳性

四、治疗

1. 非药物治疗

治疗方法	内 容
理筋手法	①患者俯卧，术者用两手在脊柱两侧的骶棘肌，自上而下进行按揉、拿捏手法，以松解肌肉的紧张、痉挛 ②接着按压揉摩阿是穴、腰阳关、命门、肾俞、大肠俞、次髎等穴，以镇痉止痛 ③最后术者用左手压住腰部疼痛点用右手托住患侧大腿，同时用力作反方向扳动，并加以摇晃拔伸数次 ④如腰两侧俱痛者，可将两腿同时向背侧扳动 ⑤在整个推拿过程中，痛点应作为施术重点区，急性期症状严重者可每日推拿一次，轻者隔日一次 ⑥对椎间小关节错缝或滑膜嵌顿者，用坐位脊柱旋转复位法 ⑦对患者不能坐位施术者，可斜扳法
物理疗法	超短波、磁疗、中药离子导入等——减轻疼痛、促进恢复

治疗方法	内　容
固定方法	损伤初期宜卧硬板床休息，或佩戴腰围固定，以减轻疼痛，缓解肌肉痉挛，防止进一步损伤
练功活动	损伤后期宜作腰部前屈后伸、左右侧屈、左右回旋等各种功能锻炼——促进气血运行，防止粘连，增强肌力

2. 药物治疗

分期	治法	内服药	加减	外用药
挫伤初期	活血化瘀	桃红四物汤加土鳖虫、血竭	兼便秘腹胀者，如体质壮实，可通里攻下，加番泻叶 10～15g 代茶饮	活血止痛类药膏
扭伤初期	行气止痛	续筋汤加枳壳、香附、木香		
后期	舒筋活络、补益肝肾	补肾壮筋汤		海桐皮汤熏洗

巩固与练习

一、选择题

（一）B 型题

1. A. 腰椎间盘突出症　　　　B. 腰部扭挫伤

　 C. 腰椎结核　　　　　　　D. 增生性脊柱炎

　 E. 脊柱转移性肿瘤

（1）腰部疼痛剧烈，有时夜间痛醒，常见于以上什么病证（　　　）

（2）腰部钝痛，劳累或阴天时加重，晨间起床时僵硬见于什么病证（　　　）

参考答案

一、选择题

（一）B 型题

1.（1）C （2）D

第三腰椎横突综合征

【考点重点点拨】

1. 掌握：第三腰椎横突综合征的诊断、理筋手法治疗。
2. 熟悉：第三腰椎横突综合征的发病机制及鉴别诊断。

一、概述

1. 第三腰椎解剖特点
- ① 居五个腰椎的中点，横突最长
- ② 腰肌和腰方肌的起点，并有腹横肌、背阔肌的深部筋膜附着
- ③ 五个腰椎的活动中心，其活动度较大
- ④ 腰腹部肌肉收缩时，此处受力最大，易使肌肉附着处发生撕裂伤

2. 病因病机

急性损伤、慢性劳损→局部发生炎性肿胀、充血、渗出→周围瘢痕粘连，筋膜增厚，肌腱挛缩，骨膜、纤维组织、纤维软骨增生→腰痛。

刺激臀上皮神经→神经纤维可发生变性→伴臀部及腿部疼痛。

二、诊断要点

（1）有腰部损伤史或慢性劳损史。

（2）腰部疼痛及同侧肌紧张或痉挛，活动时疼痛加剧。

（3）腰部及臀部弥散性疼痛，有时可向大腿后侧乃至腘窝处扩散。

（4）腰三横突处压痛明显，压迫该处时可引起同侧下肢反射痛，但痛不过膝。

（5）腰部功能多不受限。

（6）X线：一侧或双侧第三腰椎横突过长。

三、鉴别诊断

第三腰椎横突综合征、腰椎间盘突出症、腰骶关节
扭挫伤与臀上皮神经损伤鉴别

	相 同 点	不 同 点
第三腰椎横突综合征	均有不同程度的腰部疼痛	腰三横突处压痛明显，压迫该处时可引起同侧下肢反射痛，但痛不过膝
腰椎间盘突出症		脊柱侧弯，腰椎前凸消失；直腿抬高试验阳性；放射痛
腰骶关节扭挫伤		腰骶部疼痛
臀上皮神经损伤		臀上部压痛有条索状物

四、治疗

1. 非药物治疗

治疗方法	内容
理筋手法	①患者俯卧位，术者在脊柱两侧的骶脊肌、臀部及大腿后侧，以按、揉、推、擦等手法理筋 ②按揉腰腿部的膀胱经腧穴，理顺腰、臀、腿部肌肉，缓解痉挛、缓解疼痛 ③用拇指及中指分别挤压弹拨按揉腰3横椎尖端两侧，剥离粘连、活血散瘀、消肿止痛
练功活动	①患者身体直立，两足分开，与肩同宽，两手叉腰，两手拇指向后挺压第三腰椎横突，进行按揉 ②旋转、后伸和前屈腰部，以利于疏通筋脉，放松腰肌、解除粘连、消除炎症

2. 药物治疗

	辨 证	治 法	方 药
内服药	肾阳虚	温补肾阳	补肾活血汤
	肾阴虚	滋补肾阴	知柏地黄丸、大补阴丸
	瘀滞型	活血化瘀、行气止痛	地龙散
	寒湿型	温经通络	独活寄生汤、羌活胜湿汤
	骨质增生		骨刺丸
外用药	消肿止痛膏		

腰椎间盘突出症

【考点重点点拨】

1. 掌握：腰椎间盘突出症的诊断、治疗方法。
2. 熟悉：局部解剖特点、腰椎间盘突出症的发病机制及鉴别诊断。

一、概述

1. 两个椎体之间由椎间盘相连接，构成脊椎骨的负重关节，为脊柱活动的枢纽。

2. 椎间盘组成

纤维环 { ①位于椎间盘的外周，为纤维软骨组织构成
②其前部紧密的附着于坚强的前纵韧带
③其后部最薄弱，较疏松的附着于薄弱的后纵韧带

髓核 { ①位于纤维环之内，为富有弹性的乳白色透明胶状体
②幼年时髓核组织呈半液体状态或胶冻样
③随着年龄的增长，其水分逐渐减少，纤维细胞、软骨细胞和无定型物质逐渐增加→髓核变成颗粒状和脆弱易碎的退行性组织

软骨板——位于椎间盘的上、下面，由透明软骨构成。

3. 腰椎间盘的作用——具有很大的弹性，起着稳定脊柱、缓冲震荡等作用。

外因——扭伤或过劳
内因——椎间盘退变 } 纤维环破裂、髓核突出→刺激和压迫神经根→腰痛及下肢坐骨神经放射痛为特征的腰腿痛疾患

4. 好发部位——由于下腰部是全身应力的中点，负重及活动度大，损伤概率高，所以是腰椎间盘突出的好发部位（腰 4～5 椎间盘发病率最高，腰 5～骶 1 次之）。

5. 症状分析

（1）纤维环破裂时，突出的髓核压迫或挤压硬脊膜及神经根，是造成腰腿痛的根本原因。

（2）未压迫神经根时，只有后纵韧带受刺激，以腰痛为主。

（3）若突破后纵韧带压迫神经根时，则以腿痛为主。

（4）腰 4～5 和腰 5～骶 1 的椎间盘突出，引起下肢坐骨神经疼痛。初期神经根受到激惹，出现该神经支配区的放射痛、感觉过敏、腱反射亢进等征象，日久突出的椎间盘与神经根、硬膜发生粘连，长期压迫神经根，导致部分神经功能障碍，故除了反射痛外，尚有支配区放射痛、感觉减退、腱反射减弱甚至消失。

6. 分型
- ① 侧突型
  - 单侧突出者→髓核向后侧方突出→出现同侧下肢症状，多为一先一后，一轻一重，似有交替现象
  - 两侧突出者→髓核自后纵韧带两侧突出→出现双下肢症状，多为一先一后，一轻一重，似有交替现象
- ② 中央型——髓核向后中部突出→压迫马尾神经，甚至同时压迫两侧神经根，出现马鞍区麻痹及双下肢症状

二、诊断要点

诊断要点	内容
主要症状	①腰痛和下肢坐骨神经放射痛 ②腰腿痛可因咳嗽、打喷嚏、用力排便等腹压增高时加剧 ③步行、弯腰时牵拉神经根，使疼痛加剧，腰前屈活动受限 ④屈髋屈膝、卧床休息可使疼痛减轻 ⑤病程长者，下肢放射痛部位感觉麻木、冷感、无力 ⑥中央型突出造成马尾神经压迫症状
主要体征	①腰部畸形 ②腰部压痛和叩痛 ③腰部活动受限 ④皮肤感觉障碍 ⑤肌力减弱或肌萎缩 ⑥腱反射减弱或消失

续表

诊断要点	内容
特殊检查	①直腿抬高试验阳性，加强试验阳性 ②屈颈试验阳性 ③仰卧挺腹试验与颈静脉压迫试验阳性 ④股神经牵拉试验阳性，为上椎间盘突出的体征
辅助检查	①X线摄片检查 ②脊髓造影检查 ③肌电图检查 ④ CT、MRI检查

（三）鉴别诊断

腰椎间盘突出症、腰部扭挫伤、腰椎结核、增生性脊柱炎、妇科疾病
（子宫内膜异位、痛经）、泌尿系统疾患（肾炎、肾下垂）鉴别

疾 病	症 状	体 征	X线片
腰椎间盘突出症	①腰痛和下肢坐骨神经放射痛；②咳嗽、打喷嚏、用力排便时加剧，休息后减轻	脊柱侧弯，腰椎生理前凸消失，直腿抬高试验阳性，伴有下肢神经系统症状	脊柱侧弯，腰椎前凸消失，椎间隙变窄，左右不对称
腰部扭挫伤	腰部活动障碍，疼痛可放射至臀部和下肢	骶棘肌痉挛，脊柱活动受限，局限性压痛	多无病理改变
腰椎结核	①疼痛，有时晚上痛醒，活动时加重；②全身乏力、体重减轻、低热、盗汗	腰肌板样痉挛，脊柱活动受限，可有后凸畸形和寒性脓肿	椎间隙变窄，椎体边缘模糊不清，有骨质破坏。有寒性脓肿时，可见腰肌阴影增厚
增生性脊柱炎	①钝痛，劳累或阴雨天时加重；②晨间起床时腰部僵硬	脊柱伸屈受限	多数椎体边缘唇状增生，椎间隙稍变窄
妇科疾病（子宫内膜异位、痛经）	腰骶部疼痛，常与下腹部疼痛同时存在，并与月经期有明显关系	一般无明显腰部体征	多无病理改变
泌尿系统疾患（肾炎、肾下垂）	腰痛伴有尿频、尿急、尿血、脓尿或发热	一般无明显腰部体征	多无病理改变

（四）治疗

1. 非药物治疗

治疗方法	内　容
理筋手法	按摩法；推压法；滚法；俯卧推髋扳肩法；俯卧推腰扳腿法；侧卧推髋扳肩法；侧卧推腰扳腿法；推扳法；牵抖法；滚摇法
牵引治疗	骨盆牵引法
练功活动	腰腿痛症状减轻后，应积极进行腰背肌的功能锻炼，可采用飞燕点水、五点支撑练功，经常后伸、旋转腰部，直腿抬高或压腿等动作，以增强腰腿部肌力，有利于腰椎的平衡稳定
手术治疗	①经上述治疗，绝大多数患者症状可缓解或完全消失，但可屡次发作，每次复发症状可加重，并持续较久，发作的间隔期可逐渐缩短 ②病程时间长，反复发作，症状严重者及中央型突出压迫马尾神经者，可手术治疗。可行椎板部分切除及髓核摘除术或经皮穿刺髓核汽化吸出及化学溶核术等 ③手术方式的选择，根据患者的病情、术者的经验及设备而定

2. 药物治疗

分　期	治　法	内　服　药
急性期或初期	活血舒筋	舒筋活血汤
慢性期或后期	补养肝肾、宣痹活络	补肾壮筋汤
兼风寒湿者	温经活络	大活络丹

巩固与练习

一、选择题

（一）A 型题

1. 下述不属于腰椎间盘突出症临床表现的是（　　）

    A. 腰痛

    B. 一侧或双侧坐骨神经或股神经疼痛

    C. 直腿抬高试验阳性

    D. 间歇性跛行

    E. 马鞍区感觉减退或消失

2. 腰椎间盘突出症的主要原因是(　　)

　　A. 腰椎不稳　　　　　B. 腰椎骨质疏松　　　C. 腰背肌无力

　　D. 椎间盘退变　　　　E. 纤维环破裂

3. 腰椎间盘突出引起的自身免疫反应的物质是(　　)

　　A. 髓核组织　　　　　B. 软骨板　　　　　　C. 组胺

　　D. 纤维环　　　　　　E. 黄韧带

4. 咳嗽时腰椎间盘突出症的腰腿痛会(　　)

　　A. 加重　　　　　　　B. 减轻　　　　　　　C. 无变化

　　D. 消失　　　　　　　E. 明显减轻

5. 喷嚏时腰椎间盘突出症的腰腿痛会(　　)

　　A. 加重　　　　　　　B. 减轻　　　　　　　C. 无变化

　　D. 消失　　　　　　　E. 明显减轻

6. 大便时腰椎间盘突出症的腰腿痛会(　　)

　　A. 加重　　　　　　　B. 减轻　　　　　　　C. 无变化

　　D. 消失　　　　　　　E. 不明确

7. 腰椎间盘突出症患者的踇背伸肌力减弱或消失，提示受压的神经根最可能是(　　)

　　A. 骶 1　　　　　　　B. 腰 5　　　　　　　C. 腰 4

　　D. 腰 3　　　　　　　E. 腰 2

8. 腰椎间盘突出症患者的趾跖屈肌力减弱或消失，提示受压的神经根最可能是(　　)

　　A. 骶 1　　　　　　　B. 腰 5　　　　　　　C. 腰 4

　　D. 腰 3　　　　　　　E. 腰 2

9. 小腿前侧、足内侧皮肤感觉减退或消失，提示腰椎间盘突出的间隙最可能是(　　)

　　A. 腰 5、骶 1　　　　B. 腰 4、腰 5　　　　C. 腰 3、腰 4

　　D. 腰 2、腰 3　　　　E. 腰 1、腰 2

10. 外踝部、足外侧皮肤感觉减退或消失，提示腰椎间盘突出的间隙最可能是(　　)

　　A. 腰 5、骶 1　　　　B. 腰 4、腰 5　　　　C. 腰 3、腰 4

D. 腰2、腰3　　　　E. 腰1、腰2

11. 马鞍区感觉减退或消失提示腰椎间盘突出的方向最可能是(　　　)

　　A. 向前方突出　　　　　　　　B. 向后方侧旁突出
　　C. 向后方中央突出　　　　　　D. 向侧方突出
　　E. 向上方突出

12. 膀胱、肛门括约肌功能障碍提示腰椎间盘突出的方向最可能是(　　　)

　　A. 向前方突出　　　　　　　　B. 向后方侧旁突出
　　C. 向后方中央突出　　　　　　D. 向侧方突出
　　E. 向上方突出

13. 腰椎管狭窄症典型的临床症状是(　　　)

　　A. 腰痛　　　　　　B. 腿痛　　　　　　C. 间歇性跛行
　　D. 感觉减退　　　　E. 腰部活动功能障碍

14. 梨状肌综合征受压并引起临床症状的组织是(　　　)

　　A. 腓总神经　　　　B. 坐骨神经　　　　C. 胫前神经
　　D. 胫后神经　　　　E. 腓肠神经

(二) B 型题

15. A. 腰椎间盘突出症　B. 腰部扭挫伤　　　C. 腰椎结核
　　D. 增生性脊柱炎　　E. 脊柱转移性肿瘤

(1) 腰部疼痛剧烈，有时夜间痛醒，常见于以上什么病证(　　　)

(2) 腰部钝痛，劳累或阴天时加重，晨间起床时僵硬见于什么病证(　　　)

16. A. 向前方突出　　　　B. 向后方突出　　　C. 向上方突出
　　D. 向侧方突出　　　　E. 向侧前方突出

(1) 引起临床症状的腰椎间盘突出方向是(　　　)

(2) 腰椎影像学检查发现许茂结节，提示腰椎间盘突出方向是(　　　)

17. A. 骶1　　　　　　B. 腰5　　　　　　C. 腰4
　　D. 腰3　　　　　　E. 腰2

（1）腰椎间盘突出症患者的跟腱反射减弱或消失，提示受压的神经根最可能是（　　）

（2）腰椎间盘突出症患者的膝反射减弱或消失，提示受压的神经根最可能是（　　）

18. A. 腰 5、骶 1　　　　B. 腰 4、腰 5　　　　C. 腰 3、腰 4

　　D. 腰 2、腰 3　　　　E. 腰 1、腰 2

（1）跟腱反射减弱或消失，提示腰椎间盘突出的间隙最可能是（　　）

（2）膝反射减弱或消失，提示腰椎间盘突出的间隙最可能是（　　）

19. A. 腰 5、骶 1　　　　B. 腰 4、腰 5　　　　C. 腰 3、腰 4

　　D. 腰 2、腰 3　　　　E. 腰 1、腰 2

（1）踇背伸肌力减弱或消失，提示腰椎间盘突出的间隙最可能是（　　）

（2）踇趾跖屈肌力减弱或消失，提示腰椎间盘突出的间隙最可能是（　　）

20. A. 骶 1　　　　　　　B. 腰 5　　　　　　　C. 腰 4

　　D. 腰 3　　　　　　　E. 腰 2

（1）腰椎间盘突出症患者小腿前侧、足内侧皮肤感觉消失，受压的神经根最可能是（　　）

（2）腰椎间盘突出症患者的外踝部、足外侧皮肤感觉消失，受压的神经根最可能是（　　）

二、简答题

21. 简述腰椎间盘突出症的主要症状。

参考答案

一、选择题

（一）A 型题

1. D　2. D　3. A　4. A　5. A　6. A　7. B　8. A　9. B　10. A　11. C

12. C　13. C　14. B

（二）B 型题

15.（1）C（2）D　16.（1）B（2）C　17.（1）A（2）C

18.（1）A（2）C　19.（1）B（2）A　20.（1）B（2）A

二、简答题

答案参见前文。

腰椎椎管狭窄症

【考点重点点拨】

1. 掌握：腰椎椎管狭窄症的诊断、治疗方法。

2. 熟悉：局部解剖特点、腰椎椎管狭窄症的发病机制及鉴别诊断。

一、概述

（1）概念：腰椎椎管狭窄症是指腰椎椎管、神经根管及椎间孔变形或狭窄并引起马尾及神经根受压而产生相应的临床症状。

（2）发病机制：先天性或发育性因素——腰椎管较为狭小。

中年以后
{
腰椎退行性变
腰椎骨质增生
黄韧带及椎板肥厚
小关节突增生或肥大
关节突关节松动
椎体间失稳
}

陈旧性腰椎间盘突出、脊椎滑脱、腰椎骨折脱位复位不良、脊柱融合术后或椎板切除术后腰椎椎管较为狭小→腰椎椎管内径缩小，椎管容积变小→马尾及神经根受压而发病。

二、诊断要点

（1）缓发性、持续性下腰和腿痛，腰部过伸活动受限。

（2）疼痛在下腰部、骶部，腿痛多为双侧，可左右交替出现。

（3）疼痛性质为酸痛、刺痛或灼痛。

（4）间歇性跛行是其特征性症状。

（5）腰部后伸受限，背伸可引起后背及小腿疼痛，这是本病的一个重要体征。

（6）部分患者可出现下肢肌肉萎缩，以胫前肌及踇伸肌最明显，足趾背伸无力。小腿外侧痛觉减退，跟腱反射减弱。

（7）直腿抬高试验可出现阳性。

（8）部分患者可没有任何阳性体征，其症状和体征的不一致是本病的特点之一。

（9）病情严重者可出现尿频尿急或排尿困难，双下肢不完全瘫痪，马鞍区麻木，肛门括约肌松弛、无力或阳痿。

（10）X线检查：显示椎体骨质增生，小关节突增生，椎间隙狭窄，椎板增厚，密度增高，椎间孔前后径变小，或见椎体滑脱，腰骶角增大等改变。

（11）脊髓造影检查：碘柱可显示出典型的蜂腰状缺损，根袖受压及节段性狭窄的影像，甚至部分或全部受阻。完全梗阻时，断面呈梳齿状。

（12）CT、MRI检查：可显示椎体后缘骨质增生呈唇样或骨嵴，椎管矢径变小。关节突关节可增生肥大，向椎管内突出，椎管呈三叶型，中央椎管、侧隐窝狭窄，黄韧带肥厚。

三、鉴别诊断

腰椎椎管狭窄症、血栓闭塞性脉管炎与腰椎间盘突出症鉴别

	相同点	不 同 点
腰椎椎管狭窄症	均可出现下肢的麻、痛和间歇性跛行	主要症状是腰腿痛和马尾性间歇性跛行，腰部后伸受限，并引起小腿疼痛，症状与体征往往不一致；患者足背动脉、胫后动脉搏动良好，不会发生坏死；多见于40岁以上的中年人，起病缓慢
血栓闭塞性脉管炎		缓慢性进行性动脉、静脉同时受累的全身疾病，下肢麻木、酸胀、疼痛和血管性间歇性跛行，足背动脉和胫后动脉搏动减弱或消失，后期可出现肢体远端的溃疡或坏死

中医核心知识点一本通系列

续表

	相同点	不 同 点
腰椎间盘突出症	均可出现下肢的麻、痛和间歇性跛行	多见于青壮年，起病较急，有反复发作的病史，腰痛和放射性腿痛。体征上，多有脊柱侧弯，平腰畸形，在下腰部棘突旁压痛，并向一侧下肢放射，直腿抬高试验和加强试验阳性

四、治疗

1. 非药物治疗

治疗方法	内 容
理筋手法	①从腰骶部沿督脉、膀胱经向下经臀部、大腿后部、腘窝部至小腿后部上下往返用掌根按揉、滚法 ②点按腰阳关、肾俞、大肠俞、次髎、环跳、承扶、殷门、委中、承山等穴 ③弹拨、提拿腰骶部两侧的骶棘肌及腿部肌肉 ④从大腿前小腿外至足背，上下往返用掌揉、滚法。再点按伏兔、髀关、血海、风市、阳陵泉、足三里、解溪等穴。弹拨、提拿腿部肌肉 ⑤在对抗牵引下，术者行按压抖动法
练功活动	飞燕点水、五点支撑练功。练习行走，下蹲，侧卧外摆等动作，以增强腿部肌力
手术治疗	椎板切除、神经根管扩大术等

2. 药物治疗

证 型		治 法	方 药
肾气亏虚	肾阳虚	温补肾阳	右归丸
	肾阴虚	滋补肾阴	左归丸，大补阴丸
外邪侵袭	风湿盛者	祛寒除湿，温经通络	独活寄生汤
	寒邪重者		麻桂温经汤
	湿邪偏重者		加味术附汤
	湿热腰痛者	清热化湿	加味二妙汤

巩固与练习

一、选择题

（一）A 型题

1. 腰椎管狭窄症典型的临床症状是（　　　）

   A. 腰痛　　　　　　　　B. 腿痛　　　　　　　　C. 间歇性跛行

   D. 感觉减退　　　　　　E. 腰部活动功能障碍

2. 腰椎管狭窄症，哪一个不是其症状和体征（　　　）

   A. 长期反复的腰腿痛　　　　　B. 间歇性跛行

   C. 骑自行车无妨碍　　　　　　D. 直腿抬高试验阴性

   E. 尿急或排尿困难

（二）X 型题

3. 腰椎管狭窄症主要临床诊断表现是（　　　）

   A. 腰痛　　　　　　　　B. 腿痛　　　　　　　　C. 下肢麻木

   D. 间歇性跛行　　　　　E. 腰过伸试验阳性

4. 腰椎管狭窄症主要临床表现特点是（　　　）

   A. 主诉多　　　　　　　　　　B. 咳嗽时症状加重

   C. 腰椎后伸症状加重　　　　　D. 体征少

   E. 腰腿痛反复发作

二、简答题

5. 何谓腰椎管狭窄症？其诊断要点是什么？

参考答案

一、选择题

（一）A 型题

1. C　　2. D

（二）X 型题

3. ABCDE　　4. ACDE

二、简答题

答案参见前文。

梨状肌综合征

【考点重点点拨】

1. 掌握：梨状肌综合征的诊断、治疗方法。
2. 熟悉：局部解剖特点、梨状肌综合征的发病机制及鉴别诊断。

一、概述

1. 概念

由于梨状肌损伤、炎症，刺激或压迫坐骨神经引起臀、腿痛，称为梨状肌综合征。

2. 解剖要点

（1）梨状肌起始于第2、3、4骶椎的前面骶前孔外侧和坐骨结节韧带，肌纤维穿出坐骨大孔后抵止于股骨大转子。

（2）梨状肌是股骨外旋肌，协同其他肌肉完成大腿的外旋动作，受骶丛神经支配。

（3）梨状肌将坐骨大孔分成上、下两部分，称为梨状肌上孔及梨状肌下孔，坐骨神经大多从梨状肌下孔穿出骨盆到臀部，但有变异发生，有经梨状肌内穿过者。

（4）梨状肌的体表投影，为尾骨尖至髂后上棘作连线，此线中点向股骨大转子顶点作连线，此直线为梨状肌下缘。

3. 病因

（1）跌闪、扭挫→髋关节急剧外展、外旋→梨状肌猛烈收缩、牵拉。

（2）慢性肌肉劳损。

4. 发病机制

局部充血、水肿，肌肉痉挛→压迫、刺激坐骨神经→臀部及大腿后外侧疼痛、麻木。

二、诊断要点

（1）过度旋转髋关节的病史，或有受凉史。

（2）臀部疼痛，可向小腹部、大腿后侧及小腿外侧放射。

（3）髋内旋内收活动时疼痛加重。

（4）自觉臀部有"刀割样"或"烧灼样"疼痛。

（5）腹压增高时可使疼痛加剧。

（6）腰部无明显压痛和畸形，活动不受限。

（7）梨状肌肌腹有压痛。

（8）可触及条索状隆起的肌束或痉挛的肌肉，有钝厚感，或者肌腹呈弥漫性肿胀，肌束变硬、坚韧，弹性减低，沿坐骨神经可有压痛；直腿抬高试验阳性、加强试验阴性。

（9）梨状肌紧张试验阳性→髋关节内旋内收活动疼痛加重。

三、鉴别诊断

梨状肌综合征、腰椎间盘突出症、腰椎管狭窄症鉴别。

	相　同　点	不　同　点
梨状肌综合征	均有腰、臀、腿疼痛	臀部可触及条索状隆起的肌束或痉挛的肌肉；直腿抬高试验阳性、加强试验阴性；梨状肌紧张试验阳性
腰椎间盘突出症		脊柱侧弯，腰椎前凸消失；直腿抬高试验和加强试验阳性
腰椎管狭窄症		典型间歇性跛行；脊柱后伸时疼痛加重

四、治疗

1. 非药物治疗

治疗方法	内　　容
理筋手法	①先按摩臀部痛 ②用弹拨法来回拨动梨状肌，弹拨10～20次后，再在痛点作按压 ③最后作推按舒顺，两手握住患肢踝部牵抖患肢结束。每周2～3次，连续2～3周

续表

治疗方法	内　　容
针灸治疗	取患侧阿是穴、环跳、殷门、承扶、阳陵泉、足三里等穴，用泻法，以有酸麻感向远端放射为宜，针感不明显者，可加强捻转，急性期每天针一次，好转后隔日一次

2. 药物治疗

分　期	治　法	内　服　药	加　减
急性期	化瘀生新、活络止痛	桃红四物汤	兼有风寒湿痹者，可用独活寄生汤、祛风胜湿汤、宣痹汤
慢性期	补养气血，舒筋止痛	当归鸡血藤汤	

巩固与练习

一、选择题

（一）A 型题

1. 梨状肌综合征受到卡压的神经为（　　　）

　　A. 坐骨神经　　　　　　　B. 股神经　　　　　　　C. 腓总神经

　　D. 臀上皮神经　　　　　E. 胫前神经

2. 梨状肌综合征受压并引起临床症状的组织是（　　　）

　　A. 腓总神经　　　　　　　B. 坐骨神经　　　　　　C. 胫前神经

　　D. 胫后神经　　　　　　　E. 腓肠神经

（二）X 型题

3. 梨状肌综合征的主要临床表现有（　　　）

　　A. 臀痛　　　　　　　　　　　　B. 腰痛

　　C. 下肢沿坐骨神经分布区放射性疼痛

　　D. 腰部活动受限　　　　　　　E. 梨状肌紧张试验阳性

4. 梨状肌综合征的主要临床表现是（　　　）

　　A. 腰痛

　　B. 坐骨神经痛

　　C. 环跳穴处可触及条索状物

　　D. 臀部"刀割样""烧灼样"疼痛

　　E. 臀痛

5. 确定梨状肌体表投影的骨性标志是（　　　）

A. 尾骨尖　　　　　　　B. 髂前上棘　　　　　　C. 髂后上棘

D. 大粗隆顶点　　　　　E. 小粗隆顶点

6. 属于神经卡压综合征的有（　　　）

A. 腕管综合征　　　　　B. 颈椎病　　　　　　　C. 踝管综合征

D. 屈指肌腱炎　　　　　E. 梨状肌综合征

7. 梨状肌综合征的诊断要点（　　　）

A. 臀腿痛　　　　　　　B. 劳累后加剧

C. 严重者跛行　　　　　D. 梨状肌部位可触及条索状隆起

E. 直腿抬高试验多为阴性

一、选择题

（一）A 型题

1. A　　2. B

（二）X 型题

3. ACE　　4. BCDE　　5. ACD　　6. ACE　　7. ABCD

第九章 内 伤

第一节 内伤概论

【考点重点点拨】

1. 掌握：内伤的概念、病因病机、诊断、治疗方法。
2. 熟悉：内伤的类型。

一、概述

1. 概念

凡暴力引起人体内部气血、经络、脏腑受损或功能紊乱而产生一系列症状者，统称内伤。

2. 历代文献对内伤均有论述

（1）《素问·缪刺论》：人有所堕坠，恶血留内，腹中满胀，不得前后，先饮利药。

（2）《正体类要》：肢体损于外，则气血伤于内，营卫有所不贯，脏腑由之不和。

（3）《杂病源流犀烛·跌打闪挫源流》：跌打闪挫，卒然身受，由外及内，气血俱伤病也。

二、病因病机

（一）外在因素

外力 { 性质——大小、方式、时间、速度
       特点——有明显、不明显、直接、间接、一时、持续等

物体——体积、重量、形状、硬度。

1. 外来暴力

外来暴力原因及临床特点

外来暴力	直 接 作 用	间 接 作 用
原因	跌仆、坠堕、撞击、拳击、殴打	负重、闪挫或扭捩等，或传达暴力、扭转暴力
临床特点	以伤血为特征，可直接震伤或刺伤其所在部位的经络脏腑	以伤气为主，损伤发生在远离外力接触的部位

2. 肌肉紧张收缩，亦可造成损伤。

（二）内在因素

（1）体质的强弱。

（2）生理特点。

（3）病理因素。

（4）职业工种有关。

（5）原有病变因素。

三、诊断要点

人体遭受外力作用→气血、营卫、皮肉筋骨、经络、脏腑以及精津受损→病理变化→一系列临床症状→诊断内伤的性质、类型、程度，了解内伤的发生、发展过程与预后。

（一）一般症状

1. 全身症状

（1）轻微伤：一般无全身症状。

（2）一般内伤：神疲纳呆，夜寐不安，便秘，形体羸弱消瘦，舌紫暗或有瘀斑，脉浮数或弦紧，舌质红，苔黄厚。

（3）严重内伤：胸胁满闷，喘咳少气，昏愦不知人事，面色苍白，肢体厥冷，汗出如油，冷汗战栗，呼吸低微，尿量减少，血压下降，脉芤或微细甚至消失，烦躁不安或神志淡漠等厥逆现象。

2. 局部症状病机及临床表现

症状	病机	临床表现
疼痛	患处因络脉受损，气机凝滞，阻塞经络，不通则痛	①气滞——痛无定处，忽聚忽散，范围较广 ②瘀血——痛有定处，范围局限，有明显的压痛点 ③伤在胸胁——局部压痛、胸胁胀痛、牵掣作痛外，常伴有咳嗽、呼吸不畅 ④伤在腹部——脘腹胀痛、刺痛外，常有呕血、吐血、食欲改变、大便秘结 ⑤伤在腰背部——腰背部疼痛，下肢放射性疼痛 ⑥伤在头颅——头痛、晕厥、烦躁、神志不清、昏迷等
肿胀青紫	①肿胀——损伤致经脉受伤，营血离经，阻塞络道，瘀滞于肌肤腠理 ②青紫瘀斑——血行之道不得宣通，"离经之血"多，透过撕裂的肌膜与深筋膜，溢于皮下，一时不能消散	瘀血留内 { 阻于营卫→郁久热盛 / 积于胸胁→痞满胀闷 / 结于脏腑→癥瘕积聚 / 流注四肢关节→结块 / 留于胸腹腰背→结块 肿胀青紫 { 气虚者→青肿不消 / 气滞血瘀者→肿黯不消 / 血虚内热者→焮肿胀痛
功能障碍	由于损伤后气血阻滞引起剧烈疼痛，肌肉反射性痉挛以及组织器官的损害，可引起肢体、躯干或组织器官发生不同程度的功能障碍	①伤在手臂——活动受限 ②伤在下肢——步履无力或行动困难 ③伤在腰背——俯仰阻抑 ④伤在关节——屈伸不利 ⑤伤在颅脑——神明失守 ⑥伤在胸胁——心悸气急 ⑦伤在肚腹——脘腹痞满胀闷 ⑧若组织器官仅仅功能紊乱，无器质性损伤，功能障碍可以逐渐恢复 ⑨若组织器官有形态上的破坏与器质性损伤，功能障碍则难以完全恢复

（二）特殊症状

1. 气血损伤

伤气
- 气滞——疼痛，闷胀
- 气闭——昏迷不醒，神志失常
- 气逆——喘咳，呃逆，呕吐，呕血
- 气虚——头晕目眩，少气懒言，疲倦乏力，自汗
- 气脱——晕厥，四肢冷冰，口唇发绀

伤血
- 血瘀——肿胀青紫，疼痛拒按
- 血热——心烦，烦躁，口干不喜饮，身热
- 血虚——面色苍白，唇色淡白，头晕眼花，心悸失眠，手足发麻
- 亡血——吐血，呕血、衄血、便血，尿血
- 血脱——面色㿠白，四肢冰冷，汗出如油，神志不清

2. 经络损伤

（1）肾经、膀胱经损伤→腰背、臀部及下肢疼痛，或小便功能障碍。

（2）肺经、肝经损伤→胸满气促，咳嗽牵掣，胁肋胀痛等。

3. 脏腑损伤

（1）颅骨骨折：眼周或乳突部迟发性瘀斑，鼻孔或外耳道出血，脑脊液外漏等。

（2）硬膜外血肿：常有中间清醒期。

（3）脑震荡：表现短时间失去知觉，并伴有呕吐、头痛和近事遗忘。

（4）脑干损伤：可出现生命体征紊乱，去大脑强直。

（5）多根多处的肋骨骨折：可见反常呼吸。

（6）胸部内伤致气胸、血胸：气逆、喘促、咯血、呼吸困难、发绀、呼吸音低微、休克。

（7）腹腔内脏破裂：空腔脏器破裂表现为持续性疼痛、触痛、反跳痛、腹肌紧张等腹膜炎症状。

（8）实质脏器破裂：表现以内出血为主，可有进行性贫血，固定性压痛，反跳痛与腹肌紧张，严重者甚至休克。

四、治疗

闭证、脱证、损伤内出血治疗

	闭　　证	脱证（类似西医学的休克）	损伤内出血
原因	闭合性颅脑与严重肢体损伤	机体遭受到强烈袭击后	损伤后血液流入体腔或颅腔内或流入组织间隙内
临床特征	伤后立即出现昏迷，牙关紧闭，气粗痰鸣，四肢疼厥，脉弦劲有力	面色苍白、四肢厥冷，额出冷汗，神态迟钝，短气懒言，心慌口渴，呼吸急促，血压下降，脉细欲绝，甚至昏迷不醒	表现为血液学、血流动力学和心、肾、内分泌及代谢等方面的改变
中医治疗	取嚏开窍法，熏鼻开窍法，灌服苏合香丸	①气脱——补气固脱——独参汤 ②血脱——补血益气固脱——当归补血汤或人参养荣汤加减 ③亡阴——益气养阴 - 生脉散合液汤加减 ④亡阳——回阳固脱 - 参附汤加减	可酌情使用十灰散、四生丸、仙鹤草汤、黄土汤等
针灸治疗	①体针选取涌泉、足三里、人中为主穴，内关、太冲、百会为配穴，昏迷加十宣，呼吸困难加素髎，心律不齐加内关 ②耳针可选取内分泌、皮质下、肾上腺、神门、肺、心、脑等 ③艾灸选取百会、关元、气海、神阙等	常用穴位可选择人中、十宣、涌泉、百会、也可灸百会、关元、神阙、足三里、中脘、气海等穴行气活血，镇痛解痉，回阳固脱，调和阴阳	无
西医治疗	①平卧，保持安静，避免过多搬动 ②保持呼吸道通畅，进行人工呼吸，胸外心脏按压 ③使用强心剂与兴奋剂	①保持安静，避免过多的搬动，选择适当体位 ②保持呼吸道通畅，适当保温，进行人工呼吸，胸外心脏按压 ③止血，止痛，补充血容量，使用强心剂与兴奋剂，血管活性药物 ④纠正酸中毒，补充血容量，控制和预防感染，防治脏器衰竭	①绝对卧床，尽量避免移动病员，保温并抬高床脚 ②监测血压、脉搏和呼吸次数 ③酌情使用镇静药及止血药 ④输血，必要时手术探查

巩固与练习

一、选择题

（一）A 型题

1. 损伤后出现外无肿形，自觉疼痛范围痛无定处，体表无明显压痛点，属于（　　）

    A. 气滞　　　　　　　B. 气闭　　　　　　　C. 气逆

    D. 瘀血　　　　　　　E. 血虚

2. 内伤辨证常用的方法（　　）

    A. 八纲辨证　　　　　B. 经络辨证　　　　　C. 气血辨证

    D. 脏腑辨证　　　　　E. 病因辨证

3. 损伤疼痛气滞致痛的治法是（　　）

    A. 活血祛瘀止痛　　　B. 理气止痛　　　　　C. 理气活血止痛

    D. 凉血止痛　　　　　E. 疏肝理气

4. 理气止痛法常用治疗损伤后（　　）

    A. 气滞　　　　　　　B. 气闭　　　　　　　C. 气逆

    D. 气虚　　　　　　　E. 气脱

5. 伤后出现疼痛绵绵头昏目眩，少气懒言，脉虚细无力，治疗应用（　　）

    A. 行气止痛法　　　　B. 疏肝理气法　　　　C. 降气平喘法

    D. 补气法　　　　　　E. 行气活血法

6. 伤后出现面色苍白，头晕目眩，失眠多梦，心悸气短，舌淡苔白，脉虚细无力为（　　）

    A. 气虚　　　　　　　B. 血虚　　　　　　　C. 气脱

    D. 血脱　　　　　　　E. 气闭

7. 损伤后气滞血瘀者治宜（　　）

    A. 攻下逐瘀法　　　　B. 活血化瘀法　　　　C. 行气消瘀法

    D. 和营止痛法　　　　E. 舒筋活络法

8. 损伤后所出之血流入体腔或积于筋肉之间者称（　　）

    A. 动脉出血　　　　　B. 静脉出血　　　　　C. 内脏出血

D. 外出血　　　　　　E. 内出血

9. 损伤后可见血液自伤口外流者称（　　）

A. 动脉出血　　　　B. 静脉出血　　　　C. 内脏出血

D. 外出血　　　　　E. 内出血

10. 损伤后，血液离经妄行，溢出体外，或积于体内者称为（　　）

A. 出血　　　　　　B. 内出血　　　　　C. 外出血

D. 气不摄血　　　　E. 损伤出血

11. 凡暴力引起损伤导致机体气血、脏腑、经络功能紊乱者，称为（　　）

A. 伤气血　　　　　B. 脏腑损伤　　　　C. 伤筋

D. 经络损伤　　　　E. 损伤内证

12. "凡跌打损伤之证，而有恶血留内者，则不分何经，皆以肝为主"。其中"恶血"是指（　　）

A. 内脏出血　　　　B. 毛细血管出血　　　　C. 静脉出血

D. 动脉血　　　　　E. 离经之血

二、填空题

13. 内伤病因病机的外在因素有_____、_____。

14. 内伤病因病机的内在因素有_____、_____、_____、_____、_____。

三、简答题

15. 脱证的临床表现以及中西医治疗方法。

参考答案

一、选择题

1. A　2. C　3. B　4. A　5. D　6. B　7. C　8. E　9. D　10. E　11. E
12. E

二、填空题

13. 外来暴力、肌肉紧张收缩

14. 体质的强弱、生理特点、病理因素、职业工种有关、原有病变因素

三、简答题

答案参见前文。

第二节　头部内伤

解剖特点

1. 头部损伤的发病率仅次于四肢损伤，其严重者多有后遗症，死亡率也较高。

$$\underline{头颅内部分（由内向外）}\begin{cases}软脑膜\\蛛网膜\\硬脑膜\end{cases}$$

2. 头颅内部三种内容物——脑组织、脑脊液、血液。

$$3.\ \underline{脑组织}\begin{cases}①左、右两大脑半球——以大脑纵裂为分界，每一大脑\\ \quad 半球分为额叶（主管运动）、颞叶（主管听觉、嗅觉\\ \quad 和味觉）、顶叶（主管感觉）、枕叶（主管视觉）\\②小脑——左右两小脑半球、中间的小脑蚓部——调节\\ \quad 和维持身体在各种姿势中的平衡作用，使身体在运动\\ \quad 时保持平稳\\③脑干——中脑、脑桥、延髓\end{cases}$$

4. 头部内伤（按伤势轻重）分为

（1）脑震荡：亦称"脑气震动""脑海震动"，是头部内伤之轻证。

（2）脑损伤：脑挫裂伤、颅内血肿、脑干损伤。

脑 震 荡

【考点重点点拨】

1. 掌握：脑震荡的诊断、治疗方法。
2. 熟悉：脑震荡的发生机制。

一、概述

脑震荡是指头部受到暴力伤害，大脑功能发生<u>一过性功能障碍而产生</u>的临床症候群。

二、病因病机

1. 中医

钝器的打击 $\begin{cases} 脑气受损，神不守舍，心乱气越→清不升浊不降 \\ 头脉受损，血离经隧，渗溢留瘀→神昏蒙脑障碍 \\ 气血肝肾之虚——脑气虚——不能生髓 \end{cases}$ 诸症皆发

2. 西医

头部打击→中枢神经遭受过强的刺激、神经细胞震荡而功能障碍→超常抑制→无形态变化器质损害。

三、诊断要点

（1）意识障碍：损伤后有短暂的神志昏迷，持续时间可数秒或数分钟，一般不超过 30 分钟，意识清醒后可以恢复正常。

（2）近事遗忘症：清醒后不能回忆受伤之时或受伤前后的情况，但对往事却能清楚回忆，故又称"逆行性遗忘症"。

（3）头痛、头晕、目眩、耳鸣：清醒后可出现，搬动头部或坐起时症状加重。

（4）神经系统检查：无阳性体征，体温、呼吸、脉搏和血压在意

识障碍期间可出现变化，清醒后恢复正常，脑脊液、颅骨摄片均正常。

四、治疗

1. 中药治疗

时期	临床表现	治　法	方　药
昏迷期	脑震荡昏迷不醒、瘀阻气闭者	开窍通闭	苏合香丸灌服
苏醒期	脑震荡苏醒后，初期主要症状是头痛，头晕，恶心，时有呕吐，夜寐不宁	舒肝活血安神	柴胡细辛汤 ①头痛较剧：加紫丹参、川芎、藁本、蔓荆子 ②头晕较甚：加白蒺藜、双钩藤、龙齿、明天麻 ③恶心呕吐者：加紫丁香、姜竹茹、姜半夏 ④夜寐不宁者：加夜交藤、炒枣仁、炙远志
恢复期	10天以后，主要症状基本消失，但尚感头微晕、疲惫、精神不振	补肾健脑	保立苏汤，或归脾汤、杞菊地黄汤。如因外伤而致脑外伤性神经官能症者（脑外伤综合征），可按脑挫裂伤后期方法辨证施治

2. 针灸治疗

症状	针　灸　穴　位
眩晕	针内关、百会、足三里，配风池、三阴交等穴
头痛	偏头痛——针太阳、外关，配风池、四渎 前头痛——针印堂、合谷，配上星、列缺 后头痛——针哑门、后溪，配昆仑、风池 顶头痛——针涌泉，配太冲、百会 全头痛——针印堂、哑门，配足三里、合谷、四渎
呕吐	针内关，配足三里、天突
呃逆	针天突，配内关、中脘
失眠	针足三里、哑门或神门，配内关、三阴交

3. 其他治疗

　　脑震荡除适当的药物治疗和绝对卧床休息外，需解除伤员对脑震荡的恐惧心理，促使病员早日康复，同时在治疗过程中需警惕颅内血肿的存在。

脑 损 伤

【考点重点点拨】

1. 掌握：脑损伤类型、诊断、治疗方法。
2. 熟悉：脑损伤的发生机制、病因病机。

一、概述

脑损伤
①脑挫裂伤——是暴力打击致脑组织的器质性损伤，由于损伤部位、范围和程度的差异，使轻者临床表现及预后同脑震荡，重者治疗颇为棘手
②颅内血肿——多因脑膜血管损伤或原发性脑损伤继发形成，关键在于早期明确诊断，若及时处理则预后良好
③脑干损伤——指中脑、脑桥和延髓损伤，涉及生命中枢，故预后极差

二、病因病机

1. 病因

（1）直接暴力。

（2）间接暴力。

2. 病机

（1）脑挫裂伤

①脑挫伤——只有脑皮质表面散在出血点，局部静脉淤血和水肿。

②脑裂伤——在损伤部位还可见到软脑膜和脑组织的断裂及严重的出血。

（2）颅内血肿：多因脑膜血管损伤或原发性脑损伤继发形成。

（3）脑干损伤

①原发性脑干损伤——常见脑干不同部位挫裂、出血、水肿、局部缺血坏死、软化等。

②继发性脑干损伤——常见颅内血肿、脑水肿，损伤情况比较严重。

三、诊断要点

1. 脑挫裂伤

（1）颅内压增高的症状

①颅内压增高处于代偿期——意识和瞳孔无改变，血压逐渐上升，脉搏减慢，脉缓而无力，呼吸正常。

②颅内压继续上升接近于瘫痪期——意识逐渐昏迷，瞳孔对光反射消失，并散大，脉搏增快，心跳减弱，血压下降，呼吸不规则或出现潮式呼吸，接着自主呼吸停止，即中枢衰竭危象。

（2）神经损伤的定位症状

症　状	定　位
单瘫	对侧大脑半球额叶损害
偏瘫	①损害发生在对侧大脑半球的额叶——挫裂伤范围比较广泛，偏瘫常为不完全的，且不伴有偏盲与偏感觉障碍 ②损害发生在对侧大脑半球的深部内囊时——除有较完全的偏瘫外，还有与偏瘫同侧的偏盲及与偏瘫同侧的偏感觉障碍，称为三偏症 ③损害发生在一侧的中脑的大脑脚处时——除有较完全的对侧偏瘫外，尚有同侧的动眼神经麻痹
抽搐	大脑皮层受到刺激
感觉障碍	大脑半球顶叶损害时，对侧躯体的深浅感觉均减退
失语症	伤在大脑半球额下回的后部，常失去讲话能力，为运动性失语；伤在大脑半球颞上回后部及顶叶的缘上回与角回，失去语言理解能力，为感觉性失语

（3）脑膜刺激征：蛛网膜下腔出血，血液混杂在脑脊液内而引起刺激征，主要表现为颈项强硬和屈髋屈膝试验阳性。

（4）脑脊液变化

①脑脊液常带血性，色泽可自微红至完全血性。

②蛋白含量可因出血的多少成比例增加。

③陈旧的蛛网膜下腔出血，因红细胞都已溶化，红细胞内的血红素都被释出，脑脊液呈黄色至棕褐色。

2. 颅内血肿

临床症状	具体表现
意识障碍	再昏迷有三种情况： ①昏迷逐渐至苏醒或好转，再昏迷 ②昏迷进行性加重，即开始感觉敏感，而后迟钝并加深 ③开始时清醒，以后逐渐进入昏迷
运动体征的改变	伤后逐渐出现肢体瘫痪，并有进行性加重，如伤后开始一侧肢体正常，逐渐出现不全瘫痪，最后出现偏瘫。同时伴有肌张力增高，腱反射亢进，病理反射阳性，说明偏瘫对侧的颅内有血肿
瞳孔变化	血肿侧瞳孔进行性散大，对光反射消失，若病情发展速度快，另一侧瞳孔亦随之扩大
颅内压增高	血肿引起颅内压增高发生早，往往在24小时以内达到高峰，而脑水肿引起的颅内压增高常在伤后2~3天内达到高峰
脑疝	常见为颞叶疝，表现为再次昏迷，同侧的瞳孔散大，对侧肢体不全瘫痪，病理反射阳性，若进一步加重可危及生命

3. 脑干损伤（头部内伤中最为严重的损伤）

脑干损伤具体表现

临床症状	临床表现
昏迷	时间长，恢复慢，轻者数周，重者数年，甚至终生昏迷
去大脑强直症状	多呈角弓反张状态，即四肢张力增高，过度伸直，颈项后伸
锥体束征	肢体瘫痪，肌张力增高，腱反射亢进，浅反射消失，或出现一侧或双侧病理反射。受伤后一切反射消失，肌张力由增高而变为松弛，常为死亡前兆
其他	高热、肺水肿、消化道出血、眼球和瞳孔的改变

四、鉴别诊断

1. 脑挫裂伤与脑震荡

	脑的定位症状	生命体征变化	阳性神经系统体征	脑脊液混有血液
脑挫裂伤	有	有	有	有
脑震荡	无	无	无	无

2. 脑挫裂伤与颅内血肿

	脑挫裂伤	颅内血肿
定位症状	伤后即出现，较稳定	隔一定时间出现，进行性加重
清醒期	很少出现	多有
颞叶疝	很少	可出现
颅压增高	有	有
伤后偏瘫	早出现偏瘫，无进行性加重，自主活动少	晚出现偏瘫，进行性加重

五、治疗

1. 非手术治疗

分期			治疗
早期			①保持呼吸道通畅，禁食，制止头部伤口出血，及时处理休克，监测呼吸、脉搏、血压、意识、瞳孔变化 ②及时纠正水盐代谢，保持电解质的平衡 ③对疑有颅内血肿，行脑血管造影、CT 及 MRI 检查，确诊后尽快手术 ④蛛网膜下腔出血严重者可用止血剂，伴高温、肌张力或去脑强直者，尽早开始冬眠低温治疗
昏迷期	中药治疗		①辛香开窍法——气闭昏绝，两手握固，牙关紧闭——苏合香丸，黎洞丸磨汁灌服 ②清心开窍法——高热、神昏窍闭，抽搐——用安宫牛黄丸 ③清热豁痰开窍法——昏迷痰热阻窍者——至宝丹 ④清热镇痉开窍法——高热昏迷痉厥者——紫雪丹或神犀丹
	针灸治疗		①昏迷——人中、十宣、涌泉 ②呃逆——天突，配内关、中脘 ③呕吐——内关，配足三里、天突
苏醒期			①偏治心经——镇心安神，升清降浊——琥珀安神汤 ②偏治肝经——平肝熄风，升清降浊——柴胡细辛汤或天麻钩藤饮
中后期			①病机——肝肾亏损，脑气虚衰 ②治则——补肝肾，益脑髓 ③方剂——保立苏汤

2. 颅脑损伤手术指征

（1）开放性颅脑损伤。

（2）闭合性颅脑损伤中有下列情况者

①经检查明确诊断为颅内血肿者

②有中间清醒期者

③意识障碍逐渐加重者

④一侧瞳孔进行性扩大者

⑤凹陷或粉碎骨折引起一定症状者

⑥36 小时以后出现去大脑强直者

⑦长期昏迷伴脑压增高者

⑧脑脊液鼻漏或耳漏经观察 1 个月而不自愈者

巩固与练习

一、选择题

（一）A 型题

1. 头皮组织中血管最多的是（　　　）

　　A. 表皮　　　　　　　B. 皮下组织　　　　　C. 帽状腱膜

　　D. 腱膜下疏松组织　　E. 骨膜

2. 桥脑损伤的瞳孔变化特点是（　　　）

　　A. 双侧极度散大　　B. 双侧极度缩小　　C. 单侧极度散大

　　D. 单侧极度缩小　　E. 无变化

3. 颅内血肿头颅超声波检查显示中线波偏向一侧，移位一般大于（　　　）

　　A. 0.1cm　　　　　　B. 0.2cm　　　　　　C. 0.3cm

　　D. 0.4cm　　　　　　E. 0.5 cm

（二）X 型题

4. 中脑损伤瞳孔改变的类型有（　　　）

　　A. 双侧散大　　　　B. 双侧缩小　　　　C. 两侧不对称

　　D. 时大时小　　　　E. 两侧交替变化

5. 伤在头颅的表现可能包括（　　　）

A. 头痛   B. 晕厥   C. 烦躁

D. 神志不清   E. 昏迷

二、名词解释

6. 脑震荡

三、填空题

7. 脑损伤的病机包括_____、_____、_____。

四、简答题

8. 脑挫裂伤与脑震荡的鉴别?

9. 脑挫裂伤与颅内血肿的鉴别?

一、选择题

（一）A 型题

1. D   2. D   3. D

（二）X 型题

4. ABCDE   5. ABCDE

二、名词解释

6. 脑震荡：是指头部受到暴力伤害，大脑功能发生一过性功能障碍而产生的临床症候群。

三、填空题

7. 脑挫裂伤、颅内血肿、脑干损伤

四、简答题

答案参见前文。

第三节　胸部内伤

一、概念

胸部内伤是指整个胸廓及其内脏受到外力打击或用力屏气而致内部

气血、经络或内脏的损伤。

二、胸廓组成

$$\left\{\begin{array}{l}\text{胸椎}\\\text{胸骨}\\\text{肋骨}\\\text{肋间组织}\end{array}\right.$$

胸部屏挫伤

【考点重点点拨】

1. 掌握：胸部屏挫伤的病因病机、诊断、治疗方法。
2. 熟悉：胸部屏挫伤的发生机制。

一、概述

1. 概念

胸部由于负重屏气或受暴力撞击而致胸部气血、经络损伤者，称为胸部屏挫伤。

2. 胸部屏挫伤 $\left\{\begin{array}{l}\text{①胸部屏伤——由于负重屏气所致的损伤}\\\text{②胸部挫伤——由于暴力直接作用于胸壁组织所致}\\\qquad\text{的损伤}\end{array}\right.$

二、病因病机

病因	①屏伤——因强力负重，突然过度用力屏气所致 ②挫伤——由于外来暴力直接作用于胸部所致
病机	①胸部屏伤（伤气）——气机阻滞——运化失职——经络受阻——不通则痛 ②胸部挫伤（伤血）——络脉受损——血溢于经络之外——瘀血停滞——肿胀

三、诊查要点

	病　史	临 床 症 状
伤气型	强力负重，突然用力过度的屏伤史	胸胁胀痛，痛无定处，胸闷气急，外无肿胀及固定之压痛点
伤血型	直接暴力所致的挫伤史	①胸部固定性、局限性刺痛，因深呼吸或咳嗽而胸痛加剧，翻身转侧困难 ②伤处微肿，压痛固定，局部有瘀斑青紫 ③重者有咳血、吐血、低热
气血两伤型	屏伤史和挫伤史	以上两型的症状
胸胁陈伤型	明显的胸胁受伤史	胸胁隐痛，经久不愈，时轻时重，稍一劳累即能诱发。外无肿胀及固定之压痛，脉多弦细或细涩

四、治疗

1. 非药物治疗

治疗方法	内 容
手法治疗	①伤气为主者——以摇拍为主 ②伤血为主者——行按摩手法
针灸治疗	选用内关、公孙，配支沟、阳陵泉等穴，强刺激手法

2. 药物治疗

用药方法	内 容
内服法	①伤气型——疏肝行气止痛——柴胡疏肝散加减 ②伤血型——活血化瘀止痛——复元活血汤加减 ③气血两伤型——气血同治——柴胡疏肝散、复元活血汤 ④胸胁陈伤型—行气破瘀，调补气血
外服法	①胸部损伤而局部瘀肿疼痛者——消瘀退肿，行气止痛——消瘀止痛膏、双柏膏 ②宿伤隐痛及风寒湿痹痛者——温经散寒，祛风止痛——狗皮膏、万应膏

气　　胸

【考点重点点拨】

1. 掌握：气胸的分类、诊断要点、治疗方法。
2. 熟悉：脑损伤的发生机制、病因病机。

一、概述

1. 概念

胸部损伤时，空气由胸壁伤口、肺或支气管破裂处进入胸膜腔者，称为气胸。

2. 气胸分类

$$\begin{cases} 闭合性 \\ 开放性 \\ 张力性 \end{cases}$$

二、病因病机

（1）闭合性气胸：气体多来自肺组织损伤的破裂口→进入胸膜→伤口迅速闭合→空气不再继续进入胸膜腔。

（2）开放性气胸：刀刃锐器或弹片火器刺伤胸壁及胸膜→胸膜腔经胸膜和胸壁有裂口与外界相通→空气随呼吸自由出入胸膜腔。

（3）张力性气胸：胸壁伤口或肺、支气管裂伤→伤口与胸腔呈活瓣状相通→吸气时空气进入胸膜腔，呼气时活瓣闭合空气不能排出→胸膜腔内压力不断增高。

三、诊断要点

	症　状	体　征	辅助检查
闭合性气胸	少量空气进入，无明显症状，空气进入较多，胸闷、气促不适	伤侧呼吸音减弱，叩诊呈鼓音	X线检查可见不同程度的肺压缩

续表

	症　状	体　征	辅助检查
开放性气胸	空气进入而见响声、胸胁疼痛，胸满气促，端坐呼吸，面色苍白，口唇发青，汗出肢冷，脉搏细数，血压下降	伤侧呼吸音减弱，叩诊呈鼓音，气管和纵隔移向健侧	X 线检查见肺有压缩、纵隔移位
张力性气胸	进行性呼吸困难，发绀，休克	皮下或纵隔气肿，患侧胸廓显著膨隆	X 线检查胸腔内有大量气体和瘀血存在，纵隔明显推向健侧，纵隔气肿

四、治疗

治疗方法	内容
局部处理	①闭合性气胸：少量气胸——不必处理 　　　　　　积气较多——胸膜腔穿刺 ②开放性气胸——封闭伤口，清创及修补肺和胸壁裂口 ③张力性气胸——排除胸膜腔内高压空气
药物治疗	①呼吸困难，面色苍白，唇绀者——扶正祛邪平喘——二味参苏饮加减 ②气促、发热，苔黄，脉数者——宣肺清热——一味参苏饮、千金苇茎汤 ③咳嗽痰涎壅盛者——祛痰平喘——三子养亲汤加减
其他疗法	①合并休克者——综合性抗休克治疗 ②呼吸困难者——给氧，必要时行气管切开 ③胸腔内感染——抗感染 ④开放性气胸——注射破伤风抗毒素 1500U

血　　胸

【考点重点点拨】

1. 掌握：血胸的出血来源、诊断要点、治疗方法。
2. 熟悉：血胸的概念、病因病机。

一、概述

胸部损伤后造成胸膜腔积血称为血胸，有时可与气胸同时存在。

二、病因病机

1. 病因

刃器、火器或肋骨骨折断端直接刺伤胸内脏器和血管。

2. 出血来源

（1）肺损伤：肺循环血压低，出血慢，多可自行停止。

（2）胸壁血管损伤：血压较高，一般不易自止。

（3）心脏或胸内大血管的损伤：出血凶猛，伤员常因来不及救治而死亡。

三、诊断要点

（1）可出现面色苍白，胸闷气促，甚至发绀，脉细数而微弱，血压下降。

（2）胸部检查时肋间隙饱满，气管移向健侧，伤侧叩诊呈实音，听诊呼吸音减弱或消失。

（3）胸膜腔穿刺可抽出血性液体。

（4）X线检查可见伤侧肺为液体阴影所掩盖，并见纵隔被推向健侧。

四、治疗

治疗方法	内容
药物治疗	①气血衰脱者——补气摄血——独参汤，当归补血汤加三七、白及、炒蒲黄等 ②瘀血凝结——活血祛瘀——血府逐瘀汤 ③血瘀化热——清热凉血化瘀——活血散瘀汤合五神汤加减
胸膜腔积血的处理	①非进行性血胸——胸膜穿刺，抽吸积血，每次抽血后，可注入青霉素80万U，或庆大霉素12万U，以预防感染 ②进行性血胸——应在积极防治失血性休克的同时，及时作剖胸探查止血 ③凝固性血胸——应行剖胸探查，取出血块和将增厚的纤维层剥脱
其他疗法	①大量血胸，应输入足够的血液，以防止低血容量性休克 ②预防和控制胸部感染 ③必要时给予止血剂 ④合并胸部其他损伤时，亦应同时进行处理

巩固与练习

一、选择题

（一）A 型题

1. 对开放性气胸的描述，错误的是（   ）

    A. 伤侧胸腔压力与大气相等

    B. 呼气时纵隔摆向伤侧，接近原位

    C. 静脉回流减少

    D. 呼吸时对侧肺代偿性扩张

    E. 呼气时空气由伤口排出

2. 开放性气胸急救处理时，应迅速包扎伤口，主要是为了（   ）

    A. 使肺完全扩张　　　　　　B. 防止胸壁进一步凹陷

    C. 为了消除反常呼吸　　　　D. 为了消除纵隔摆动

    E. 为了减少血液流失

（二）B 型题

3. A. 包扎固定　　　　　　　　B. 牵引固定加闭式引流

    C. 开胸止血加内固定　　　　D. 肋间神经阻滞

    E. 气管切开辅助呼吸

（1）两侧多根多处肋骨骨折伴大面积胸壁软化致反常呼吸（   ）

（2）多根多处肋骨骨折伴胸腔内进行性出血（   ）

4. A. 严重闭合性气胸　　　　　B. 开放性气胸

    C. 进行性气胸　　　　　　　D. 非进行性气胸

    E. 闭合性多根多处肋骨骨折

（1）应及时开胸探查的是（   ）

（2）可出现反常呼吸的是（   ）

5. A. 单纯肋骨骨折　　　　　　B. 多发性肋骨骨折胸壁软化

    C. 胸壁挫伤　　　　　　　　D. 闭合性气胸

    E. 张力性气胸

（1）紫绀出现于（   ）

（2）气促出现于（　　　）

6. A. 张力性气胸　　　　　　　　B. 多发性肋骨骨折胸壁软化

　C. 胸壁挫伤　　　　　　　　　D. 闭合性气胸

　E. 单纯肋骨骨折

（1）反常呼吸出现于（　　　）

（2）胸廓挤压痛试验（±），骨擦感（−），见于（　　　）

（三）X 型题

7. 胸内负压的生理作用有（　　　）

　A. 有利于静脉血和淋巴液的回流

　B. 降低气道阻力

　C. 维持肺的扩张状态

　D. 减少呼吸时胸膜腔容积的变化

　E. 无明显意义

二、名词解释

8. 气胸

9. 血胸

三、填空题

10. 胸廓的组成包括＿＿＿＿＿、＿＿＿＿＿、＿＿＿＿＿、＿＿＿＿＿。

11. 气胸的分类包括＿＿＿＿＿、＿＿＿＿＿、＿＿＿＿＿。

12. 血胸的出血来源包括＿＿＿＿＿、＿＿＿＿＿、＿＿＿＿＿。

四、简答题

13. 简述气胸各种类型及各自的临床表现。

参考答案

一、选择题

（一）A 型题

1. D　2. D

（二）B 型题

3.（1）E（2）C　4.（1）C（2）E　5.（1）E（2）D　6.（1）B（2）C

（三）X 型题

7. ABC

二、名词解释

8. 气胸：胸部损伤时，空气由胸壁伤口、肺或支气管破裂处进入胸膜腔者，称为气胸。

9. 血胸：胸部损伤后造成胸膜腔积血称为血胸，有时可与气胸同时存在。

三、填空题

10. 胸椎、胸骨、肋骨、肋间组织

11. 闭合性、开放性、张力性

12. 肺损伤、胸壁血管损伤、心脏或胸内大血管的损伤

四、简答题

答案参见前文。

第四节　腹部内伤

【考点重点点拨】

1. 掌握：不同类型腹部内伤的临床表现及治疗方法。

2. 熟悉：腹部内伤的病因病机。

一、概述

腹部内伤在平时或战时都较常见，可分为闭合性与开放性两大类，损伤范围可能仅限于腹壁，也可能同时兼有内脏损伤。

二、病因病机

1. 病因

（1）闭合性腹部损伤：拳击、撞击、坠堕、挤压、冲击等钝性暴力。

（2）开放性腹部损伤：枪弹、弹片、刺刀或其他尖锐物体直接作用于腹部所致。

2. 病机

外来暴力→腹部→气血、经络、脏腑受伤（内伤脏腑、内脏破裂）→气血阻滞，络脉破损，营血溢于肌肤之间。

三、诊断要点

腹壁损伤、有腔脏器破裂与实质脏器破裂诊断要点

	腹壁损伤	有腔脏器破裂	实质脏器破裂
临床表现	①腹痛、压痛、腹肌紧张以伤气为主，则气闷胀满，疼痛走窜，腹软喜按，得嗳气或矢气则痛减 ②如以伤血为主，则腹部刺痛，瘀肿拒按，常能触及肿块	①主要表现为腹膜炎，恶心呕吐，持续性剧烈腹痛，压痛，反跳痛，腹肌紧张，呈"板状腹" ②肝浊音界缩小或消失 ③有移动性浊音，腹胀如鼓，肠鸣音减弱或消失，肛门无排气	面色苍白，出冷汗，眩晕，口渴，心悸，神志淡漠，脉搏细数，血压下降，腹部触诊出现移动性浊音，肠鸣音减弱或消失
辅助检查	不明显	X线检查可见膈下出现游离气体；腹腔穿刺可获得浑浊液体	血常规检查可见血红蛋白及红细胞进行性下降；腹腔穿刺可抽出不易凝固的鲜血

四、治疗

损伤类型		治疗方法
腹壁损伤	开放性腹壁损伤	清创缝合，视伤口污染的程度，适当地使用抗生素和破伤风抗毒血清预防感染
	闭合性腹壁挫伤	①伤气者——行气止痛——顺气活血汤、复元通气散 ②伤血者——活血化瘀——膈下逐瘀汤、桃仁承气汤，后期可用参苓白术散、八珍汤加减，早期局部外敷消瘀止痛药膏
腹部内脏损伤	急救处理	如遇呼吸困难、开放性气胸、明显的外出血等即刻威胁生命者，应迅速予以包扎，压迫处理。有四肢骨折者，应在搬运前初步固定
	一般疗法	主要是防治休克，如快速输血，胃肠减压，使用抗感染药物预防感染

续表

损伤类型	治疗方法
腹部内脏损伤	手术治疗	①肝破裂：缝合修补，不能缝合修补时须行肝部分切除术 ②脾破裂：行脾切除术 ③胃、十二指肠损伤：缝合修补为主。根据情况可同时作造瘘术，难以修补的胃损伤可作胃部分切除术 ④小肠损伤：小的和孤立的穿孔行缝合修补，严重者行肠部分切除术 ⑤结肠损伤：小的穿孔可单纯缝合修补加近端结肠造瘘术，严重损伤应做结肠外置造瘘术

巩固与练习

一、选择题

（一）A 型题

1. 腹部损伤造成实质脏器破裂多见于（   ）

　　A. 脾、肝　　　　　　B. 肾、肝　　　　　　C. 脾、肾

　　D. 脾、结肠　　　　　E. 肝、小肠

2. 单纯腹壁损伤常用内治法一般宜采用（   ）

　　A. 行气止痛与活血祛瘀同用　　B. 行气止痛

　　C. 活血祛瘀　　　　　　　　　D. 化瘀利水

　　E. 补益肝肾

3. 单纯腹壁损伤偏于伤气者的内服方剂宜选用（   ）

　　A. 顺气活血汤　　　　B. 复元活血汤　　　　C. 少腹逐瘀汤

　　D. 桃红四物汤　　　　E. 桃仁承气汤

4. 单纯腹壁损伤偏于伤血者的内服方剂宜选用（   ）

　　A. 桃仁承气汤　　　　B. 顺气活血汤　　　　C. 柴胡疏肝散

　　D. 金铃子散　　　　　E. 复元通气散

5. 腹部空腔脏器损伤主要表现为（   ）

　　A. 腹膜刺激征　　　　B. 腹腔内出血　　　　C. 移动性浊音

　　D. 立即进入休克　　　E. 恶心呕吐

（二）X 型题

6. 腹部空腔脏器损伤主要的临床表现有（　　）

　　A. 穿刺出混浊液体　　B. 腹部压痛　　　　　C. 腹部反跳痛

　　D. 肠蠕动音减弱　　　E. 膈下游离气体

7. 腹部实质脏器损伤主要的临床表现有（　　）

　　A. 穿刺出血性液体　　　　B. 移动性浊音

　　C. 肝、脾浊音增大　　　　D. 血压持续下降

　　E. 膈下游离气体

二、简答题

8. 腹壁损伤、有腔脏器破裂与实质脏器破裂诊断要点。

参考答案

一、选择题

（一）A 型题

1. A　2. A　3. A　4. A　5. A

（二）X 型题

6. ABCDE　7. ABCD

二、简答题

答案参见前文。

第十章　骨　病

第一节　化脓性骨髓炎

【考点重点点拨】

1. 掌握：化脓性骨髓炎的概念、病因、分类、诊断要点、治疗。
2. 熟悉：化脓性骨髓炎各期的症状表现、鉴别诊断。

一、概述

（一）概念

（1）病因：骨髓、皮质骨和骨膜因化脓性细菌感染而引起的炎症。

（2）易发部位：四肢长骨。尤以胫骨为最多。

（3）易发人群：10岁以下儿童。

（二）分类

（1）急性化脓性骨髓炎：骨与周围组织的急性化脓性疾病。

（2）慢性骨髓炎：急性骨髓炎炎症消退后，留有死骨、窦道和死腔时，有慢性窦道者，常有多种细菌混合感染。

二、病因病机

中医	热毒注骨	患疔毒、疮疖痈、麻疹、伤寒等病后，余毒未尽，热毒深蕴于内，伏节入骨成痈。或跌打闪挫，气滞血瘀，经脉阻滞，积瘀成痈
	创口成痈	跌打，金刃所伤，创口浓度炽盛，皮破骨露，入骨成痈，久不愈则成骨疽
	正虚邪侵	正气内虚，毒邪侵袭，正不胜邪，邪毒深窜入骨，致病成骨疽

续表

西医	致病菌	常见的致病菌是金黄色葡萄球菌、其次为乙型链球菌白色葡萄球菌
	病理特点	骨质破坏、坏死和新骨形成互相并行。早期以破坏、坏死为主，后期以新骨形成为主

三、诊断要点

（一）诊断要点

急性化脓性骨髓炎与慢性骨髓炎诊断要点

疾病	全身症状	局部症状	实验室检查	X线检查	99mTc骨影像
急性化脓性骨髓炎	寒战、高热，汗出而热不退，全身不适，倦怠，食欲不振	患肢剧痛，1~2日内即不能活动，压痛，肿胀，局限在骨端，搏动性疼痛加剧，呈环形	白细胞总数增高，血培养阳性	初起无明显改变，发病2周以上见局部骨质疏松，骨小梁开始紊乱，并有斑点状骨质吸收，髓腔内有透亮区。有骨膜反应	在临床症状出现后48小时内，因局部充血、血管增多和血管扩张，核素可浓聚于骺端的炎性充血区
慢性骨髓炎	轻微	一个或多个窦道，反复排出脓液或死骨，窦口周围皮肤色素沉着，变为瘢痕组织	急性发作时白细胞总数可增高	骨膜下层状新骨形成，骨质硬化，密度增加，形成包壳，内有死骨或死腔	不明显

（二）分期

分期	全身症状	局部症状	实验室检查
初期	有短暂的全身不适，倦怠，恶寒发热，继而寒战，高热，体温高达39℃~40℃，汗出而热不退	患肢剧痛，1~2日内即不能活动，压痛，肿胀局限在骨端	白细胞计数增高（可达 20000~30000/mm³ 以上），血沉增快，血细菌培养常为阳性

续表

分期	全身症状	局部症状	实验室检查
成脓期	发病后 3 ~ 4 日，上述症状、体征明显加剧，全身虚弱、壮热不退，甚至烦躁不安、神昏谵语等	患肢剧烈胀痛或跳痛，环形浮肿，压痛显著，皮温增高，约持续 1 周左右	无
溃后	神情疲惫，少气无力，形体瘦弱，身热缓解	骨膜下脓肿破裂后，脓液流到周围软组织内，引起软组织感染化脓，约 3 ~ 4 周后，穿破皮肤而外溃，形成窦道。疮口流脓，初多稠厚，渐转稀薄	无

四、鉴别诊断

化脓性骨髓炎、Ewing 肉瘤、化脓性关节炎与软组织急性化脓性感染鉴别

疾病	临床表现	实验室检查	X 线检查
化脓性骨髓炎	寒战，高热，汗出而热不退，局部红、肿、热、痛，功能障碍	白细胞总数增高	葱皮样骨膜反应
Ewing 肉瘤	全身症状较轻	白细胞总数增高，活体组织检查可见肿瘤细胞	病灶靠近骨干，见放射状骨膜反应
化脓性关节炎	寒战、高热，关节局部疼痛，压痛，关节腔积液	关节穿刺可见脓性关节液	关节间隙增宽，附近骨质疏松
软组织急性化脓性感染	局部红，肿，热，痛较表浅且局限，功能障碍	白细胞总数增高	可有骨膜反应，骨小梁不紊乱

五、治疗

中医	①初期———清热解毒，活血通络———仙方活命饮，黄连解毒汤或五味消毒饮加减 ②成脓期———托里透脓———托里透脓散 ③溃后期———气血双补———八珍汤或十全大补汤，外用生肌膏

续表

西医	急性化脓性骨髓炎	①全身治疗——输血、大量维生素C静脉滴注，高蛋白饮食，降温、补液、纠正酸中毒 ②抗生素应用——早期联合应用大剂量有效抗生素 ③局部引流——大剂量抗生素不能控制症状者，可局部骨钻孔手术 ④局部固定——患肢持续皮肤牵引或石膏托固定于功能位
	慢性骨髓炎、骨再植术等	碟形手术、带蒂肌瓣充填术、闭合冲洗吸引和庆大、霉素珠链填充术、骨腔植骨术、病段骨截除术及死

巩固与练习

一、选择题

（一）A型题

1. 急性化脓性骨髓炎最常见致病因是（　　）

　　A. 肺炎双球菌　　　　　　　　B. 溶血性双球菌

　　C. 金黄色葡萄球菌　　　　　　D. 绿脓杆菌

　　E. 溶血性金葡菌

2. 急性化脓性骨髓炎早期可出现（　　）

　　A. FinklstEin（所掌尺偏）试验

　　B. Codmon三角

　　C. 寒性脓肿

　　D. 直腿抬高试验及加强试验阳性

　　E. X光检查阴性

3. 发热、腰痛二天，疑急性化脓性骨髓炎，应选择以下何种检查（　　）

　　A. 核素骨扫描　　　　　　　　B. 磁共振检查

　　C. 动脉造影　　　　　　　　　D. B超检查

　　E. X线检查

4. 有关急性血源性骨髓炎的病因病理描述，哪项是错误的（　　）

　　A. 骨质破坏，坏死与新骨形成互相平行

　　B. 早期以破坏、坏死为主

　　C. 全身情况差是诱因之一

D. 儿童干骺端血供丰富, 不易发病

E. 死骨形成是髓腔血供和骨膜下血供双重缺血所致

5. 急性血源性骨髓炎, 在 X 线片上出现异常的最早期时间为起病后 (　　)

A. 1 周 　　　　　　　　　　B. 2 周

C. 3 周 　　　　　　　　　　D. 1 月

E. 2 月

（二）X 型题

6. 小儿化脓性骨髓炎的病变常累及(　　)

A. 骨髓 　　　　　　　　　　B. 骨

C. 骨膜 　　　　　　　　　　D. 骨骺板

E. 滑膜

二、简答题

7. 简述急性化脓性骨髓炎与慢性骨髓炎诊断要点。

参考答案

一、选择题

（一）A 型题

1. C 2. E 3. B 4. D 5. B

（二）X 型题

6. ABC

二、简答题

答案参见前文。

第二节 化脓性关节炎

【考点重点点拨】

1. 掌握: 化脓性关节炎的概念、病因、诊断要点、治疗。

2. 熟悉: 化脓性关节炎的感染途径、鉴别诊断。

一、概述

（一）概念

（1）病因：关节腔内的化脓性感染，属中医关节流注和骨痈疽范畴。

（2）易发部位：最常发生于髋、膝关节，其次为肘、肩、踝关节。

（3）易发人群：多见于儿童。

二、病因病机

中医	①正虚邪乘——腠理不密，夏秋之间为暑湿所伤，继而露卧贪凉，寒邪外束，客于经络，皆因真气不足，邪得乘之。经脉受阻 ②余毒流注——患疗疮疖痈或患伤寒、麻疹等之后毒邪走散，流注于关节；或外感风寒，表邪未尽，余毒流注四肢关节 ③瘀血化热——因积劳过度，肢体经脉受阻，或因跌仆闪挫，瘀血停滞，瘀而化热，热毒流注关节
西医	①致病菌——常见的致病菌是金黄色葡萄球菌，其次为白色葡萄球菌 ②病理特点——骨质破坏、坏死和新骨形成互相并行。早期以破坏、坏死为主，后期以新骨形成为主 ③感染途径——血液性传播、化脓性骨髓炎骨质破坏，脓液进入关节腔、开放性损伤，细菌经伤口进入关节腔

三、诊断要点

分期	初期（浆液渗出期）	中期（浆液纤维蛋白性渗出期）	后期（脓性渗出期）
症状	全身不适，食欲减退，恶寒发热	寒战、高热，夜寐困难	寒战、高热逐渐缓解
体征	病变关节疼痛、压痛，不能完全伸直，活动受限，局部肿胀、灼热	体温可达40℃~41℃，局部肿热，皮肤潮红、剧痛、胀痛或跳痛、拒按，病变关节处于畸形位置，不能活动	脓肿突破皮肤而外溃，形成窦道，关节脱位畸形更加明显，活动更加受限

续表

分期	初期（浆液渗出期）	中期（浆液纤维蛋白性渗出期）	后期（脓性渗出期）
实验室检查	白细胞计数略增高，中性粒细胞增多。关节穿刺，抽出浆液性渗出液	白细胞计数增高达 20000/mm³ 以上，中性 80%～90%，血沉增快。关节穿刺液呈絮状浆液，或镜检有脓细胞	白细胞计数仍较高，中性 80%～90%，血沉增快。关节穿刺液呈脓性液体
X 线检查	局部软组织密度增加，关节间隙增宽。关节内渗出液较多时，可出现关节半脱位，关节附近骨质出现骨质疏松	关节间隙狭窄，关节面的骨质破坏	关节软骨破坏，关节间隙变窄或消失

四、鉴别诊断

化脓性关节炎、化脓性骨髓炎、关节结核与风湿性关节炎鉴别

内容	化脓性关节炎	化脓性骨髓炎	关节结核	风湿性关节炎
临床表现	关节红肿热痛，患肢处于关节囊较松弛位置以减轻疼痛	骨干周围软组织红肿热痛	潮热，自汗，关节肿胀，脓肿溃破后脓液夹有干酪样絮状物	游走性多关节炎，呈对称性，关节局部红肿热痛，皮肤可见环形红斑和皮下结节
X 线表现	病变在发病关节	病变在于干骺端及骨干	病变在发病关节	病变在发病关节

五、治疗

（一）中医

中医	脓未成	①正虚邪乘：清热解毒，渗利化湿——五味消毒饮加减 ②余毒流注：胃热解毒，凉血祛瘀——犀角地黄汤（现为清热地黄汤）或黄连解毒汤 ③瘀血化热：活血化瘀，清热解毒——活血散瘀汤加减。外用——金黄散或玉露膏
	脓已成	托里透脓：透脓散加减

续表

西医	非手术治疗	①全身支持疗法：包括输液、输血及高蛋白饮食等非手术治疗 ②早期应用足量广谱抗生素 ③患肢用石膏托或皮肤牵引固定
	手术治疗	①关节穿刺术 ②关节镜灌洗术 ③关节闭式冲洗吸引术 ④关节切开引流术

巩固与练习

一、选择题

（一）A 型题

1. 急性化脓性关节炎的治疗，欠妥的是（　　）

   A. 应用足量抗生素

   B. 注意对病变关节的保护

   C. 关节内注射抗生素

   D. 髋关节位置较深，不宜作切开引流

   E. 急性炎症应鼓励关节锻炼

2. 关节穿刺化脓性药无效时切开引流的治疗方法适用于哪种疾病（　　）

   A. 化脓性关节炎

   B. 类风湿性关节炎

   C. 外伤性滑膜炎

   D. 单纯性的膝关节滑膜结核

   E. 膝关节全关节结核

3. 化脓性关节炎的早期表现中，下列哪项是错误的（　　）

   A. 关节处疼痛，轻微活动即引起剧痛

   B. 畏寒、高热、全身不适等中毒症状

   C. 关节肿胀及关节腔内积液

   D. 患病关节常呈半屈状态

   E. X 线片可见关节间隙变窄，骨面毛糙

二、简答题

4. 简述化脓性关节炎的诊断要点。

参考答案

一、选择题

1. D 2. A 3. E

二、简答题

参考答案见前文。

第三节 骨与关节结核

【考点重点点拨】

1. 掌握：骨与关节结核的概念、分类、诊断要点、治疗。

2. 熟悉：骨与关节结核中医分型及症状表现、病因病机、鉴别诊断。

一、概述

（一）概念

（1）病因：由结核菌侵入骨或关节而引起的化脓破坏性病变称为骨结核、关节结核。中医学称为"骨痨"，又名"流痰"。

（2）易发部位：脊柱最为多见。

（3）易发人群：青少年及10岁以下儿童多见。

（二）分类

（1）骨结核：骨组织受累。

（2）关节结核：关节受累。

（三）沿革

1. 中医学认为此病可发生在骨关节及其附近，或在邻近的筋肉间隙处形成脓肿，破溃后脓液稀薄如痰。

（1）生于脊柱：龟背痰。

（2）生于腰椎两旁：肾俞虚痰。

（3）生于髋部：附骨痰。

（4）生于膝部：鹤膝痰。

（5）生于踝部：穿拐痰。

2. 本病后期因耗损气血严重，呈虚劳征象，故又称骨痨。

二、病因病机

（一）中医

先天不足、阴精亏损、久病产后体虚 $\left\{\begin{array}{l}①阳虚痰凝\\②阴虚内热\\③肝肾亏虚\end{array}\right\}$ 病邪侵袭发病

（二）西医

1. 疾病演变过程

人型结核菌、肺结核等→血液、淋巴进入骨与关节→诱导结核菌繁殖→骨关节结核。

2. 病理机制

（1）单纯骨结核 $\left\{\begin{array}{l}松质骨结核\left\{\begin{array}{l}①中心型：以骨坏死及浸润为主，\\ \quad\quad 有游离死骨\\②边缘型：局限性骨缺损，无死骨\\ \quad\quad 形成\end{array}\right.\\皮质骨结核——自髓腔开始，呈局限性溶骨性破\\ \quad 坏，骨膜呈葱皮样增殖\\干骺端结核——死骨形成，骨膜呈葱皮样增殖\end{array}\right.$

（2）滑膜结核：滑膜充血，水肿，增厚，深层干酪样坏死。

（3）关节结核：肉芽组织及其血管翳侵入软骨面，软骨面坏死脱落。

三、诊断要点

1. 症状

证型	局部表现	全身表现
阳虚痰凝	患处隐隐酸痛，关节活动障碍	全身症状不显，舌淡，苔薄，脉濡
阴虚内热	患处形成脓肿，皮色微红	午后潮热，颧红，盗汗，口燥咽干，食欲减退，咳嗽
肝肾亏虚	脓肿溃破，排除稀薄脓液，夹有干酪样物	形体消瘦，面色无华，畏寒，心悸，自汗，盗汗，舌淡红，苔白，脉细数或虚数

2. 主要检查项目

项 目	表 现
血常规检查	血红蛋白降低
红细胞沉降率	增快
结核菌素试验	阳性
X 线检查	骨小梁模糊，死骨形成，空洞，骨缺损，骨膜增生，髓腔内呈不规则密度减低区，关节周围骨质增生
CT 扫描	对明确诊断和定位意义较大
磁共振成像（MRI）检查	早期骨骼内有异常信号，随后还有骨骼外形改变

四、鉴别诊断

骨与关节结核、类风湿关节炎、化脓性关节炎与风湿性关节炎鉴别

疾病	起病	表现	实验室检查
骨与关节结核	缓慢	倦怠、食欲减退、午后低热、盗汗，可见寒性脓肿和窦道	红细胞沉降率增快，结核菌素试验阳性，脓液结核菌培养阳性
类风湿性关节炎	缓慢	累及手足小关节，出现关节僵硬、肿胀、畸形	类风湿因子阳性
化脓性关节炎	急	病变关节红肿热痛，患肢处于关节囊松弛位置，有化脓	脓液涂片和细菌培养可见化脓菌
风湿性关节炎	缓慢	关节呈游走性红肿热痛，不化脓，有皮下结节和环形红斑	抗链球菌溶血素"O"、抗透明质酸酶、抗链球菌激酶增高

五、治疗

（一）中医

（1）阳虚痰凝：补肾温经，散寒化痰→阳和汤，外用回阳玉龙膏。

（2）阴虚内热：养阴清热托毒→六味地黄丸合清骨散或透脓散。

（3）肝肾亏虚：补养肝肾→左归丸，外用生肌玉红膏。

（二）西医

（1）抗结核药物：异烟肼和利福平两种或两种以上杀菌药联用。

（2）局部制动：局部采用石膏绷带和牵引等制动方法。

（3）穿刺抽液：体表有较大的寒性脓肿和关节大量积液。

（4）局部注药：病程长的病人，局部注射抗结核药物。

（5）手术治疗：骨病灶清除术。

六、常见结核概述

项目	脊柱结核	髋关节结核	膝关节结核
发病人群	10 岁以下儿童多见，其次为青年及中年人群	10 岁以下儿童多见，男性多于女性	多见于儿童和青壮年人
部位	腰椎、胸椎、胸腰段脊椎、腰骶段脊椎及颈椎	单侧或双侧髋关节	多见于单侧膝关节
症状	腰背痛，低热，盗汗，乏力，消瘦，食欲减退，姿势异常，脊柱畸形，见寒性脓肿，甚至瘫痪	低热，盗汗，乏力，消瘦，食欲减退，跛行，髋部疼痛，肌肉萎缩，活动受限，肢体短缩畸形	关节肿胀，股四头肌萎缩，局部皮温高，疼痛，晚期患膝屈曲畸形，跛行，可见脓肿、窦道，关节强直
X 线检查	脊柱生理弧度消失，椎体破坏，有空洞或死骨，脓肿阴影	关节间隙增宽，髋周围骨质疏松，见骨质破坏、空洞或小的死骨	早期关节间隙增宽，关节附近骨质疏松，见小的死骨和骨空洞，晚期关节面破坏，关节间隙狭窄
特殊治疗	结核病灶清除术，脊柱植骨融合术	髋关节结核病灶清除术	滑膜次全切除术，结核病灶清除术或膝关节加压融合术

巩固与练习

一、选择题

（一）A 型题

1. 男，15 岁，3 个月前跌伤及右膝部后感觉疼痛逐渐加剧，肿胀，有时发热，在 38 ℃左右，检查：右膝部肿胀，关节呈屈曲位，不能完全伸直，表面温度升高，有压痛，浮髌试验阴性，最可能的诊断是（　　）

 A. 恶性骨肿瘤　　　B. 化脓性骨髓炎　　　C. 股骨踝上骨折

 D. 化脓性关节炎　　　E. 膝关节滑膜结核

2. 确诊膝关节滑膜结核时，下列哪项为可靠（　　）

 A. 低热、盗汗、食欲差

 B. 膝关节肿胀和疼痛

 C. 血沉增快

 D. X 线拍片示膝关节有骨质增生

 E. 滑膜活检

3. 30 岁，腰疼半年，行走困难一周前来就诊，查体：明显消瘦，胸腰段向后呈角畸形，X 片显示胸 12、腰 1 椎体骨质破坏，椎间隙消失，首先诊断（　　）

 A. 椎体转移癌压迫骨髓　　　B. 骨髓瘤向椎管内转移

 C. 椎体边缘性结核　　　D. 中枢性腰椎间盘突出症

 E. 马尾神经瘤

4. 女、23 岁，近半年来无诱因出现腰痛，伴有消瘦乏力，午后低热，两月来感右下肢放射痛，查体：腰椎僵硬，肌肉痉挛，活动受限，腰 2、3 椎压痛，抬高试验阳性，X 线检查，椎间系统狭窄，模糊，腰 2 椎体楔形变，右侧腰大肌阴影增宽，临床首先诊断（　　）

 A. 化脓性脊髓炎　　　B. 腰椎间盘突出症

 C. 脊柱肿瘤　　　D. 类风湿性关节炎

 E. 腰椎结核

5. 脊柱后凸，棘突叩痛，压痛，抬物试验阳性，X 片显示椎体有

骨质破坏，椎间隙变窄的首选诊断是（　　　）

    A、脊椎结核   B. 脊髓炎

    C. 强直性关节炎   D. 脊椎肿瘤

    E. 化脓性脊髓炎

6. 膝关节单纯滑膜结核，除全身治疗外，局部治疗首选（　　　）

    A. 皮肤牵引   B. 石膏固定

    C. 穿刺抽脓，注入抗结核药物   D. 膝关节加压融合术

    E. 膝关节病灶清除术

7. 关节结核有窦道形成伴化脓感染，与慢性化脓性关节炎窦道经久不愈，临床上鉴别之依据（　　　）

    A. 细菌培养   B. X 线照片

    C. 白细胞与血沉   D. 询问病史

    E. 局部体征

8. 骨关节结核最常见的发生部位是（　　　）

    A. 肌肉最不发达的腕关节

    B. 全身滑膜面积最大的膝关节

    C. 负重最大的踝关节

    D. 脊柱椎体

    E. 活动最多的髋关节

9. 诊断成人脊柱结核最可靠的依据是（　　　）

    A. 有低热、盗汗史   B. 全身虚弱，贫血

    C. 血沉快   D. 结核菌素试验 （+）

    E. X 线片示相邻椎体边缘模糊、椎间隙变窄

10. 拾物试验阳性的骨关节疾病是（　　　）

    A. 髋关节结核   B. 膝关节结核

    C. 化脓性髋关节炎   D. 化脓性膝关节炎

    E. 腰椎结核

11. 骨关节结核不适合手术治疗的情况是（　　　）

    A. 有明显死骨及脓肿

    B. 经久不愈的窦道

C. 早期全关节结核，为抢救关节功能

D. 脊椎结核并截瘫

E. 全身中毒症状严重、衰弱、重度贫血

12. 骨与关节结核的好发年龄是（　　）

A. 新生儿　　　　　　　　B. 婴幼儿

C. 儿童和青少年　　　　　D. 壮年

E. 中老年

13. 骨与关节结核的好发部位是（　　）

A. 最大的滑膜关节——膝关节

B. 负重大的关节——踝关节

C. 活动多的关节——腕关节

D. 易遭受慢性和积累劳损的部位——胸腰椎椎体

E. 活动最大的关节——肩关节

（二）B 型题

14. A. 切开引流　　　　　　　B. 穿刺抽脓

C. 两者均可　　　　　　　D. 两者均不可

（1）骨关节结核寒性脓肿较大，脓液稠厚者可行（　　）

（2）骨关节结核，寒性脓肿较大，脓液稀薄者可行（　　）

（三）X 型题

15. 确诊早期骨、关节结核的可靠依据（　　）

A. 临床表现及血沉　　　　B. 手术探查及活组织检查

C. X 线摄片　　　　　　　D. 豚鼠接种试验

二、名词解释

16. 冷脓肿

三、简答题

17. 骨与关节结核的主要检查项目及表现。

参考答案

一、选择题

（一）A 型题

1. B　2. E　3. C　4. E　5. A　6. C　7. D　8. D　9. E　10. E

11. E　12. C　13. D

（二）B 型题

14.（1）D（2）B

（三）X 型题

15. AC

二、名词解释

16. 冷脓肿：关节结核的病人在病灶部位积聚了多量脓液、结核性肉芽组织、死骨和干酪样坏死组织，缺乏红、热等急性炎症反应，称之为冷脓肿或寒性脓肿。

三、简答题

答案参见前文。

第四节　骨骺炎

【考点重点点拨】

1. 掌握：骨骺炎的概念、诊断要点、治疗。
2. 熟悉：骨骺炎的病因病机、鉴别诊断。

骨骺炎又称骨软骨炎、骨软骨病、骨骺无菌性坏死或缺血性坏死等，其中最多见的为股骨头骨骺炎和胫骨结节骨骺炎。

股骨头骨骺炎

一、概述

（1）病因：股骨头骨骺炎又称股骨头无菌性坏死，股骨头软骨炎，后期易形成扁平髋等。

（2）易发人群：多发于 3～10 岁的儿童，男多于女。

二、病因病机

（1）先天不足：禀赋不足，营血失调，气血不能温煦，濡养筋骨。

（2）正虚邪侵：体质虚弱，外伤或感受风寒，湿邪所侵，脉络闭塞，骨枯髓减。

（3）气滞血瘀：气滞则血行不畅，血瘀也可致气行受阻，营卫失调，闭而不通，骨失所养。

三、诊断要点

1. 诊断要点

（1）活动期跛行加重，疼痛较甚，大腿及臀部肌肉萎缩。

（2）修复期遗留患肢短缩，髋关节旋转活动功能障碍。

（3）X线检查见股骨头骨骺囊性变及致密改变，晚期股骨头扁平。

2. 分期（根据 X 线）

Ⅰ度	骨骺致密及囊性改变，干骺端正常
Ⅱ度	受累区占骨骺一半以上，死骨明显，股骨头塌陷变扁
Ⅲ度	骨骺大部分形成死骨，碎裂，头扁平，股骨颈增宽
Ⅳ度	骨骺全部破坏，股骨头扁平，致密，碎裂，骨骺移位

四、鉴别诊断

股骨头骨骺炎、髋关节结核与股骨头骨骺滑脱症鉴别

项目	股骨头骨骺炎	髋关节结核	股骨头骨骺滑脱症
外伤史	无	无	明显
发病人群	儿童	青少年及 10 岁以下儿童	男性儿童与少年
症状及体征	髋部疼痛，肢体短缩，跛行，肌肉萎缩，髋关节活动障碍	低热，盗汗，纳差，消瘦，髋部出现脓肿或窦道	髋部疼痛，跛行
X线表现	股骨头骨骺囊性变及致密骨改变，股骨头变扁	骨与关节面破坏	侧位片见股骨头向后下方脱位

五、治疗

中医	①先天不足——补肾健骨——左归丸
	②正虚邪侵——补养气血——圣愈汤，八珍汤或十全大补汤
	③气滞血瘀——行气止痛，活血祛瘀——桃红四物汤加减

续表

西医	非手术治疗	牵引或外展支架
	手术治疗	①髋关节滑膜切除术；②股骨头骨骺钻孔术；③髋关节白盖成形术

胫骨结节骨骺炎

一、概述

胫骨结节骨骺炎发于胫骨结节处，以青少年中喜好剧烈运动者多见，男多于女。

二、病因病机

慢性劳损→气血凝滞，营卫不通→骨失气血温煦和濡养→致生本病。

三、诊断要点

（1）膝关节用力活动时疼痛，休息后缓解。

（2）胫骨结节处高突隆起，局部无波动感，压之较硬，有压痛。

（3）X线检查显示髌韧带及周围软组织有肿胀阴影，胫骨结节骨骺碎裂。

四、鉴别诊断

胫骨结节骨骺炎与胫骨结节骨骺撕脱骨折鉴别

疾病	外因	发病	症　状	X线检查
胫骨结节骨骺炎	慢性劳损	缓慢	疼痛缓和，可以行走	髌韧带及周围软组织有肿胀阴影，胫骨结节骨骺碎裂
胫骨结节骨骺撕脱骨折	较大外力	急剧	疼痛剧烈，不能行走，局部皮肤可见瘀斑	胫骨结节骨骺分离

五、治疗

（1）避免剧烈运动。

（2）长腿石膏托或夹板固定膝关节于伸直位。

（3）内服桃红四物汤，外用消肿止痛膏。

巩固与练习

一、选择题

（一）A型题

1. 胫骨结节骨骺炎的临床表现不包括（　　　）

　　A. 胫骨结节处高突隆起

　　B. 胫骨结节处压痛

　　C. 膝关节用力活动时疼痛

　　D. 胫骨结节处红肿

　　E. X线检查显示胫骨结节骨骺碎裂

2. 3～10岁是股骨头骨骺炎的高发年龄，原因是该时期（　　　）

　　A. 年龄小，易受外伤　　　　　　B. 股骨头骨骺发育不全

　　C. 用药较多　　　　　　　　　　D. 骨骺血供最差

　　E. 关节囊内压最高

二、简答题

3. 临床上如何鉴别胫骨结节骨骺炎与胫骨结节骨骺撕脱骨折。

4. 根据X线股骨头骨骺炎可分为几期，各期的影像学表现如何？

参考答案

一、选择题

1. D　2. D

二、简答题

答案参见前文。

第五节　股骨头无菌性坏死

【考点重点点拨】

1. **掌握：** 股骨头无菌性坏死的概念、诊断要点及治疗。
2. **熟悉：** 股骨头无菌性坏死的病因病机、X 线分期及表现。

一、概述

（1）病因：股骨头缺血性坏死。属于中医学"骨痹""骨蚀"范畴。

（2）易发人群：以儿童和青少年多见，男多于女。

二、病因病机

（1）肝肾亏虚：髓失所养，营血失调→气血不能温煦濡养筋骨。

（2）正虚邪侵：外伤或感伤寒，风寒湿邪侵袭→脉络闭塞。

（3）气滞血瘀：气滞则血行不畅，血瘀也可致气行受阻，营卫失调，闭而不通→最终导致骨失所养发病。

三、诊断要点及分期

1. 诊断要点

（1）有创伤、慢性劳损、使用激素、过量饮酒及接触放射线史。

（2）髋部疼痛，呈钝痛，跛行。

（3）髋关节屈曲、外旋功能障碍。

（4）"4"字试验及髋关节屈曲挛缩试验阳性。

2. X 线分期

Ⅰ度	负重区出现囊性变或"新月征"
Ⅱ度	负重区密度增高，周围出现硬化带
Ⅲ度	股骨头出现阶梯状塌陷或双峰征，负重区变扁，周围骨质疏松
Ⅳ度	髋关节间隙狭窄，股骨头扁平，肥大，增生，出现脱位

四、鉴别诊断

髋关节结核、类风湿关节炎、风湿性关节炎与股骨头无菌性坏死鉴别

疾病	症　状	辅助检查
髋关节结核	低热，盗汗，消瘦，髋部可见脓肿	X线片可见骨与关节破坏
类风湿关节炎	至少一个关节活动时疼痛，可触及皮下结节，晨僵	红细胞沉降率增快，类风湿因子阳性，X线片关节间隙早期变宽，以后变窄，周围韧带钙化
风湿性关节炎	关节出现红、肿、热、痛，疼痛呈游走性	血清抗链球菌溶血素"O"阳性，X线片见骨结构改变不明显
股骨头无菌性坏死	髋部疼痛，呈钝痛，跛行，髋关节屈曲、外旋功能障碍，"4"字试验及髋关节屈曲挛缩试验阳性	X线片可见股骨头负重区出现囊性变或"新月征"，周围有硬化带，股骨头塌陷

五、治疗

中医	①肝肾亏虚——滋补肝肾——左归丸
	②正虚邪侵——双补气血——八珍汤、十全大补汤或苓桂术甘汤、宣痹汤
	③气滞血瘀——行气止痛，活血祛瘀——桃红四物汤加减

西医	非手术治疗	负重，下肢外展、内旋位牵引
	手术治疗	①钻孔减压术；②带肌蒂或血管植骨术；③血管移植术；④人工关节置换术

巩固与练习

一、选择题

（一）A 型题

1. 导致股骨头缺血性坏死的主要因素是（　　）

　　A. 股圆韧带内小四动脉的损伤

　　B. 股骨干的滋养动脉升支的损伤

　　C. 旋股外侧动脉的损伤

　　D. 旋股内侧动脉的损伤

　　E. 以上都不对

2. 治疗成人股骨头缺血性坏死，下列哪项措施应特殊强调（　　）

　　A. 理疗　　　　　　B. 非甾体类抗炎剂　　C. 减少负重

　　D. 高压氧　　　　　E. 扩血管药物

3. 患者，男，48岁，因皮肤病曾有长期服用激素病史，近2年双髋关节疼痛、活动受限。初步诊断是（　　）

　　A. 双髋类风湿性关节炎

　　B. 双髋创伤性滑膜炎

　　C. 双髋退变性关节骨关节炎

　　D. 双侧股骨头缺血性坏死

　　E. 双侧髋关节肿瘤性病变

4. 股骨颈骨折时，股骨头缺血性坏死率最高的是（　　）

　　A. 完全性头下骨折　　　　B. 不完全性基底骨折

　　C. 完全性基底骨折　　　　D. 不完全性经颈骨折

　　E. 完全性经颈骨折

二、简答题

5. 股骨头颈的血供来源有哪些？

一、选择题

1. C　2. C　3. D　4. A

二、简答题

5. 主要来自三条细小的动脉：

（1）关节囊的小动脉：进入股骨颈，供应股骨颈和大部分股骨头的血运。来源于旋股内动脉、旋骨外动脉、臀下动脉和闭孔动脉的吻合部到关节囊的附着部，分为骺外动脉、上干骺动脉和下干骺动脉。

（2）股骨干滋养动脉：仅供应股骨颈基底部血运。部分与关节囊的小动脉有吻合支。

（3）圆韧带的小动脉：仅供应股骨头内下部分的血运，与关节囊的小动脉有吻合支。

第六节　骨性关节炎

【考点重点点拨】

1. 掌握：骨性关节炎的概念、分类、诊断要点及治疗。
2. 熟悉：骨性关节炎的病因病机，鉴别诊断。

一、概述

（一）概念

（1）病因：骨性关节炎是一种以关节软骨退行性变和继发性骨质增生为主的慢性关节病变。临床上又称增生性关节炎。属中医学痹证、颈肩腰腿痛范畴。

（2）易发部位：好发于负重大，活动多的关节，如脊柱、膝、髋等处。

（3）易发人群：中老年人。

（二）分类 $\begin{cases} 原发性骨性关节炎 \\ 继发性骨性关节炎 \end{cases}$

二、病因病机

中医 $\begin{cases} ①肝肾亏损——肝虚血不能养筋，肾虚而髓减，致使筋骨均 \\ \quad 失所养 \\ ②慢性劳损——筋骨受损，营卫失调，气血受阻，经脉凝滞， \\ \quad 筋骨失养 \end{cases}$

西医——年龄增长、创伤、畸形或疾病→关节软骨破坏→软骨骨化→骨赘形成，关节囊纤维变性增厚→肌肉痉挛→致发本病。

三、诊断要点

1. 诊断要点

（1）因年龄增长、创伤、畸形或某些疾病而致病。

（2）关节疼痛，呈钝痛，有休息痛与晨僵。

（3）患病关节肿胀，肌肉萎缩，关节活动时有软骨摩擦音，活动受限。

（4）X线片见关节边缘有骨赘形成，间隙变窄，出现硬化、囊腔和游离体。

2. 不同部位的退行性关节炎的临床特征

部 位	病 因	临 床 特 征
膝关节	继发于膝部内、外翻畸形，半月板破裂，剥脱性骨软骨炎，髌骨习惯性脱位或关节内骨折和韧带损伤之后	膝关节常有"胶着现象"，可触及摩擦感，有时浮髌试验阳性
髋关节	常继发于髋臼发育不良、股骨头坏死、髋部炎症和骨折、脱位之后	多为单侧关节。X线片在髋臼上缘，或在股骨头内常见较大的囊样透亮区，关节间隙狭窄、半脱位
指间关节	多属原发性	常见于老年妇女远侧指间关节，偶见于近侧指间关节，多个关节受累，可见骨性粗大和 Heberden 结节
肘关节	继发性多见。常与慢性劳损有关	老年多见，肘关节疼痛肿胀活动不利，常见桡骨头增大
脊柱	原发性及继发性均可发生	常见于活动多、承重大的颈椎下段和腰椎下段。可伴有脊髓或神经根受压症状。X线检查可见椎体上下缘骨质增生，甚者可见骨桥；椎间隙及关节突间隙变窄，椎管狭小

四、鉴别诊断

骨性关节炎、骨关节结核、风湿性关节炎与类风湿关节炎鉴别

项目	骨性关节炎	骨关节结核	风湿性关节炎	类风湿关节炎
表现	关节疼痛，呈钝痛，有休息痛与晨僵，肿胀，肌肉萎缩，关节活动时有软骨摩擦音	倦怠、食欲减退，午后低热、盗汗，可见冷脓肿和窦道	关节呈游走性红肿热痛，不化脓，有皮下结节和环形红斑，关节不遗留畸形	累及手足小关节，出现关节僵硬，肿胀，呈对称性，有畸形

续表

项目	骨性关节炎	骨关节结核	风湿性关节炎	类风湿关节炎
其他	X线可见关节缘骨赘破坏	红细胞沉降率增快,结核菌素实验阳性,脓液结核菌培养阳性	可并发风湿性心脏病	血清类风湿因子阳性

五、治疗

中医	内治法	肝肾亏损：滋补肝肾——左归丸
		慢性劳损：早期——补气补血——八珍汤或十全大补汤 晚期——滋补肝肾——左归丸、肾气丸或六味地黄丸
	外治法	①外用药：骨刺膏局部敷贴，麝香正骨水等药外擦 ②针灸治疗：能缓解疼痛，改善症状 ③理筋手法：根据病情，可选用点穴、弹筋、拨筋、活络展筋手法 ④牵引疗法：可促进炎症吸收、消除肿胀，有镇痛的作用 ⑤其他：可选用直流电醋离子导入或 2024 乌头离子导入法、超短波电疗法、超声波疗法或磁疗、激光等
西医	非手术治疗	使用消炎痛、布洛芬、扶他林或水杨酸制剂，关节内药物注射
	手术治疗	①关节清理术；②关节成形术；③关节融合术；④人工关节置换术

巩固与练习

一、选择题

（一）A 型题

1. 膝关节骨性关节炎最主要的一项症状是（　　）

　　A. 关节疼痛　　　　　B. 关节积液　　　　　C. 关节僵直

　　D. 关节绞锁　　　　　E. 关节红肿

2. 髋的骨性关节炎最常见的表现是（　　）

　　A. 关节渗液　　　　　B. 疼痛　　　　　　　C. 捻发音

　　D. 关节挛缩　　　　　E. 无力

3. 骨性关节炎最常累及的关节是（　　）

　　A. 腕关节，踝关节，远端指间关节

    B. 膝关节，肩关节，近端指间关节

    C. 腕关节，肘关节，近端指间关节

    D. 膝关节，髋关节，远端指间关节

    E. 掌指关节，远端指间关节，近端指间关节

4. 关于骨性关节炎的叙述，正确的是(   )

    A. 最常见于负重的关节

    B. 最常见于年轻的运动员

    C. 维生素 D 缺乏是明显的危险因素

    D. 疾病初起的滑膜变性

    E. 一般不致残

二、简答题

5. 简述骨性关节炎的诊断要点。

6. 不同部位的退行骨性关节炎的临床特征有何不同？

一、选择题

1. A   2. B   3. D   4. A

二、简答题

答案参见前文。

第七节　骨质疏松

【考点重点点拨】

1. 掌握：骨质疏松的概念、分类、诊断要点及治疗。

2. 熟悉：骨质疏松的病因病机、鉴别诊断。

一、概述

1. 骨质疏松是指骨量减少，即单位体积内骨的总量减少，骨小梁

的数目减少，骨的脆性增加及易于发生骨折为特征的全身性骨骼疾病。中医学则把骨质疏松归属于"虚劳""骨痿"范畴。

2. 分类
- ①原发性骨质疏
  - 绝经后骨质疏松
  - 老年性骨质疏松
- ②继发性骨质疏松
- ③特发性骨质疏松

二、病因病机

中医	①肾虚精亏——肾阳虚衰，不能充骨生髓；肾阴亏损，精失所养，不能养髓 ②正虚邪侵—正虚而卫外不固，外邪乘虚入，气血痹阻，骨失所养，髓虚骨疏 ③先天不足——肾为先天之本，由于先天禀赋不足，肾脏素虚，骨失所养	
西医	病因	①激素调控异常 ②营养因素异常 ③物理因素异常 ④遗传因素异常 ⑤某些药物影响
	病机	骨代谢负平衡骨基质及骨钙含量减少

三、诊断要点

（1）局限性疼痛。

（2）驼背。

（3）易发生骨折，尤其以胸腰椎体压缩性骨折多见，可引起身长短缩等畸形。

（4）血清钙降低，血清磷增高，尿羟脯氨酸增高。

（5）骨密度测定示：骨密度值减少大于25%。

（6）X线片见骨密度降低，骨小梁减少、变细。

四、鉴别诊断

骨质疏松症、骨质软化症、多发性骨髓瘤、原发性甲状旁腺功能亢进症与成骨不全症鉴别

项目	骨质疏松症	骨质软化症	多发性骨髓瘤	原发性甲状旁腺功能亢进症	成骨不全症
症状及体征	局限性疼痛，驼背，易发生骨折，身长短缩等畸形	广泛自发疼痛，全身肌肉无力	贫血，骨痛，肾功能不全，出血，关节痛，可发生病理性骨折	胃纳不佳，腹胀，恶心，呕吐，便秘，四肢肌肉松弛，尿结石，多尿，口渴，多饮，骨痛	有家族遗传史，耳聋，巩膜变薄，透明度增加，出现巩膜蓝染
实验室检查	血清钙降低，血清磷增高，尿羟脯氨酸增高	血磷、血钙降低，碱性磷酸酶升高	骨髓象呈增生性反应，骨髓中出现大量骨髓瘤细胞，高球蛋白血症	血钙增高，血磷降低，尿钙增多，甲状旁腺激素增高	
X线检查	X线片见骨密度降低，骨小梁减少、变细	骨质广泛疏松，假骨折线，横骨小梁消失，纵骨小梁纤细	多处骨骼弥漫性，骨质疏松，溶骨病变，有骨缺损阴影	骨膜下皮质吸收、脱钙，弥漫性骨质疏松，骨囊性变	骨皮质较薄

五、治疗

中医 {
①肾虚精亏——补肾填精→左归丸加减
②正虚邪侵——扶正固本→鹿角胶丸
③先天不足——填精养血，助阳益气→龟鹿二仙胶汤
}

西医 {
①药物治疗——钙剂，性激素，维生素 D，氟化物
②病因治疗——积极治疗原发病
③并发症治疗——发生骨折的骨质疏松病人，卧床或用外固定支架制动
④辅助治疗——热敷等物理疗法，饮食调养，体育活动
}

巩固与练习

一、选择题

（一）A 型题

1. 骨质疏松的特征是（　　）

　　A. 骨矿化不足　　　　B. 骨量减少　　　　C. 骨脆性下降

　　D. 骨形成增加　　　　E. 易形成病理性骨折

2. 骨质疏松症骨折的好发部位是（　　）

　　A. 肱骨近端、胸腰椎椎体、桡骨近端

　　B. 颈椎椎体、桡骨近端、股骨近端

　　C. 肱骨近端、桡骨远端、股骨颈

　　D. 胫腓骨、肱骨远端、胸腰椎椎体

　　E. 肱骨远端、胫腓骨、颈椎椎体

3. 不利于预防骨质疏松症的生活方式包括（　　）

　　A. 戒烟

　　B. 酗酒

　　C. 合理的全面均衡的营养

　　D. 经常参加户外活动，增加日照

　　E. 适当的性生活

二、简答题

4. 简述骨质疏松症的诊断要点。

参考答案

一、选择题

1. B　　2. C　　3. E

二、简答题

答案参见前文。

第八节 骨肿瘤

【考点重点点拨】

1. 掌握：骨肿瘤的概念、分类、诊断要点及治疗。
2. 熟悉：骨肿瘤的病因病机、鉴别诊断。

一、概述

1. 概念

骨肿瘤是指发生于骨或其附属组织（骨髓、骨膜、血管、神经等）的肿瘤。

2. 来源 $\begin{cases} ①骨基本组织——软骨、骨、骨膜、髓腔纤维组织 \\ ②骨附属组织——骨内神经、血管、骨髓 \end{cases}$

3. 分类 $\begin{cases} ①原发性骨肿瘤 \\ ②瘤样病变 \\ ③继发性骨肿瘤 \end{cases}$

二、病因病机

（1）正虚邪侵：正虚体弱，腠理不密，外邪侵袭，脏腑功能失常，气虚血亏，气血壅塞，结聚成瘤。

（2）气滞血瘀：气血瘀滞，经络阻隔，骨与气并，日以增大，凝结成块。

（3）肾虚精亏：先天禀赋不足，遗传或年老体虚，肾虚精亏，营卫失调，气血不和，不以荣骨。

三、诊断要点

项 目	要 点
问诊	既往史、现病史、年龄、疼痛、肿块、功能障碍
望诊	早期，无明显全身表现，肿瘤常不很大，形状规则，局部皮色如常。恶性肿瘤晚期，常出现食欲不振、精神萎靡、消瘦等征象，肿瘤局部出现皮薄、紫暗、浅表静脉怒张等
摸诊	切脉，摸肿块大小、形态，摸淋巴结肿大
X线表现	①骨质破坏 ②骨皮质改变：包括虫蚀样变、筛孔样变及骨皮质缺损 ③肿瘤骨钙化及骨化：包括均匀性毛玻璃样变、斑片状硬化骨及针状瘤骨 ④骨膜改变 ⑤软组织中阴影
实验室检查	红细胞沉降率加快，贫血，Bence-Jones蛋白尿，骨髓穿刺可见骨髓瘤细胞，碱性磷酸酶升高
病理检查	可明确诊断
其他	放射性核素^{99m}锝骨扫描可明确显示病变范围，但不能定性

四、鉴别诊断

良性骨肿瘤与恶性骨肿瘤鉴别

项目	良性骨肿瘤	恶性骨肿瘤
临床表现	①发病时间长，生长缓慢，无全身症状，疼痛不明显 ②局部肿块边缘清楚，皮肤无改变、无压痛	①发病时间短，生长迅速，疼痛、肿胀，功能障碍，晚期贫血恶病质 ②局部肿胀，边缘不清，皮肤表面光亮，静脉扩张，红热有压痛
病理	肿瘤细胞分化成熟，与母体细胞接近	细胞分化不成熟，与胚胎幼稚型相似
X线表现	肿瘤向外生长多呈骨赘形态，向内长呈膨胀扩张性，边界清楚，骨皮质完整、变薄，无骨膜反应增生，无软组织浸润。邻近组织器官可被压迫移位	呈浸润性生长，不定形，边界不清，骨皮质呈筛孔状、虫蚀状破坏，不完整。骨膜反应呈多种形态，增生明显。有明显软组织浸润，肿块侵蚀，破坏邻近组织器官
实验室检查	多属正常	血液、AKP、ESR、LDH、尿液有改变
转移	无	常转移到肺及其他骨骼
预后	好	不良

五、治疗

中医 {
① 正虚邪侵——补正祛邪→八珍汤或十全大补汤
② 气滞血瘀——行气活血化瘀→桃红四物汤加减
③ 肾虚精亏——补肾填精→左归丸
}

西医 {
① 化学药物治疗——包括烷化剂、抗代谢药及抗生素等联合应用
② 免疫治疗——卡介苗、百日咳菌苗和内毒素等
③ 放射治疗——利用放射线或放射性同位素直接杀伤肿瘤
④ 手术治疗——刮除术、切除术、截除术、截肢及关节离断术及人工假体置换
}

巩固与练习

一、选择题

（一）A 型题

1. 良性骨肿瘤在 X 片上可表现出（　　）

　A. Codman 三角　　　B. 病理性骨折　　　C. 葱皮现象

　D. 日光射线形态　　　E. 骨皮质虫蚀样破坏与缺损

2. 骨肿瘤的临床表现和诊断下列哪项最为正确（　　）

　A. 疼痛是恶性肿瘤的特征性症状

　B. 转移性骨肿瘤 X 线片上均是溶骨性破坏

　C. 骨肿瘤的诊断绝对依靠病理检查

　D. 碱性磷酸酶下沉可排除恶性肿瘤的可能

　E. CODMAN 三角见于骨肉瘤

3. 有关骨肿瘤的发生发展，下列哪项错（　　）

　A. 发病率低

　B. 骨肉瘤好发于青少年

　C. 骨巨细胞瘤主要见于成年人

　D. 股骨上端是骨肿瘤最好发部位

E. 根据细胞来源可分为成骨性、成软骨性、成纤维性

4. 骨肿瘤需要截肢的有( )

    A. 骨瘤   B. 一级骨巨细胞瘤   C. 脊索瘤

    D. 骨肉瘤   E. 骨样骨瘤

5. 关于骨肉瘤的叙述不正确的是 ( )

    A. 高度恶性的骨肿瘤

    B. 多发生在年轻人

    C. 起源于原始分化不良的细胞,即原始间充质细胞

    D. 多见于骨骺生长最活跃的部位,如股骨远端,胫骨、腓骨和肱骨近端

    E. 以上叙述都不对

6. 原发性恶性骨肿瘤中,最典型的 X 线片表现( )

    A. 骨质破坏,边缘不清,有骨膜反应

    B. 骨质破坏,边缘不清,无骨膜反应

    C. 骨质破坏,边缘清楚,有骨膜反应

    D. 骨质破坏,边缘清楚,无骨膜反应

    E. 骨质破坏,边缘不清,骨膜反应明显

7. 骨肿瘤需要截肢的有( )

    A. 骨瘤   B. 一级骨巨细胞瘤

    C. 脊索瘤   D. 骨肉瘤

    E. 骨样骨瘤

8. 骨巨细胞瘤的性质属于( )

    A. 良性   B. 性质不明

    C. 潜在恶性   D. 恶性

    E. 高度恶性

9. Codman 三角多见于( )

    A. 脂肪肉瘤   B. 骨肉瘤

    C. 骨软骨瘤   D. 软骨肉瘤

    E. 骨巨细胞瘤

10. 骨膜“葱皮”样改变多见于( )

　A. 骨肉瘤　　　　　　　　B. 尤文肉瘤

　C. 骨软骨瘤　　　　　　　D. 脂肪肉瘤

　E. 骨髓瘤

（二）B 型题

　A. 骨结核　　　　B. 骨肉瘤　　　　　　C. 骨坏死

　D. 骨巨细胞瘤　　　E. 骨软骨瘤

11. 局部肿块，无触痛，外伤后始发现于（　　　）

12. 骨端偏心的膨胀性破坏，X 线呈肥皂泡样改变见于（　　　）

13. Codman 三角多见于（　　　）

14. X 线片上的"日光反射"征象见于（　　　）

一、选择题

（一）A 型题

1. C　2. E　3. D　4. D　5. E　6. E　7. D　8. B　9. B　10. B

（二）B 型题

11. E　12. D　13. B　14. B